Manual de Neurología

Manual de Neurología

Federico E. Micheli

Ex Profesor Titular de Neurología, Facultad de Medicina, Universidad de Buenos Aires (UBA)
Director del Centro de Trastornos del Movimiento y Parkinson, Clínica San Gabriel, Ciudad Autónoma de Buenos Aires, Argentina

Rolando J. Giannaula†

Ex Profesor Titular de Neurología, Universidad de Buenos Aires (UBA)
Ex Jefe de la División de Neurología, Hospital Español, Ciudad Autónoma de Buenos Aires, Argentina

Raúl C. Rey

Profesor Titular de Neurología, Facultad de Medicina, Universidad de Buenos Aires (UBA)
Jefe de la División de Neurología, Hospital J. M. Ramos Mejía, Ciudad Autónoma de Buenos Aires, Argentina

Manuel M. Fernández Pardal

Profesor Consulto Titular, Facultad de Medicina, Universidad de Buenos Aires (UBA)
Consultor del Servicio de Neurología, Hospital Británico, Ciudad Autónoma de Buenos Aires, Argentina

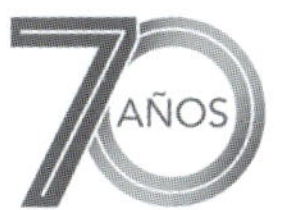

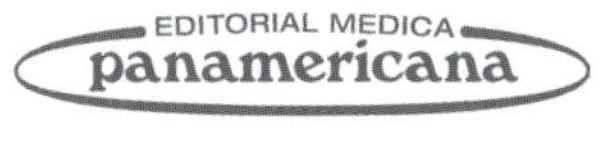

Desde 1953 formando Profesionales de la Salud

Buenos Aires - Bogotá - Madrid - México
www.medicapanamericana.com

ISBN: 978-950-06-9736-1- Libro + Versión electrónica
ISBN 978-950-06-9735-4- Versión electrónica

Manual de neurología / Federico E. Micheli ... [et al.]. - 1.ª ed - Ciudad Autónoma de Buenos Aires : Médica Panamericana, 2024.
288 p. ; 25 x 17 cm.

ISBN 978-950-06-9736-1

1. Medicina. 2. Neurología. I. Micheli, Federico E.
CDD 616.804

Av. Maipú 1300, CP C1006ACT, Ciudad Autónoma de Buenos Aires, Argentina
Esta edición se terminó de imprimir en Arcángel Maggio
Lafayette 1695, CP C1286AEC, Ciudad Autónoma de Buenos Aires, Argentina

Ilustración de tapa: Imagen de Adobe Stock®

IMPRESO EN LA ARGENTINA

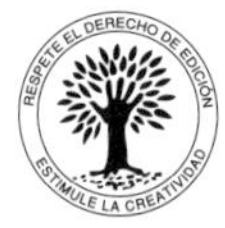

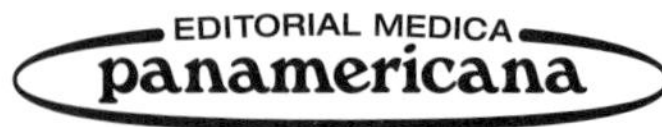

Visite nuestra página web:
http://www.medicapanamericana.com

ARGENTINA
Av. Maipú 1300, CP C1006ACT,
Ciudad Autónoma de Buenos Aires.
e-mail: info@medicapanamericana.com

COLOMBIA
Carrera 7a A Nº 69-19 - Bogotá D.C., Colombia
Tel.: (57-1) 345-4508 / 314-5014 /
Fax: (57-1) 314-5015 / 345-0019
e-mail: infomp@medicapanamericana.com.co

ESPAÑA
Calle Sauceda 10, 5a planta (28050) - Madrid, España
Tel.: (34-91) 1317800 / Fax: (34-91) 4570919
e-mail: info@medicapanamericana.es

MÉXICO
Av. Miguel de Cervantes Saavedra Nº 233 piso 8, Oficina 801
Colonia Granada, Delegación Miguel Hidalgo - C.P. 11520 - México, Distrito Federal
Tel.: (52-55) 5250-0664 / 5262-9470 /
Fax: (52-55) 2624-2827
e-mail: infomp@medicapanamericana.com.mx

Colaboradores

Florencia Aguirre
Docente de Neurología, Facultad de Medicina, Universidad de Buenos Aires (UBA)
Médica Neuróloga, División de Neurología, Hospital J. M. Ramos Mejía, Ciudad Autónoma de Buenos Aires, Argentina

Alejandra Alfonso
Neuróloga
Centro Médico Privado y Centro de Especialidades Neurológicas y Rehabilitación (CENYR), San Luis, Argentina

Daiana E. Ambos
Neuróloga, Hospital Dr. V de Llamas, Charata, Chaco, Argentina

José Santiago Bestoso
Médico Asociado al Servicio de Neurología, Sección Parkinson y Trastornos del Movimiento, Hospital Italiano de Buenos Aires
Profesor Asociado de Neurología, Instituto Universitario del Hospital Italiano de Buenos Aires, Ciudad Autónoma de Buenos Aires, Argentina

Lucas Bonamico
Consultor en el Servicio de Cefaleas, Instituto Fleni, Ciudad Autónoma de Buenos Aires, Argentina

Pablo Bonardo
Doctor en Medicina, Neurólogo
Encargado del Área de Enfermedad Cerebrovascular y *Stroke Team*, Hospital Británico, Ciudad Autónoma de Buenos Aires, Argentina

Christian D. Bortoluzzi
Neurólogo
Centro de Diagnóstico y Tratamiento de Enfermedades Neurológicas CENEURO
Hospital Escuela de Agudos Dr. Ramón Madariaga, Posadas, Misiones, Argentina

José Bueri
Profesor Adjunto de Neurología, Facultad de Ciencias Biomédicas, Universidad Austral
Consultor del Servicio de Neurología del Hospital Universitario Austral, Pilar, Provincia de Buenos Aires, Argentina

Federico Buonanotte
Profesor Titular Facultad de Ciencias Médicas, Universidad Nacional de Córdoba (UNC)
Jefe del Servicio de Neurología, Hospital Nacional de Clínicas, Córdoba, Provincia de Córdoba, Argentina

Damián Consalvo
Profesor Adjunto de Neurología, Facultad de Medicina, Universidad de Buenos Aires (UBA)
Jefe de la Sección Epilepsia, División de Neurología, Hospital J. M. Ramos Mejía, Ciudad Autónoma de Buenos Aires, Argentina
Presidente de la Sociedad Neurológica Argentina

María Laura Contartese
Neuróloga, Especialista en Enfermedad de Parkinson y Trastornos del Movimiento
Vicepresidente de la Sociedad Argentina de Neuromodulación

María Eugenia Conti
Neuróloga
Área de Enfermedades Neuromusculares, Hospital de Clínicas José de San Martín, Ciudad Autónoma de Buenos Aires, Argentina

Marcelo Corti
Profesor Titular de Enfermedades Infecciosas, Facultad de Medicina, Universidad del Salvador (USAL)
Jefe de la División "B" VIH/sida, Hospital de Infecciosas F. J. Muñiz, Ciudad Autónoma de Buenos Aires, Argentina

Manuel M. Fernández Pardal
Profesor Consulto Titular, Facultad de Medicina, Universidad de Buenos Aires (UBA)
Consultor del Servicio Neurología Hospital Británico, Ciudad Autónoma de Buenos Aires, Argentina

Tomás Funes
Docente Autorizado, Facultad de Medicina, Universidad de Buenos Aires (UBA)
Neurocirujano, Sanatorio Otamendi y Miroli, Ciudad Autónoma de Buenos Aires, Argentina

Orlando Garcea
Profesor Adjunto de Neurología, Facultad de Medicina, Universidad de Buenos Aires (UBA)
Jefe de Unidad, División de Neurología, Hospital J. M. Ramos Mejía, Ciudad de Buenos Aires, Argentina

Rolando J. Giannaula†
Ex Profesor Titular de Neurología, Universidad de Buenos Aires (UBA)
Ex Jefe de la División de Neurología, Hospital Español, Ciudad Autónoma de Buenos Aires, Argentina

Juan Carlos Giugni
Profesor Asociado de Neurología, Cátedra de Medicina II, Facultad de Medicina, Universidad Católica de Cuyo
Encargado del Área de Enfermedad de Parkinson y Trastornos del Movimiento, Hospital Dr. Guillermo Rawson, San Juan, Argentina

Dolores González Morón
Docente de Neurología, Facultad de Medicina, Universidad de Buenos Aires (UBA)
Médica Neuróloga, Division Neurologia, Hospital J. M. Ramos Mejía, Ciudad Autónoma de Buenos Aires, Argentina

Marcelo Kauffman
Jefe del Consultorio y Laboratorio de Neurogenética, Hospital J. M. Ramos Mejía, Ciudad Autónoma de Buenos Aires
Jefe del Programa de Medicina de Precisión y Genómica Clínica, Universidad Austral, Pilar, Provincia de Buenos Aires, Argentina

Alfredo Laffue
Profesor Adjunto de Neurología, Instituto Universitario de Ciencias de la Salud (IUCS), Fundación Barceló, Ciudad Autónoma de Buenos Aires, Argentina
Neurólogo de la Unidad de Neurología, Hospital Juan A. Fernández
Subjefe de Sección Neurootología, Instituto Fleni

Sandra Lepera
Jefe de Trabajos Prácticos, Cátedra de Neurología, Universidad de Buenos Aires (UBA)
Neuróloga de Planta, Encargada de Sector de Enfermedades Cerebrovasculares, Hospital J. M. Ramos Mejía, Ciudad Autónoma de Buenos Aires, Argentina

Nancy A. López Martínez
Psiquiatra, *Staff* de la Unidad de Movimientos Anormales y Enfermedades Neurodegenerativas, Hospital Civil de Guadalajara Fray Antonio Alcalde, Guadalajara, México

Ricardo Maiola
Docente Adscripto de Neurología, Facultad de Medicina, Universidad de Buenos Aires (UBA)
Médico del Programa de Parkinson y Movimientos Anormales, Hospital de Clínicas José de San Martín, Ciudad Autónoma de Buenos Aires, Argentina

Ana María Malmierca
Directora de la Carrera de Médico Especialista en Neurología, Facultad de Medicina, Universidad de Buenos Aires (UBA)
Jefa del Servicio de Neurología, Hospital Español, Ciudad Autónoma de Buenos Aires, Argentina

Flavio Mercado
Docente Adscripto, Cátedra de Neurología, Facultad de Medicina, Universidad de Buenos Aires (UBA)
Jefe de la Sección Neurogeriatría, Servicio de Neurología, Hospital de Clínicas José de San Martín
Director de la Carrera de Especialista de Neurología, Hospital de Clínicas José de San Martín, Ciudad Autónoma de Buenos Aires, Argentina

Federico E. Micheli
Ex Profesor Titular de Neurología, Universidad de Buenos Aires (UBA)
Director del Centro de Trastornos del Movimiento y Parkinson, Clínica San Gabriel, Ciudad Autónoma de Buenos Aires, Argentina

Santiago M. Pagano Ajolfi
Jefe de Trabajos Prácticos, Cátedra de Neurología, Universidad de Buenos Aires (UBA)
Neurólogo de Planta, Hospital Español, Ciudad Autónoma de Buenos Aires, Argentina

María Carolina Paleka
Especialista en Clínica Médica e Infectología
Neuróloga de Planta, Hospital de Clínicas José de San Martín y Hospital Naval de Buenos Aires, Ciudad Autónoma de Buenos Aires

Diego Pallavicini
Subjefe del Servicio de Neurocirugía, Sanatorio Finochietto
Neurocirujano, Fundación CENIT para la Investigación en Neurociencias, Ciudad Autónoma de Buenos Aires, Argentina

Fabián C. Piedimonte
Profesor de Neurocirugía, Facultad de Medicina, Universidad de Buenos Aires (UBA)
Consultor en Neurocirugía, Hospital de Clínicas José de San Martín
Presidente de la Fundación CENIT para la Investigación en Neurociencias, Ciudad Autónoma de Buenos Aires, Argentina

Raúl C. Rey
Profesor Titular de Neurología, Facultad de Medicina, Universidad de Buenos Aires (UBA)
Jefe de la División de Neurología, Hospital J. M. Ramos Mejía, Ciudad de Buenos Aires, Argentina

Alberto Rivero

Jefe del Servicio de Neurofisiología Clínica, Instituto Fleni
Director de la Clínica de Miastenia Gravis, Instituto Fleni, Ciudad Autónoma de Buenos Aires, Argentina

Carolina C. Ramírez Gómez

Neuróloga, Especialista en Enfermedad de Parkinson y Trastornos del Movimiento y Alta Especialidad en Estimulación Cerebral Profunda
Adscripta de Neurología, Centro Médico Nacional Siglo XXI, Instituto Mexicano del Seguro Social, Ciudad de México, México

Sergio A. Rodríguez Quiroga

Neurólogo, Área de Trastornos del Movimiento, Equipo de Neurogenética, División Neurología, Hospital J. M. Ramos Mejía, Ciudad Autónoma de Buenos Aires, Argentina

Marcelo Rugiero

Jefe de Servicio de Neurología, Hospital Italiano, Ciudad Autónoma de Buenos Aires, Argentina

Michel Sáenz Farret

Neurólogo, *Staff* de la Unidad de Movimientos Anormales y Neurodegeneración de Occidente (UMANO), Guadalajara, México
Miembro del Sistema Nacional de Investigadores (SINCONAHCYT), México

Pablo G. Sanz

Docente Autorizado y Subdirector de la Carrera de Médico Especialista en Neurología (UBA), Sede Hospital Español de Buenos Aires
Profesor Adjunto en Neuropsicología Cognitiva, Facultad de Psicología, Universidad Católica (UCA), Ciudad Autónoma de Buenos Aires, Argentina

Mariano Socolovsky

Profesor Titular de Neurocirugía, Universidad de Buenos Aires (UBA)
Jefe de Servicio de Neurocirugía, Hospital de Clínicas José de San Martín, Ciudad Autónoma de Buenos Aires, Argentina

Stella Maris Valiensi

Neuróloga, Maestría en Medicina del Sueño
Presidente de la Asociación Argentina de Medicina del Sueño (AAMS), Ciudad Autónoma de Buenos Aires, Argentina

Andrés M. Villa

Profesor Adjunto de Neurología, Facultad de Medicina, Universidad de Buenos Aires (UBA)
Jefe de la Sección de Neuroinmunología y Electroneurofisiología, División de Neurología, Hospital J. M. Ramos Mejía, Ciudad Autónoma de Buenos Aires, Argentina

Carlos Zúñiga Ramírez

Profesor Titular de Neurología
Curso de Alta Especialidad en Movimientos Anormales y Enfermedades Neurodegenerativas
Director de la Unidad de Movimientos Anormales y Enfermedades Neurodegenerativas, Hospital Civil de Guadalajara "Fray Antonio Alcalde, Guadalajara, México

Prefacio

Los cambios en la Especialidad de Neurología que antes demoraban años en producirse hoy suceden en meses y a un ritmo vertiginoso, gracias al advenimiento de tecnologías más modernas y, últimamente, a la Inteligencia Artificial.

Se sabe, ahora, que diversos cuadros genéticos pueden expresarse con las mismas características clínicas, y solo el estudio molecular determinará la etiología y su eventual tratamiento, por lo que la tipificación de mutaciones es cada vez más necesaria para aclarar el diagnóstico de patologías poco frecuentes o complejas.

No es posible hacer el diagnóstico correcto, en muchos casos, solo con la observación del paciente y el conocimiento de la fenomenología del cuadro que presenta, debido a la amplia localización espacial de la patología neurológica (desde el cerebro al músculo). Por eso, necesitamos la ayuda de exámenes complementarios cada vez más rápidos, diversos y de más amplia disponibilidad.

Un correcto equilibrio entre la semiología (muchas veces recopilada contra reloj), los exámenes complementarios correctamente dirigidos y la actitud para identificar problemas con opciones terapéuticas concretas y urgentes hará que el caso termine con éxito terapéutico. Algunas veces, solo será necesario tomar la decisión de suspender un medicamento que contribuye a generar el problema.

Respecto del tratamiento, la inmunología resulta un arma cada vez más atractiva y se especula que incluso las enfermedades degenerativas, como las enfermedades de Parkinson y Alzheimer, podrían tener mecanismos involucrados de este tipo, y su evolución podría ser más favorable si se utilizan medicaciones para este particular aspecto.

Otro polo de desarrollo constante es lo que concierne al ataque cerebrovascular isquémico. La ventana terapéutica de tres horas, identificada en la década de 1990, se extendió a más de cuatro horas, y recientemente hay posibilidades de tratamiento para pacientes que desarrollaron el ACV sin que pueda precisarse el momento de instalación del cuadro, con la ayuda de imágenes más sofisticadas, como la difusión y perfusión por resonancia magnética, y de accesos por vía endovascular (trombectomía mecánica) para la liberación de la obstrucción arterial.

Aun así es cada vez más importante el interrogatorio para poder determinar el síndrome, los elementos esenciales para la detección del problema, y la elección de los exámenes complementarios que se deben realizar o, mejor aún, que no se deben dejar de realizar.

En este contexto, el examen físico en toda la medicina tiende a perder algo de la importancia que tenía hace no tanto tiempo; sin embargo, la observación y la detección de elementos semiológicos clave son imprescindibles para la adecuada orientación diagnóstica y terapéutica.

Es importante poder adecuarnos a estos cambios, incorporando las novedades en cuanto a los conocimientos más actuales de los temas neurológicos y, al mismo tiempo, ser concisos, conceptualmente simples. Para facilitar su estudio, hemos subdividido la obra en los capítulos clásicos y los hemos agrupado en distintas áreas del conocimiento neurológico, para que sea un texto de fácil lectura, que es lo que intenta mostrar nuestro libro.

Agradecemos a todos los prestigiosos autores que nos han acompañado en esta empresa, así como también al Dr. Horacio Argente y a Editorial Médica Panamericana, que nos han apoyado en este esfuerzo.

Federico E. Micheli

Raul C. Rey

Manuel M. Fernández Pardal

Índice

Enfoque del paciente neurológico

Raúl C. Rey

INTRODUCCIÓN

La neurología es la especialidad médica que se ocupa de la prevención, el diagnóstico, el tratamiento, la rehabilitación y la investigación de los trastornos del sistema nervioso. La denominación de paciente neurológico abarca a todos aquellos pacientes que presentan afecciones que comprometan al sistema nervioso central (el cerebro y la médula espinal) y el sistema nervioso periférico (músculos, unión neuromuscular y nervios). Aunque las enfermedades más frecuentes son las demencias, el ataque cerebrovascular (ACV), la epilepsia, la enfermedad de Parkinson, la migraña y la esclerosis múltiple, también hay que destacar otras enfermedades neurodegenerativas y neuromusculares. Se calcula que en el mundo las enfermedades neurológicas afectan a varios millones de personas y además, se estima que el aumento de la esperanza de vida producirá un incremento de la frecuencia de estas afecciones en las próximas décadas. Estos datos realzan la importancia de un correcto enfoque del paciente neurológico.

El método clínico permite la evaluación de un paciente con síntomas neurológicos, mediante una serie de inferencias y deducciones que cumplen determinados pasos, cada uno de los cuales selecciona la explicación más compatible con todos los datos obtenidos. La utilización de los métodos complementarios dependerá del correcto diagnóstico clínico y, cuando son guiados por este, se reducen al mínimo las molestias para los pacientes y el desperdicio de recursos.

El método clínico aplicado a en neurología se cumple con los pasos detallados en el **cuadro 1**.

En nuestro primer contacto con el paciente debemos tener en cuenta cuál es la gravedad y la urgencia del cuadro, preguntándonos si nos encontramos ante un paciente enfermo en forma leve, moderada o grave, y frente a esto deberemos decidir si es un paciente que será controlado en forma ambulatoria o que requiere internación para un manejo adecuado. Por otro lado, no debemos olvidar de evaluar si los síntomas que presenta el paciente se relacionan con una patología focalizada exclusivamente en el sistema nervioso o si se trata de una enfermedad sistémica con manifestaciones neurológicas.

HISTORIA CLÍNICA

La historia clínica es un documento fundamental y legal que surge del contacto con el paciente. Es ahí donde debemos recoger toda la información relevante para poder ofrecer una atención correcta e individualizada. Parafraseando un aforismo de los grandes maestros de la medicina, aun en la época actual de sofisticación de los métodos complementarios, podemos afirmar que *no hay mejor método de diagnóstico que la silla.*

La patología neurológica es muy variada y el sistema nervioso, tanto central como periférico, es de una gran complejidad y rico en funciones. Esto es lo que permite que la alteración de su funcionamiento se refleje en una variada gama de manifestaciones que a menudo pueden ser informadas espontáneamente por el paciente en el interrogatorio, mientras que otras deben ser buscadas por parte del médico. Luego, el examen físico minucioso y sistematizado nos permitirá confirmar los síntomas relatados a partir de

Cuadro 1. Método clínico en neurología

A. Diagnóstico sindromático	Obtención de los datos esenciales mediante la historia clínica y el examen físico, en el ordenamiento de dichos datos en síndromes
B. Diagnóstico topográfico	Identificación de qué sitio del sistema nervioso ha sido afectado
C. Diagnósticos diferenciales y diagnóstico etiológico	Definición de la etiología más probable, que a menudo resulta en una lista de diagnósticos diferenciales
D. Plan de evaluación diagnóstica	Establecimiento de un plan diagnóstico con el uso de métodos complementarios para determinar cuál de las diferentes etiologías posibles está presente
E. Terapéutica adecuada	Elección del tratamiento adecuado, individualizando riesgos y beneficios en cada paciente

signos claros, y en otras ocasiones pueden detectarse hallazgos que el paciente no notó o jerarquizó (**cuadro 2**).

Anamnesis

Todo buen interrogatorio debe dividirse en dos grandes componentes: enfermedad actual, y antecedentes personales y familiares. Dentro de los datos esenciales de la historia clínica, es imprescindible un interrogatorio minucioso detallado y cronológico de la instalación y evolución temporal de la sintomatología. Los síntomas neurológicos son muy variados y éstos pueden ser referidos por el paciente o en muchos casos por familiares o allegados al mismo, como ocurre en los pacientes con demencia o alteraciones de la conciencia. Saber el curso y evolución de la enfermedad actual es esencial para arribar a un diagnóstico, principalmente el etiológico, presentándose las siguientes variantes: agudo, subagudo o crónico; si es monofásico, recurrente, progresivo, o súbito. ¿Se instaló en forma abrupta con el máximo de los síntomas desde el comienzo? ¿Existió una progresión de la sintomatología? Esa progresión, ¿fue en minutos, días, semana, meses o años? ¿La progresión fue continua o hubo mesetas o remisiones del cuadro?

Dentro de los antecedentes personales debe recabarse aquella información personal, aquellos datos personales o antecedentes médicos, neurológicos y sistémicos que puedan estar asociados al cuadro actual. Es fundamental interrogar sobre datos personales (edad, sexo, lugar de nacimiento, escolaridad, lugar de residencia y de origen, etc.), hábitos o antecedentes ambientales (tabaquismo, alcoholismo, consumo de drogas, traumatismos, exposición a tóxicos, hábitos alimentarios, antecedentes laborales, etc.). No se debe olvidar buscar la relación temporal entre estos antecedentes y el cuadro actual, por su posible asociación causal. Es importante detectar los antecedentes médicos que el enfermo presente. Indagar sobre factores de riesgo (hipertensión arterial, dislipidemia, etc.), enfermedades crónicas actuales (curso, evolución, seguimiento médico y tratamiento) y antecedentes de enfermedades resueltas (incluyendo la etapa neonatal, infantil y juvenil), ya sean tanto neurológicas (ACV, epilepsia, etc.) como sistémicas (infecciosas, neoplásicas) y extraneurológicas (cardiovasculares, reumatológicas, etc.), así como la existencia de antecedentes farmacológicos (medicación habitual, consumo previo y abusos).

Dentro de los antecedentes familiares es muy útil preguntar sobre antecedentes médicos, así como causas de fallecimiento de los distintos familiares. Es útil en esta parte del interrogatorio la realización de un adecuado árbol genealógico, ya que puede revelar la naturaleza de un cuadro de herencia dominante, recesiva, ligada al cromosoma X o mitocondrial, como también el grado de penetrancia, expresividad y anticipación (véase **cuadro 2**).

Cuadro 2. Historia clínica

A. Anamnesis	Enfermedad actual	Curso y evolución de la enfermedad actual: 1. Agudo, subagudo o crónico 2. Forma de la instalación: - ¿Fue abrupta con el máximo de los síntomas desde el comienzo? - ¿Existió una progresión de la sintomatología? Progresión: ¿Ocurrió en minutos, días, semanas, meses o años? ¿La progresión fue continua o hubo mesetas o remisiones del cuadro? 3. La evolución es monofásica, súbita, progresiva o recurrente
	Antecedentes personales	Datos personales Hábitos o antecedentes ambientales (buscar la relación temporal entre estos antecedentes y el cuadro actual) Antecedentes médicos (hipertensión arterial, dislipemia, enfermedades crónicas extraneurológicas (cardiovasculares, reumatológicas, etc.) Antecedentes farmacológicos
	Antecedentes familiares	Realizar árbol genealógico
B. Examen físico	Examen físico general	Inspección, palpación y auscultación
	Examen Neurológico	1) Estado de conciencia, reactividad y contenido. Orientación en persona, tiempo y espacio 2) Evaluación de funciones mentales superiores Realización del *Mini Mental State Examination* 3) Evaluación de pares craneales 4) Evaluación de tono, trofismo y fuerza muscular 5) Evaluación de reflejos osteotendinosos, reflejos cutáneos y reflejos de liberación

Examen neurológico

Todo examen comienza en el momento en que se entra en contacto con el paciente. La observación del rostro, los gestos, las actitudes, el modo de caminar, la forma en que saluda o que se relaciona con el médico, con su familia o con el entorno. Para una correcta evaluación, sugerimos "dividir" al examen por sectores y tratar de seguir en forma precisa y ordenada estos pasos. La división y el orden del examen pueden variar acorde a cada tipo de paciente, pero lo fundamental es seguir un orden y que sea completo, evaluando "todos los sectores", y quizás repetirlo en una segunda instancia, dedicándole más tiempo o profundizarlo en aquellas áreas más afectadas y profundizar el examen en aquellos afectados (véase **cuadro 2**).

INTERPRETACIÓN DE LA HISTORIA CLÍNICA NEUROLÓGICA

La correcta anamnesis y el examen físico, en el marco del adecuado conocimiento de la anatomía y fisiología del sistema nervioso, son las herramientas con las que en el primer contacto con el paciente podremos haber cumplido los siguientes objetivos (los primeros pasos del **método clínico**): obtener los datos mediante la historia clínica y el examen físico, interpretar y agrupar el conjunto de síntomas y signos, establecer un **diagnóstico sindromático** y relacionar la anatomía y la fisiología, para poder entender, interpretar y explicar el cuadro clínico, estableciendo así un **diagnóstico topográfico**.

Al establecer un diagnóstico topográfico se podrá discernir si se trata de una lesión estructural o solamente funcional no estructural, si el compromiso del sistema nervioso es difuso, focal o multifocal, y si la topografía de lesión es intraaxial o extraaxial, o ambas (**cuadro 3**), todo lo cual nos ayudará a establecer la etiología del cuadro.

Cuadro 3. Diagnóstico topográfico

Patologías intraaxiales	
Topografía de lesión	**Cuadro clínico**
Corteza cerebral o subcortical	Hemiplejía contralateral (disarmónica en corteza y armónica en cápsula interna) Hemianestesia contralateral Alteración del lenguaje, compromiso del campo visual Alteraciones gnósicas
Ganglios basales	Hipocinesia y bradicinesia, temblores Movimientos anormales Sensibilidad no afectada
Troncoencefálico	Hemiplejías alternas; compromiso de pares craneales homolateral, diplopía; disartria, compromiso sensitivo variable, etc.
Cerebelo	Ataxia, dismetría, marcha atáxica, nistagmos, Sensibilidad no afectada
Médula espinal	Cuadriplejía o paraplejía (habitualmente bilateral) Nivel sensitivo (déficit sensitivo en el dermatoma correspondiente); déficit sensitivo por debajo del nivel, compromiso esfinteriano
Neuronas motoras inferiores (astas anteriores de la médula)	Paresia y atrofia muscular en determinados segmentos; fasciculaciones Sensibilidad: no afectada Reflejos disminuidos, normales o aumentados (estos últimos si el cuadro se asocia a compromiso piramidal, como en la esclerosis lateral amiotrófica)
Patologías extraaxiales	
Topografía de la lesión	**Cuadro clínico**
Espacio meníngeo	Cefaleas, signos de irritación meníngea, pares craneales, signos de irritación de raíz nerviosa
Epidural	Signos de compresión Paresia y compromiso sensitivo en segmentos afectados
Nervios espinales y raíces	Paresia y atrofia muscular según raíces comprometidas Sensibilidad: déficit según el dermatoma correspondiente Reflejos disminuidos
Mononeuropatía	Paresia y atrofia muscular según distribución del nervio periférico Sensibilidad: déficit según distribución de ese nervio Reflejos disminuidos
Polineuropatía	Paresia y atrofia muscular de predominio distal Sensibilidad: Déficit sensorial distal, de distribución "en calcetín" o "en guante"; parestesias Reflejos disminuidos
Unión neuromuscular (p. ej.: miastenia grave)	Fatigabilidad, más que paresia Sensibilidad: no afectada; reflejos normales
Músculo	Paresia proximal, más que distal Sensibilidad: no afectada; reflejos normales

El siguiente paso será establecer qué entidades nosológicas pueden explicar el cuadro clínico, realizando el diagnóstico etiológico (planteando siempre diagnósticos diferenciales) para por último poder realizar la terapéutica adecuada.

El conocimiento de la patología neurológica ha crecido en los últimos años; esto, sumado a la mayor disponibilidad de métodos complementarios de diagnóstico y el auge de la genética y la inmunología en la investigación de los pacientes, lleva a que a menudo nos encontremos aturdidos ante las posibilidades diagnósticas y los diferentes estudios que podemos realizar. Para establecer un diagnóstico etiológico la complejidad aumenta, ya que debemos sumar el conocimiento acerca de la patología neurológica. Es importante tener en cuenta que un mismo síndrome puede observarse en diferentes enfermedades y una misma enfermedad (en distintos estadios y formas clínicas) puede manifestarse mediante distintos síndromes. Una mala impresión diagnóstica no sólo llevará a un mal uso de recursos sino también a aumentar la confusión y a que no podamos ayudar adecuadamente al paciente.

Siempre es de buena práctica tener en cuenta los diagnósticos diferenciales, buscando determinados puntos del interrogatorio o del examen que hagan priorizar unos sobre otros; y en otras ocasiones deberemos recurrir indefectiblemente a los métodos complementarios para confirmar o descartar una patología. Utilizar en la balanza lo que tenemos a favor o qué hay en contra (señales de alerta) para cada posibilidad diagnóstica nos orientará acerca de qué camino seguir. Un buen médico no es simplemente el que conoce todas las enfermedades sino aquel que sabe priorizar unas sobre otras. Al conocimiento teórico hay que agregar la experiencia de la práctica y muchas veces el sentido común, que con el tiempo llevará a cada uno a jerarquizar las diferentes patologías en cada caso en particular.

El diagnóstico etiológico es fundamentalmente clínico. Frecuentemente, muchas de las distintas entidades no cuentan con pruebas diagnósticas de certeza, requiriendo de la integración de la información de la historia clínica, la exploración neurológica y las pruebas complementarias encaminadas a descartar los diagnósticos diferenciales, aunque a veces contamos con algún método complementario cuyo resultado es patognomónico, lo cual facilita nuestro trabajo. Dado que el número de posibilidades en cuanto a la etiología de un cuadro neurológico es amplio, es de suma utilidad poder agrupar las enfermedades para categorizarlas y recordarlas. Hay distintas formas de hacerlo y una regla nemotécnica útil es "**VITAMINS**" (**cuadro 4**).

Colocar un orden en cuanto a las posibilidades diagnósticas orientará a los estudios que solicitemos. Para esto hay que tener en cuenta la frecuencia de presentación de las patologías en la población que el profesional atiende (*es más frecuente la presentación infrecuente de una patología frecuente que una patología infrecuente*). En cuanto a la gravedad del cuadro, siempre debe priorizarse el descartar una etiología grave en primer término.

Muchas veces la presunción diagnóstica de una entidad es suficiente para tomar conductas necesarias para tratarla o al menos controlarla. Cada año se describen nuevos síndromes, algunos de ellos orientados a patologías muy específicas, mientras que otros tienen un sentido más amplio. El conocimiento actualizado de los diferentes síndromes clínicos y su etiología conlleva una actualización continua por parte de los médicos que atienden pacientes. Muchas patologías que hace años se describían como criptogénicas o idiopáticas hoy en día, con la disponibilidad de una mayor complejidad de estudios complementarios, pueden ser clasificadas como una entidad nosológica con fisiopatología y etiología claras.

Cuadro 4. Diagnóstico según etiología
Vascular
Inflamatoria: infecciosa o no infecciosa
Tóxico-metabólica
Autoinmune
Metástasica/neoplásica
Iatrogénica
Neurodegenerativa
Sistémica/estructural

En algunas oportunidades nos encontraremos ante cuadros clínicos muy característicos y la tentación nos puede orientar a utilizar procedimientos diagnósticos y terapéuticos hacia esta única presunción diagnóstica. Ante la falla en nuestro diagnóstico, si previamente no hemos planteado otras explicaciones para el cuadro, habremos equivocado el camino. En tal caso se requerirá un replanteo, que podríamos haber evitado si desde un principio hubiésemos considerado otras posibilidades diagnósticas. Por lo tanto, es de buena práctica en general, aunque el cuadro clínico sea muy orientador hacia una etiología específica, tener diagnósticos diferenciales en cuenta y plasmarlos en la impresión diagnóstica. Sin embargo, muchas veces nos encontraremos en situaciones en las que inicialmente no podremos realizar una impresión etiológica detallada. En estos casos al menos, deberemos poder efectuar una categorización de posibilidades que nos orienten a los métodos complementarios que deberemos utilizar para aumentar la información con la que contemos y de esta manera acercarnos al diagnóstico o diagnósticos más probables. Una de las llamadas "Reglas de Fisher" (en honor a C. Miller Fisher) describe que, para alcanzar un diagnóstico clínico, se debe pensar en los cinco hallazgos principales de una enfermedad (procedentes de antecedentes, examen físico o laboratorio, entre otros); si al menos tres de ellos no están presentes en un determinado paciente, el diagnóstico es probablemente erróneo.

A lo largo de este libro se verán presentadas numerosas patologías que afectan al sistema nervioso. Es intención de los autores proporcionar al lector las herramientas que necesita para elaborar una impresión diagnóstica e indicar la terapéutica adecuada para el cuadro del paciente.

LECTURAS RECOMENDADAS

Biller J, Gruener G and Brazis P. DeMyer´s The Neurological Examination. McGrawHill Medical. 6.th edition; 2011.

Fuller G. Neurological Examination Made Easy 5.th ed: Edinburg: Churchill Livingstone-Elsevier; 2013.

Goodfellow J. Pocket Tutor Neurological Examination. New Delhi. JP Medical; 2012.

Micheli F y Fernández Pardal M. Neurología. 3.ª ed. Buenos Aires: Editorial Médica Panamericana; 2019.

Rey RC, Garcea O y cols. Neurología clínica. 1.ª ed. Buenos Aires: Noveduc; 2019.

Trastornos cerebrovasculares

I

Enfermedad cerebrovascular isquémica

1

Raúl C. Rey, Pablo Bonardo, Sandra Lepera y Manuel M. Fernández Pardal

INTRODUCCIÓN

La enfermedad cerebrovascular constituye la tercera causa de muerte, a nivel general, pero es el primer motivo de invalidez desde el punto de vista neurológico. En realidad, es un síndrome producido por múltiples procesos fisiopatológicos y variadas etiologías que afectan territorios arteriales o venosos. Su manifestación aguda es reconocida con distintas denominaciones: accidente cerebrovascular, ataque cerebrovascular, ACV, ictus o *stroke*.

Si bien se puede presentar en todas las edades, su frecuencia de presentación es mayor a partir de los 60 años y en general es consecuencia de factores de riesgo presentes mucho tiempo antes de su manifestación clínica.

Con los avances diagnósticos y terapéuticos, se reconoce en la actualidad al ataque cerebro vascular (ACV) como una emergencia médica, en que cada minuto cuenta y cuyos retrasos en la atención médica significan menos oportunidades de recuperación.

FACTORES DE RIESGO PARA EL DESARROLLO DE LA ENFERMEDAD CEREBROVASCULAR

Existen numerosos factores relacionados con el ataque cerebral; unos son modificables (como la hipertensión, la diabetes, el tabaquismo o el sobrepeso entre otros), y otros, no modificables (tal como la edad, sexo o la raza). A su vez los factores de riesgo pueden ser clasificados como aquellos de riesgo cercano o generado por desencadenantes próximos al evento vascular (p. ej., las infecciones o las situaciones de stress), los factores de riesgo cuyo efecto es en un periodo intermedio de tiempo (p. ej., la hipertensión o la dislipidemia), y los factores cuyo efecto es a largo plazo (p. ej., la edad). Varios factores de riesgo modificables han sido identificados en relación con la predisposición a sufrir enfermedad vascular cerebral, los cuales tienen además interés preventivo debido a que se pueden detectar y tratar en forma presintomático (**cuadro 1-1**). Entre estos, es la hipertensión arterial el factor de riesgo modificable más importante de la enfermedad cerebrovascular.

Cuadro 1-1. Factores de riesgo modificables para el desarrollo de la enfermedad cerebrovascular

Factores de riesgo	Fenómenos vasculares asociados mas frecuentemente
Hipertensión arterial	Asociada a todas las formas de enfermedad cerebrovascular Afección del sistema penetrante: infarto lacunar / hemorragia intraparenquimatosa
Enfermedad cardíaca	Embolias en sistema vascular circunferencial del cerebro (principalmente arteria silviana)
Dislipemias	Ateromatosis de vasos precerebrales e intracraneales
Diabetes	Afecta a todo tipo de vaso cerebral y duplica el riesgo de ictus
Tabaco y alcohol	Tanto para hemorragias e isquemias
Tratamientos hormonales	Afección del sistema venoso cerebral
Procesos autoinmunes	Arterias extracraneales e intracraneales según tipo de vasculitis

ETIOLOGÍA DE LA ENFERMEDAD VASCULAR CEREBRAL

La enfermedad cerebrovascular puede ser de origen hemorrágica o isquémica y puede afectar tanto la circulación arterial como la venosa. Aproximadamente el 80% de los eventos son de tipo isquémico (con infarto o sin él) y a este subgrupo de trastornos se hará referencia en primer lugar, con especial hincapié en los elementos esenciales para el diagnóstico y su terapéutica.

ENFERMEDAD CEREBROVASCULAR ISQUÉMICA

Fisiopatología

El cerebro es un órgano que depende del permanente aporte sanguíneo, básicamente de oxígeno y glucosa. No tiene reservas ni capacidad de funcionar sin estos nutrientes. La isquemia cerebral se produce cuando ocurre una caída del flujo sanguíneo cerebral (FSC) y puede deberse a una causa embólica, trombótica o por factor hemodinámico. Esta caída del FSC puede determinar infartos de extensión variable y su tamaño depende en gran parte del tipo de oclusión vascular y de la eficiencia de la circulación colateral (polígono de Willis, red pial etc.).

Cuando cae el flujo sanguíneo, se inicia una serie de alteraciones conocida como cascada isquémica, en la cual intervienen la alteración del funcionamiento de bombas iónicas, una respuesta inflamatoria, apoptosis y da como resultado la muerte neuronal, es decir, un infarto.

Al área de lesión de muerte neuronal, la rodea un espacio con alteraciones de funcionamiento aún reversibles que se conoce como **área de penumbra**. A medida que cae el flujo y pasa el tiempo, el tejido que se encuentra en penumbra va pasando a sufrir alteraciones irreversibles, lo que transforma la isquemia en infarto o sea, "lo reversible en irreversible" (**fig. 1-1**). El periodo de tiempo en que se pueden establecer conductas destinadas a disminuir el área de isquemia, al actuar sobre la penumbra, es conocido como **ventana terapéutica**. Este lapso dura horas, dependiendo de las condiciones previas del paciente, entre otras razones.

Clasificación

Dentro de la clasificación de la patología cerebro vascular isquémica se distinguen diferentes definiciones, entre ellas:

Evento neurovascular agudo (ENVA): término adoptado hasta que se completa la evaluación diagnóstica que distinga un ataque cerebrovascular (ACV), de un ataque isquémico transitorio (AIT).

Ataque cerebrovascular isquémico (ACV isquémico): disfunción neurológica aguda,

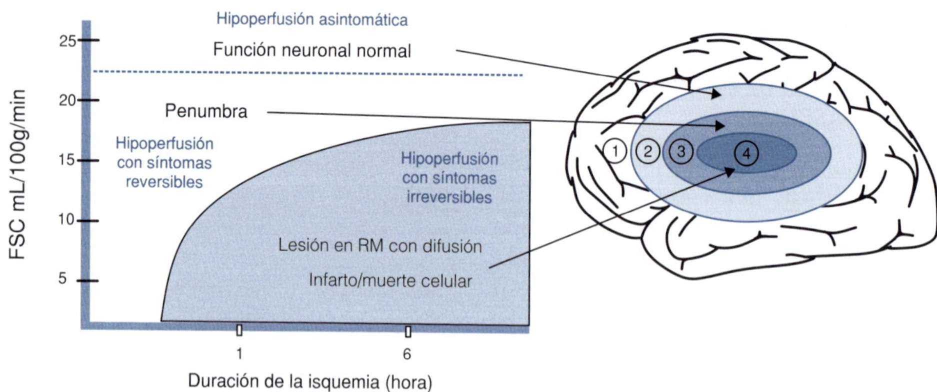

Fig. 1-1. Esquema que representa las áreas de infarto y de penumbra isquémica. 1. Área no afectada. 2. Área de hipoperfusión asintomática (suele sobrevivir al infarto). 3. Área de penumbra isquémica (en riesgo de infarto). 4. Infarto: tejido dañado en forma irreversible.

focal o global, debida a isquemia de tejido nervioso que evoluciona a infarto cerebral, independientemente de la duración del déficit. En el concepto actual se acompaña de cambios en la neuroimagen que ofrece habitualmente una resonancia magnética (RM), que presenta restricción en la difusión (DWI).

Ataque isquémico transitorio (AIT): episodio breve de disfunción neurológica como resultado de isquemia cerebral, retiniana o espinal, que no evoluciona a infarto, no deja signos deficitarios en el examen neurológico y no presenta cambios en la RM ni restringe en DWI.

Hasta hace algunos años se definía como ACV a todo déficit neurológico cuya duración era mayor a 24 h, de lo contrario era definido como AIT. Entre el 30 y 50% de los pacientes con la tradicional definición de AIT, que incluía de manera arbitraria un criterio cronológico, muestran lesiones en las secuencias de DWI. Estos pacientes corresponden a **infartos cerebrales con síntomas transitorios.** Tales hallazgos llevaron a cambiar el criterio arbitrario temporal por un criterio tisular para su diferenciación (presencia o no de infarto) por lo que es necesaria la realización de un RM con DWI.

Otra forma de clasificar los eventos neurovasculares isquémicos es de acuerdo a su etiología, para lo cual existen diferentes clasificaciones; una muy difundida es la de TOAST, que divide los eventos isquémicos en cinco grandes grupos:

- **Afectación de grandes vasos**, su causa es la ateromarosis de gran arteria (más frecuentemente en el cuello).
- **Infarto lacunar o afectación de vaso penetrante**, son infartos cerebrales pequeños, menores de 15 a 20 mm, en la profundidad del tejido encefálico.
- **Cardioembólicos**, cuando el infarto cerebral es consecuencia de la obstrucción de una arteria por un émbolo proveniente del corazón; su causa más frecuente es la fibrilación auricular.
- **Otras causas**, este grupo representa una miscelánea de causas poco frecuentes como las disecciones arteriales espontáneas, estados protrombóticos, vasculitis, etc., y en forma relativa su frecuencia mayor es en sujetos jóvenes.
- **De causa indeterminada o criptogénicos**, en este grupo se incluye a aquellos pacientes cuyas causas son desconocidas, tengan o no estudios completos y a aquellos que presentan más de una causa conocida (**cuadro 1-2** y **fig. 1-2**). Los pacientes con infartos corticales o subcorticales no-lacunares sin una fuente embólica reconocida, son clasificados bajo el concepto clínico de "**ataque cerebrovascular embólico de origen no determinado**" (conocido como **ESUS**, por sus siglas en inglés), en los cuales el embolismo sería mecanismo patogénico más probable del ataque cerebrovascular isquémico, a pesar de no demostrarse una fuente cardíaca o de otro origen.

Si en los pacientes mayores de 50 años agrupamos los procesos ateromatosos, cardioembólicos y los relacionados con enfermedad de vasos penetrantes, éstos explican la mayoría de los eventos vasculares; en cambio en los menores de 50 años estas tres patologías corresponden aproximadamente a menos de la mitad de las causas etiológicas. En los jóvenes las disecciones de los vasos de cuello, el síndrome de vasoespasmo reversible, la trombosis del sistema venoso cerebral son patologías más frecuentes que las tradicionales.

Clínica del evento neurovascular agudo

Característicamente los síntomas se presentan en forma súbita, según el territorio vascular afectado, y luego pueden evolucionar con diferente rapidez hacia la mejoría, mantenerse estables o seguir empeorando. En un 20 a 30% de los pacientes los síntomas se presentan al despertar.

En una importante cantidad de pacientes la sintomatología remite en minutos u horas (pueden corresponder a ataque isquémico transitorio o pacientes con infarto cerebral con síntomas transitorios), la única forma de diferenciar estos dos subtipos es la secuencia de resonancia magnética con difusión (único examen complementario disponible para

Cuadro 1-2. Clasificación etiología del ACV isquémico (clasificación TOAST modificada)

Tipo de proceso vascular	Manifestaciones clínicas comunes	Localización de la lesión isquémica	Patología más frecuente
Enfermedad de grandes vasos	Síntomas corticales dependientes del territorio arterial afectado (ej. carótidas: hemiparesia, afasia, alteración del campo visual etc.)	Territorio de la arteria cerebral media, anterior, posterior o vertebro basilar	Ateroesclerosis Disecciones Displasia fibromuscular (embolias arterio arteriales vs estenosis)
Enfermedad de vasos penetrantes (infartos lacunares)	Síntomas hemicorporales motores, sensitivos o de la coordinación, sin alteraciones de la función cortical cerebral	Ganglios basales, capsula interna, profundidad del tronco cerebral	Lipohialinosis de vasos penetrantes, vinculación con hipertensión arterial
Afecciones cardioembólicas	Síntomas motores corticales, alteración del campo visual, afasia, agnosia. Desviación de la mirada hacia la lesión cerebral (infarto silviano)	Territorio de la arteria cerebral media, tope de arteria basilar	Embolias en vasos de conducción cerebral
Criptogénicos	Cualquier combinación de síntomas	Cualquier localización	ESUS, vasoespasmo reversible, procesos genéticos

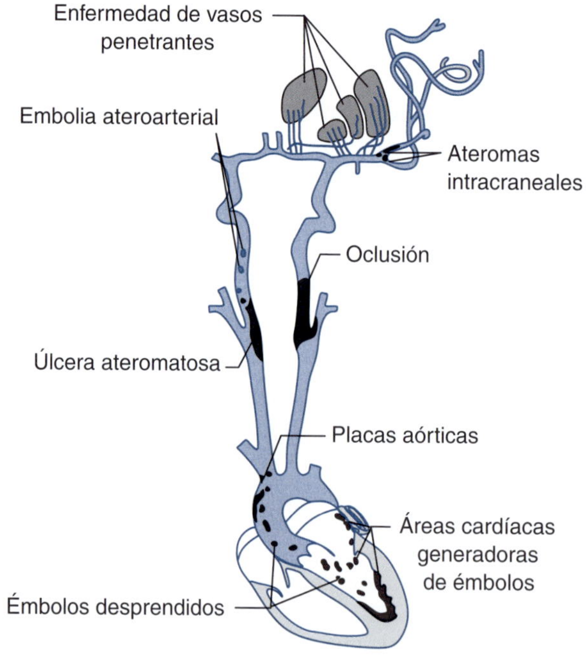

Fig. 1-2. Mecanismos patogénicos del ACV.

identificar el infarto precozmente). Lejos de interpretar a estos trastornos como algo pasajero o irrelevante, hoy se los considera también como una emergencia médica ya que un alto porcentaje de pacientes sufrirán en las siguientes 72 horas nuevos eventos que podrían dejar secuelas invalidantes (a menos que prontamente se detecte la causa y se trate). La escala **ABCD2** es orientadora del riego de nuevo evento y muchas veces resulta ser una ayuda para establecer la necesidad de internación para el rápido estudio del paciente. Esta escala tiene en cuenta la edad (***a**ge*), tensión arterial (***b**lood presure*) **c**línica de presentación, **d**uración de los síntomas y antecedentes de **d**iabetes, clasificando a los pacientes en bajo, mediano y alto riesgo de un nuevo evento (**cuadro 1-3**).

Las manifestaciones clínicas dependerán del territorio vascular afectado, pudiendo expresarse de tres maneras: afectando la corteza cerebral, dañando el sistema penetrante o involucrando el tronco cerebral.

En la primera condición, nos darán la pista la presencia de síntomas corticales (afasia, apraxia, alteraciones del campo visual, desviación ocular conjugada hacia la lesión hemisférica, etc.), en ausencia de estas manifestaciones se pensará en compromiso profundo (no cortical) que generalmente dañan estructuras subcorticales (ganglios basales y sustancia blanca que los envuelve, típico de los infartos lacunares).

Cuadro 1-3. Escala ABCD2

	Score	Hallazgo
Edad (*Age*)	1	≥ 60 años
Tensión arterial (*Blood pressure*)	1	TAS > 140 o TAD ≥ 90 mm Hg
Cuadro clínico	2	Debilidad unilateral
	1	Compromiso de lenguaje sin debilidad
Duración	2 - 1 - 0	≥ 60 - 10 a 59 - < 10 minutos
Diabetes	1	
Puntuación ABCD2: 0-3 (bajo riesgo) / 4-5 (moderado riesgo) / 6-7 (alto riesgo)		

Si se afecta el tronco, lo característico es la presentación con síntomas alternos (par craneal del mismo lado de la lesión y compromiso de fibras de proyección en el hemicuerpo contralateral (**cuadro 1-4**) (**fig. 1-3**).

Si la forma de comienzo es en actividad o en reposo es un dato importante, como también lo es el tiempo transcurrido desde la instalación del evento. Es clave detectar cuándo el paciente se halló por última vez en su estado normal (momento de comienzo del cuadro isquémico).

La existencia de cefaleas en el comienzo del cuadro asociadas a signos focales nos alertará también sobre la posibilidad de una hemorragia cerebral, al igual que la aparición de vómitos en un paciente con signos focales supratentoriales; sin embargo, es necesario efectuar una imagen para confirmarlo. El dolor intenso a nivel del cuello con propagación a la órbita y al oído homolaterales, sugiere una disección arterial, aunque no haya claro antecedente traumático; especialmente, si está asociado a un síndrome de Horner homolateral (muchas veces con expresión solo pupilar).

La presencia de afasia o hemianopsia, solas o combinadas, sugiere una lesión cortical también pequeña, mientras que su asociación con hemiparesia y desviación ocular conjugada hacia el lado contrario al defecto motor indica un extenso infarto en territorio carótido-silviano.

La detección durante el interrogatorio de diplopía o la identificación en el examen de signos alternos o sumados a intensos vértigos y vómitos, nos orientan hacia trastornos en el tronco cerebral, dependiente del sector vertebro-basilar.

Las etiologías de los procesos isquémicos en pacientes de más de 50 años son en su mayoría debidas a obstrucciones arteriales generadas por oclusión de vasos de conducción (en el cuello o intracraneal), por embolias a partir del corazón o del sistema vascular proximal, o por afección de las arterias penetrantes. La ateromatosis de gran arteria, el cardioembolismo y los infartos lacunares son las principales causas del infarto cerebral.

En los jóvenes suelen ser causas habituales de infartos cerebrales los trastornos cardioem-

Cuadro 1-4. Síndromes alternos de tronco cerebral más frecuentes

		Clínica	
	Arterias comprometidas	Homolaterales	Controlaterales
Síndrome bulbar lateral (de Wallenberg)	Arteria vertebral, arteria cerebelosa posteroinferior, o ramas bajas de la arteria basilar	Síndrome de Horner, nistagmo, hipoestesia facial, parálisis de la cuerda vocal y velopalatina Vértigos - náuseas- vómitos	Hipoestesia temoalgésica braquiocrural Vértigos - náuseas - vómitos
Síndrome pontino lateral inferior	Arteria cerebelosa anteroinferior	Parálisis facial periférica Hipoacusia, ataxia Parálisis de la mirada hacia la lesión (conjugada)	Hipoestesia termoalgésica braquiocrural
Síndrome peduncular (de Weber)	Arteria cerebral posterior tope de arteria basilar	Tercer par	Hemiplejía faciobraquiocrural

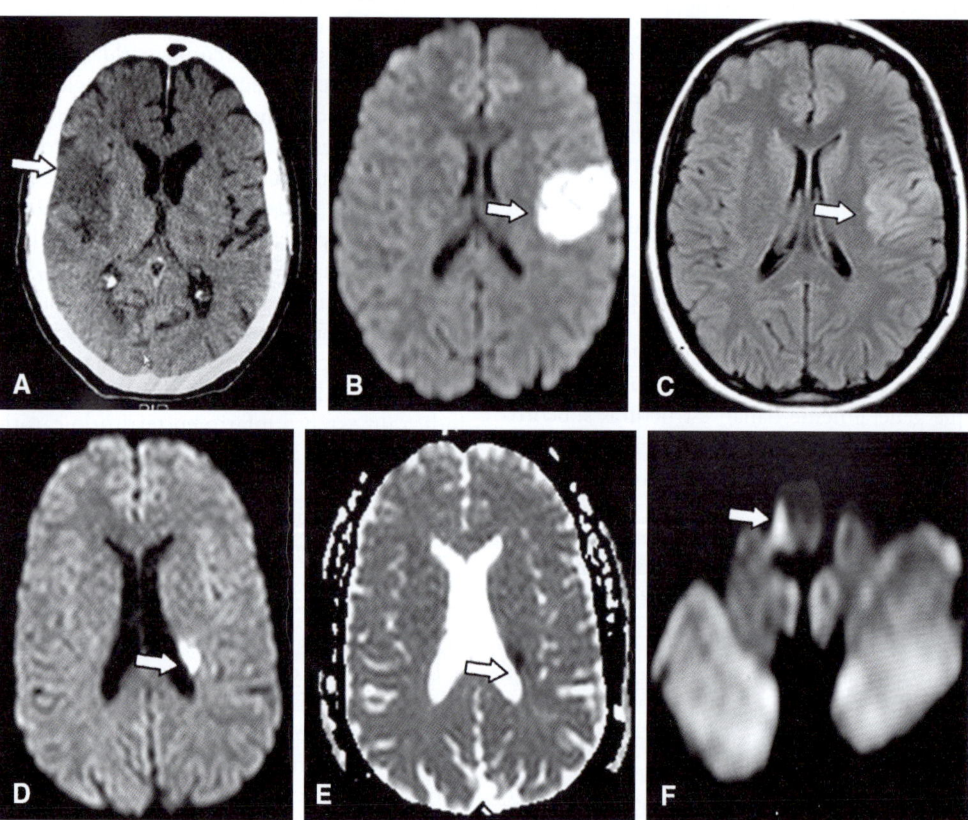

Fig. 1-3. A. Tomografía computarizada (TC) que evidencia un infarto cortical cardioembólico de 20 horas de evolución (flecha), con hemiparesia izquierda faciobraquial como manifestación clínica. **B.** Secuencia de difusión de resonancia magnética (RM) encefálica y secuencia FLAIR de RM (**C**) en una mujer en tratamiento con anticonceptivos orales que presentó un infarto cortical. **D.** Infarto lacunar agudo visible en la secuencia de difusión de resonancia magnética (**D**) y en ADC (**E**) en un hombre de 56 años con antecedentes de hipertensión arterial, tabaquismo y sobrepeso que presentó un infarto subcortical izquierdo. **F.** Secuencia de difusión de RM encefálica de un paciente con síndrome de Wallemberg debido a una lesión bulbar lateral derecha.

bólicos y las alteraciones vinculadas con síndrome antifosfolipídico, pero tres entidades también son muy frecuentes, y ofrecen dificultades en el diagnóstico pudiendo pasar desapercibidas en el momento inicial del evento, por eso ante infartos en pacientes menores de 50 años se debe descartar la disección espontánea de vasos de cuello, la trombosis venosa cerebral, y el vasoespasmo o síndrome de vasoconstricción reversible.

Diagnóstico

El comienzo brusco de manifestaciones focales es clínicamente característico de un evento vascular; sin embargo, otras patologías neurológicas pueden expresarse de forma similar (simuladoras de ACV) y es necesario descartarlas, siempre deben considerarse diagnósticos diferenciales: hipoglucemia, manifestación seudo vascular de lesiones tumorales, déficits residuales post crisis comiciales (parálisis de Todd), migraña con aura, patología desmielinizante y causas psicógenas entre otras. Por el contrario, también se ha insistido en que ciertos cuadros clínicos que no parecen vasculares, lo son (los llamados camaleones) (**cuadro 1-5**).

Cabe destacar que el plan de estudios complementarios dirigidos a determinar la etiología debe estar orientado según la clínica y antecedentes, y siempre siguiendo criterios de menor a mayor complejidad, de menos cruentos a más cruentos, y en función de la sensibilidad y especificidad de cada método. Será el criterio clínico el que orientará hacia los métodos complementarios a solicitar en cada caso; los considerados básicos son:

1. Imagen de cerebro, tomografía computada (TC) o RM, que oriente a la localización y tamaño de la lesión.
2. Laboratorio general y especifico, para evaluar patologías concomitantes o estados protrombóticos.
3. Estudio de vasos de cuello e intracraneales (Doppler, angio-TC, angiografía por RM, angiografía digital) en búsqueda de patología arterial significativa.
4. Evaluación cardiológica, ecocardiograma transtorácico, ECG, holter ECG, evaluando patología cardiológica concomitante o como causa del evento neuro vascular.

En general, conociendo la clínica, los antecedentes previos, el resultado de las imágenes,

Cuadro 1- 5. Simuladores y "camaleones" del ataque cerebral

Aparentan SER UN ACV PERO tienen otra etiología (Simuladores)	Aparentan SER OTROS procesos pero son ACV (Camaleones)
Trastornos metabólicos (hipoglucemia, hepatopatía, hipofosfatemia)	Alteraciones visuales occipitales (hemianopsia y agnosias, alucinaciones)
Trauma de cráneo y hematoma subdural (véase **fig. 1-6**)	Confusión por afasia, mutismo
Crisis epilépticas (parálisis de Todd), "parálisis por agotamiento neuronal generada por las descargas" "Bloqueos" del lenguaje	Movimientos anormales (hemicorea por isquemia transitoria de los ganglios basales, sacudidas de las extremidades)
Migraña con aura, migraña hemipléjica	Vértigo interpretado como de origen periférico
Tumores (meningioma, glioma, metástasis)	Síndrome de la mano "ajena", síndrome del acento extranjero
Eventos psicogénicos o simulación	Dolor como presentación de una isquemia parietal
Enfermedad desmielinizante	Parálisis solo de la mano por compromiso del área "omega" (simula lesión nerviosa periférica)
Intoxicaciones simulando trombosis arterial basilar	Disección arterial que simula una cefalea acuminada

ACV: ataque cerebrovascular.

el estudio de vasos extra e intracraneales y el estudio del corazón, se estará en condiciones de interpretar el mecanismo fisiopatológico en juego.

Conducta en un paciente con presunción de evento neurovascular agudo

Debe considerarse al evento vascular cerebral como una emergencia médica pensando que cada minuto cuenta para disminuir el riesgo de discapacidad residual. Por eso es común la frase "tiempo es cerebro". En la rápida atención de estos pacientes debe tenerse en cuenta la llamada "cadena de sobrevida": es necesario que el paciente y su familia reconozcan los síntomas, que se recabe la hora de inicio de los síntomas en forma clara, que se llame inmediatamente a la emergencia, que el equipo prehospitalario conozca e identifique el potencial ACV, que el traslado a centros especializados se realice en el menor tiempo posible, que se preavise a la institución receptora de la llegada de un posible ACV para que el equipo tratante esté preparado para su rápida asistencia dentro de la ventana terapéutica, sea para trombólisis intravenosa con o sin trombectomía mecánica, y para todos los cuidados generales que estos pacientes necesitan.

Debe interrogarse la hora de inicio, considerando que, si el paciente despierta con el déficit, el mismo se instaló a la última hora que el paciente fue visto libre de síntomas (p. ej., si se acostó a las 23 h y se despertó a las 06 h con déficit, la hora de inicio se considerará 23 h). Este dato es clave, ya que la ventana para reperfusión depende de ello.

El examen neurológico debe ser destinado a la búsqueda de signos focales, la escala de NIHSS es la más utilizada, la misma cuantifica el déficit del paciente (**cuadro 1-6**).

Cuadro 1-6. Escala de ACV del Instituto Nacional de Salud de los Estados Unidos (NIHSS, *National Institute of Health Stroke Scale*)

Ítem	Descripción	Rango
1a	Nivel de conciencia	0-3
1b	Preguntas	0-2
1c	Órdenes	0-2
2	Mirada	0-2
3	Campo visual	0-3
4	Parálisis facial	0-3
5a	Motor MSI	0-4
5b	Motor MSD	0-4
6a	Motor MII	0-4
6b	Motor MID	0-4
7	Ataxia	0-2
8	Sensibilidad	0-2
9	Lenguaje	0-3
10	Disartria	0-2
11	Extinción	0-2

MSI: miembro superior izquierdo; MSD: miembro superior derecho; MII: miembro inferior izquierdo; MID: miembro inferior derecho. Según la puntuación podemos clasificar la gravedad del evento en: 0: sin déficit; 1: déficit mínimo; 2-5: leve; 6-15: moderado; 15-20: déficit importante; > 20: déficit muy grave.

Se recolectará muestra de laboratorio de rutina (hemograma, ionograma, urea, creatinina, coagulograma); en algunos casos troponina, marcador de isquemia cardíaca, test de embarazo, dosaje de tóxicos.

El siguiente paso es descartar hemorragia cerebral e identificar obstrucción de gran vaso. Para eso la TC, por su alta sensibilidad para detectar colecciones hemorrágicas, es de fundamental valor para diferenciar infarto de hemorragia. La normalidad de la TC no descarta isquemia, dado que si la misma es muy precoz puede no visualizarse el tejido infartado, al igual que si la topografía de la lesión es infratentorial. En algunos casos pueden evidenciarse los llamados "signos precoces de infarto" (pérdida de los límites radiológicos anatómicos del núcleo caudado, aplanamiento de las circunvoluciones cerebrales corticales en la convexidad cerebral, etc.). La TC suele realizarse actualmente con contraste intravenoso (si no hay contraindicaciones) para confirmar la potencial oclusión de la arteria cerebral media o carótida interna y puede efectuarse también un estudio de perfusión cerebral (casos potencialmente tratables por vía endovascular) (**fig. 1-4**).

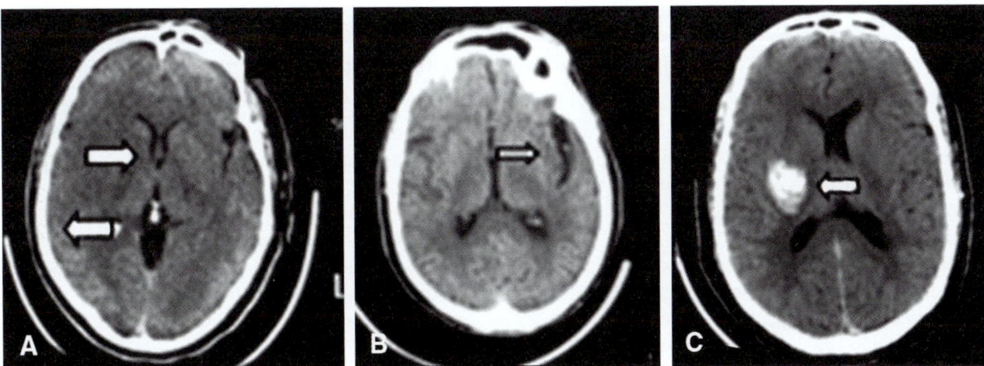

Fig.1-4. Imágenes de tomografía computada. **A.** Pérdida de los límites radiológicos anatómicos del núcleo caudado (flecha superior) y aplanamiento de las circunvoluciones cerebrales corticales en la convexidad cerebral derecha (por oclusión de la arteria cerebral media) (flecha inferior). **B.** Ribete insular (flecha). **C.** Imagen hiperdensa característica de hemorragia intracerebral (flecha).

Si bien, en la fase aguda de la isquemia no es indispensable la realización de RM de encéfalo, y con una TC sin contraste es suficiente como método de imágenes para habilitarnos a realizar reperfusión por vía intravenosa, debemos considerar que la resonancia tiene algunas ventajas: permite detectar isquemia aguda en la técnica de difusión, tiene la posibilidad de diferenciar el núcleo del infarto y la zona de penumbra circundante (difusión-perfusión) lo cual podría ayudar a decidir la terapia de reperfusión y mediante la modalidad de angiografía por resonancia magnética (angio-RM) facilita la evaluación de territorios arteriales extracraneales e intracraneales. Sus desventajas: disponibilidad del equipamiento, presencia de marcapasos o prótesis ferromagnéticas, pacientes excitados o claustrofóbicos.

Tratamiento en un paciente con presunción de evento neurovascular agudo

En un paciente con sintomatología compatible con un ACV los objetivos terapéuticos son: reducir la posibilidad de muerte, reducir discapacidad secuelar, y prevenir recurrencias. El manejo debe realizarse en una unidad especializada (Unidad de ACV o de ataque cerebrovascular isquémico, consiste en un equipo multidisciplinario: médico neurólogo, personal de enfermería especializado, kinesiólogos, fonoaudiólogos, técnicos de laboratorio y nutricionistas), con protocolos de actuación preestablecidos tanto para el diagnóstico como para el tratamiento.

Dentro de la llamada ventana terapéutica se encuentra la posibilidad de reperfusión cerebral sea intravenosa exclusiva o combinada con trombectomía en los casos indicados. Pero no solo se trata de reperfundir el cerebro, sino de tomar todas las medidas necesarias para tratamiento de sostén y para evitar complicaciones.

Terapia de reperfusión intravenosa: la trombólisis intravenosa con activador tisular del plasminógeno (rTPA) es efectiva en reducir la discapacidad secuelar, cuando se utiliza en una ventana terapéutica de 4 h y media desde el inicio de los síntomas. Existen protocolos estrictos con criterios de inclusión y exclusión (cuadro 1-7) que deben ser respetados para la utilización de esta conducta terapéutica y si bien el período de ventana es de 4 h y media, debe quedar claro que "más temprano es mejor" ya que a menor tiempo es mayor el beneficio con menos riesgos.

Tratamiento mediante trombectomía mecánica: desde 2015 existe también la opción de extraer el trombo por vía endovascular, que tiene como concepto la liberación mecánica del coágulo que obstruye la circulación cerebral. Este tipo de terapéuticas puede también implementarse en casos seleccionados (demostración de oclusión de gran vaso –carótida distal, arteria silviana, M1-2–). En aquellos casos donde la isquemia es producida

Cuadro 1-7. Criterios de exclusión de trombólisis sistémica	
Criterios mayores para ventana de 3 horas	**Criterios adicionales para ventana de 3-4,5 horas (criterios ECASS III):**
Ataque cerebrovascular isquémico previo o trauma craneal significativo en 3 meses previos Hemorragia urinaria o gastrointestinal 21 días Cirugía mayor en 14 días Punción arterial no comprensible 7 días Historia previa de hemorragia subaracnoidea Síntomas que surgieren hemorragia subaracnoidea Trauma agudo o sangrado activo interno TA sostenida >185/110 mm Hg a pesar de intentos de descenderla Extensa hipointensidad en TC cerebral RIN > 1,7 elevación de TTP, o plaquetas <100.000/mm^3	Historia de ataque cerebrovascular isquémico más diabetes (relativo) NIHSS score > 25 Edad > 80 años En anticoagulados (a pesar de que el RIN sea normal) TA que no supere 185/110 mm Hg (no se acepta tratamiento relativo)

TA: tensión arterial; RIN: razón internacional normatizada (INR); TC: tomografía computarizada; TTP: tiempo de tromboplastina parcial.

por la oclusión de un gran vaso intracraneal que llegan con ventana < 4 y 5 h, se recomienda realizar tratamiento con trombólisis intravenosa seguida de trombectomía mecánica. Si el paciente es evaluado entre 4,5 y 6 h se sugiere solo trombectomía mecánica, al igual que si tiene contraindicaciones para trombólisis intravenosa. En estudios recientes se demostró que la trombectomía mecánica es eficaz con ventanas más prolongadas, hasta 24 h, en pacientes seleccionados. La técnica y criterios de selección de pacientes exceden el contenido del presente material. (**fig. 1-5**).

Tratamiento quirúrgico del ACV isquémico: en casos excepcionales, como es la situación del infarto maligno de la arteria cerebral media, la cual cursa con alta morbimortalidad en relación a hipertensión intracraneal y herniación cerebral. La indicación quirúrgica (hemicraniectomía) puede ser para pacientes de menos de 60 años, con expectativa de vida por otras patologías concomitantes superior a cinco años.

Medidas generales: como ocurre en toda patología, es fundamental la evaluación y estabilización rápida de los pacientes, lo que se conoce como ABC (vía **a**érea permeable, ***b**reath* o respiración y **c**irculación). Las medidas generales a utilizar en todo paciente con ACV isquémico agudo, independientemente de que reciba o no terapia de reperfusión, están indicadas para prevenir complicaciones. En pacientes con movilidad reducida se aconseja el uso de heparina no fraccionada o heparina de bajo peso molecular, asociada o no a botas neumáticas de compresión intermitente,

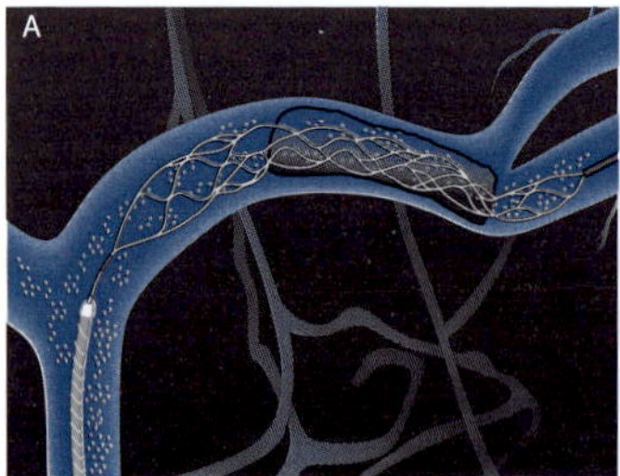

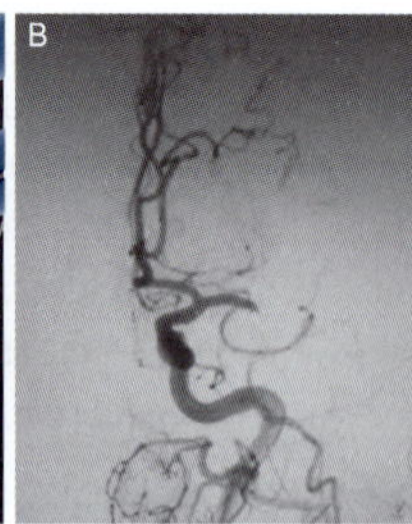

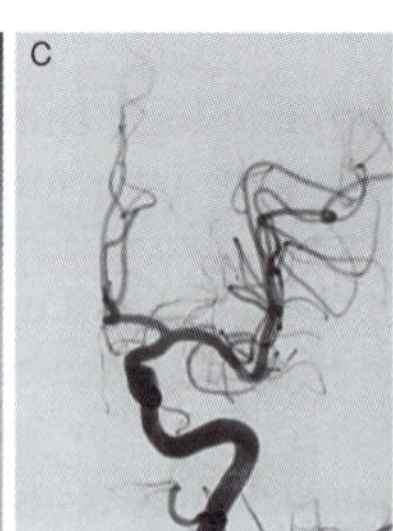

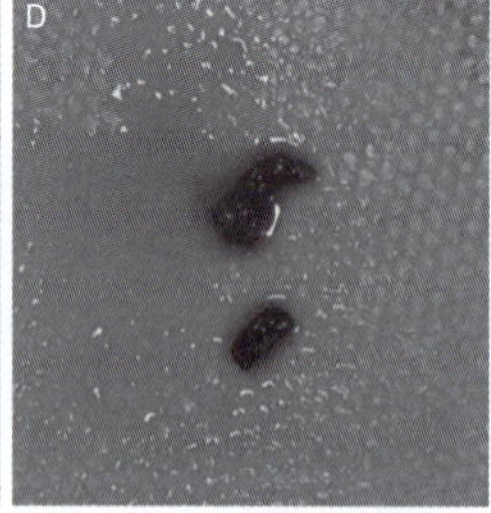

Fig.1-5. A. Esquema de un *stent retriever*, uno de los varios dispositivos endovasculares en uso actualmente para extraer en trombo impactado en una arteria (en este ejemplo, en la cerebral media). **B.** Arteria cerebral media ocluida en paciente con infarto silviano izquierdo en ventana de 6 horas. **C.** Reperfusión después de la trombectomía. **D.** Trombo extraído con el dispositivo referido. Véase también esta figura en **Láminas en color**.

para prevención de la trombosis venosa. Se recomienda evitar colocación de sonda vesical, movilizar precoz y frecuentemente a los pacientes, utilizar protocolos de higiene oral, y uso de antibióticos solo si se detecta infección. Evaluación temprana de la deglución, para evitar la broncoaspiración. Control de la temperatura, y evitar la hiperglucemia. En el manejo de la tensión arterial, en general en el contexto de ACV agudo los pacientes llegan hipertensos a la consulta, resultante de mecanismos de compensación frente a la isquemia. Es por este motivo que deben evitarse los descensos intempestivos de la TA. No obstante, existen indicaciones de descenso de la misma: por ejemplo, los candidatos a reperfusión con rtPA deben manejar cifras inferiores a 185/110, asociación con falla cardíaca, encefalopatía hipertensiva, o disección aórtica.

Prevención secundaria

La prevención secundaria depende de corrección enérgica de los factores de riesgo, tratar la hipertensión arterial, corrección de hábitos no saludables en el estilo de vida, uso de estatinas, a altas dosis, en pacientes con patología ateromatosa y/o con hipercolesterolemia, y la elección del antitrombótico adecuado.

Antitrombóticos: en aquellos pacientes que no son pasibles de tratamiento trombolítico (o 24 horas luego de su aplicación, siempre con TC que no muestre sangrado), la aspirina es el fármaco antiagregante plaquetario que más ha sido evaluado en el tratamiento del ataque cerebrovascular agudo y la dosis más frecuentemente empleada es de 100mg /día. Recientemente se ha demostrado que aquellos pacientes con eventos isquémicos no trombolizados y con escasa severidad en su cuadro neurológico (puntaje menor de 3 según escala NIHSS) o que hayan sido tipificados como ataques isquémicos transitorios, la combinación de aspirina-clopidogrel resulta más activa para la prevención de recurrencias que el empleo de aspirina solamente; en estos casos debe usarse la dosis de carga de clopidogrel (4 comprimidos) para obtener el efecto inmediato; dicho tratamiento combinado debería extenderse solo por tres semanas desde el comienzo de los síntomas y luego continuar con uno de los dos antiplaquetarios con el fin de reducir intercurrencias hemorrágicas.

En la etapa aguda, el uso de anticoagulantes está orientado a la prevención de la trombosis venosa pero no como tratamiento agudo del ACV, ya que no solo no disminuyen la recurrencia temprana, sino que aumentan el riesgo de hemorragia. En la prevención secundaria del ACV cardiembólico es cuando los anticoagulantes orales tienen su indicación. Los antagonistas de la vitamina K (warfarina o acenocumarol) reducen el riesgo de recurrencia de ACV o embolia sistémica, en pacientes con AIT o ACV isquémico de origen cardioembólico. La dosificación del anticoagulante debe mantener un valor de razón internacional normalizado (RIN o INR) en el rango de 2-3.

La causa más frecuente de cardioembolismo es la fibrilación auricular (FA), en pacientes que presentan FA paroxística, el riesgo de eventos tromboembólicos es similar al que presenta FA sostenida. En pacientes con FA, pueden tratarse con antagonistas de la vitamina K o con anticoagulantes orales directos (DOAC, por sus siglas en inglés), con efecto directo sobre la trombina o factor X activado. Entre estos están dabigatrán (antitrombina), rivaroxabán, apixabán y edoxabán, antifactor X activado. Cabe aclarar que su uso se restringe a la fecha a prevención primaria y secundaria en ACV cardioembólico en FA no valvular, y no puede extenderse a otras cardiopatías embolizante.

Tratamiento quirúrgico de la enfermedad carotidea: la desobstrucción quirúrgica de la lesión ateromatosa a nivel de las carótidas reduce claramente el riesgo de recurrencia en los pacientes con estenosis sintomática severa de la carótida interna en el cuello (más del 70%); su beneficio es menor pero evidente, si se tratan obstrucciones sintomáticas que superan el 50%. No es aconsejable para lesiones obstructivas menores a este porcentaje. Para pacientes en los que se detecta una estenosis carotídea asintomática (por auscultación de un soplo en el cuello o por medio de estudios no invasivos y accesibles como la ecografía-Doppler) la operación no tiene tan claros beneficios frente a tratamiento médico (enriquecido actualmente por el uso de estatinas y los nuevos antiagregantes plaquetarios).

El tratamiento puede ser por endarterectomía carotidea o cirugía endovascular con angioplastia y colocación de endoprótesis (con empleo del sistema de protección para prevenir embolias durante el procedimiento), esta última muestra resultados a largo plazo similares, pero no ha superado a la endarterectomía carotídea en cuanto a riesgo quirúrgico, salvo cuando se aplica en pacientes menores de 65 años. La alternativa endovascular suele indicarse en aquellos casos considerados como de alto riesgo: reestenosis posendarteraectomía, ateroesclerosis inducida por radiación, en pacientes con enfermedad cardíaca o pulmonar graves, o que presentan lesiones inaccesibles y extensas.

LECTURAS RECOMENDADAS

Hooman K. Cerebrovascular Disease. Continuum 2023; 29(2):400-1.

Keyhani S, Cheng E, Hoggatt K. et al. Comparative effectiveness of carotid endarterectomy vs initial medical therapy in patients with asimptomatic carotid stenosis. Jama Neurology 2020;77(9):1-12.

Yang P, Zhang Y, Treurniet W, et al. Endovascular Thrombectomy with or without intravenous alteplase in acute stroke. NEngl J Med 2020; (21):1981-93.

Enfermedad cerebrovascular hemorrágica 2

Pablo Bonardo, Manuel M. Fernández Pardal, Sandra Lepera y Raúl C. Rey

FISIOPATOLOGÍA Y CLASIFICACIÓN DE LA HEMORRAGIA CEREBRAL

La hemorragia cerebral no traumática se define como la extravasación espontánea de sangre a nivel intracraneal y constituye aproximadamente el 20% de los ingresos hospitalarios originados en eventos cerebrovasculares. Su morbimortalidad se duplica, comparada con la de los ataques isquémicos.

El sangrado puede localizarse en el encéfalo (hemorragia intraparenquimatosa o HIP), espacio subaracnoideo (hemorragia subaracnoidea [HSA]), el sistema ventricular, los espacios subdural y extradural o incluso en la glándula hipófisis. A su vez, las hemorragias se clasifican de acuerdo con la localización anatómica del sangrado o bien por su presunta etiología. Los sitios más habituales de hematoma intracerebral son el supratentorial (85-95%), incluidas las hemorragias profundas (50-75%) y las de origen lobar (25-40%).

Dentro de las causas más frecuentes está la hipertensión arterial (30-60%), la angiopatía amiloide (10-30%), trastornos de la coagulación (1-20%), malformaciones vasculares (3-8%) y las indeterminadas que pueden llegar a alcanzar el 20 %. Las primeras son las más frecuentes (85% de los hematomas);se originan como consecuencia de procesos degenerativos que debilitan la pared arterial ya sea como producto de hipertensión arterial (con la consiguiente rotura de pequeñas arteriolas) o bien relacionadas a depósito anormal de material congofílico (angiopatía amiloide). Las causas secundarias se asocian a rotura de vasos congénitamente alterados (malformaciones vasculares), transformación hemorrágica de un infarto cerebrovascular isquémico, trastornos de la coagulación, tumores (por neoformación de vasos), vasculitis (infecciosas o aséptica), fármacos, tóxicos, síndrome post reperfusión, trombosis venosa, fístulas durales o como complicación post tratamiento con rtPA.

Hemorragia intraparenquimatosa

La hemorragia intraparenquimatosa (la causa más frecuente de hemorragia intracraneal) es una colección de sangre dentro del parénquima cerebral, producida por una rotura vascular no traumática. Aunque pueda abrirse al sistema ventricular o al espacio subaracnoideo, siempre se inicia en el tejido cerebral, lo que la diferencia de la hemorragia subaracnoidea y la hemorragia intraventricular primaria (**figs. 2-1** y **2-2**).

Dentro de las hemorragias intraparenquimatosas primarias, también conocidas como "espontáneas", agrupamos las hemorragias secundarias a hipertensión arterial (profundas o lobares, en todas las edades) y las producidas por angiopatía amiloide (lobares, en pacientes añosos). Las manifestaciones clínicas dependerán de su localización.

Las hemorragias profundas asientan en el nivel de los núcleos grises y la sustancia blanca que los rodea; habitualmente se las diferencia en putaminales o paracapsulares externos y talámicas o paracapsulares internas y la etiología más frecuente es la hipertensión arterial. La hipertensión persistente produce cambios segmentarios en la pared arterial del sistema penetrante como se mencionó en el capítulo de enfermedad cerebrovascular isquémica (patología vinculada también con los infartos lacunares), fragilizándolas y

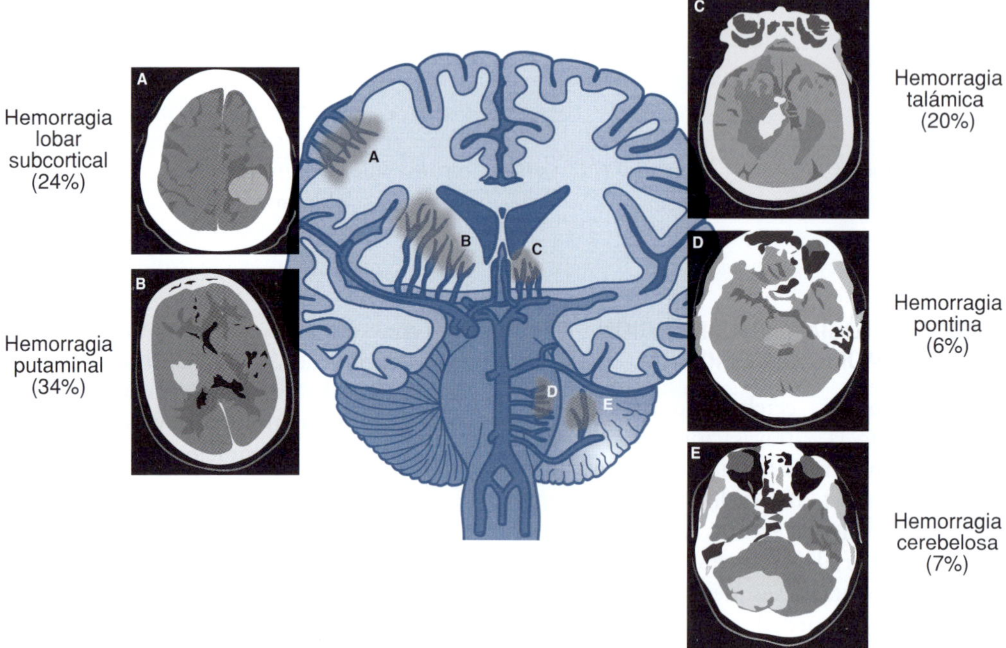

Fig. 2-1. Localizaciones de las hemorragias intraparenquimatosas (HIP). Adaptado de: Qureshi y cols. 2001, Mayer SA y cols. 2005 y Kase y cols 1989. Véase también esta figura en **Láminas en color.**

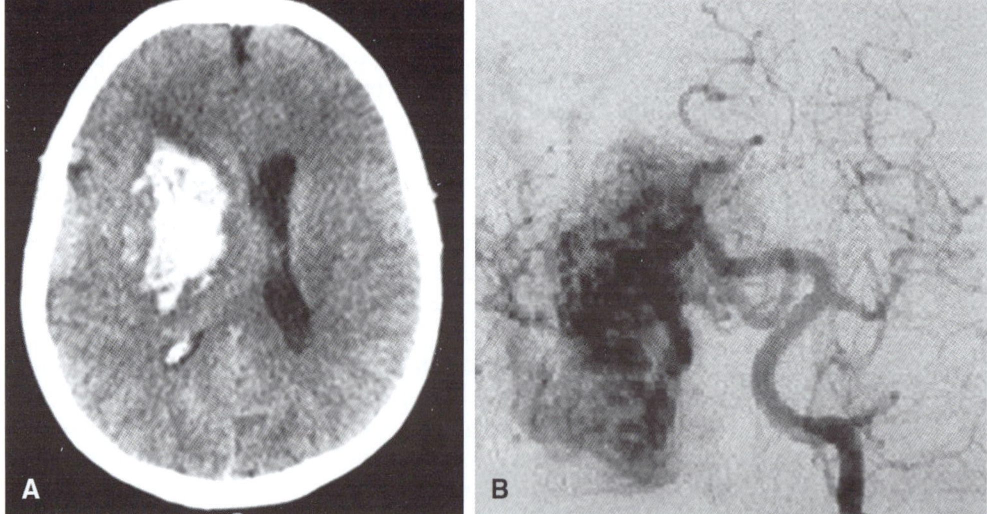

Fig. 2-2. A. Mujer de 54 años que sufrió una hemorragia intraparenquimatosa derecha (TC de cerebro sin contraste) secundaria. **B.** Rotura de malformación vascular (angiografía digital).

exponiéndolas a la rotura. La localización lobar de la hemorragia incluye otras causas además de la hipertensión arterial, como el sangrado de lesiones preexistentes o la angiopatía amiloide, este hecho establece que cuando un paciente presenta esta localización siempre se deberá descartar una causa secundaria, especialmente en sujetos jóvenes.

Una causa frecuente en personas de edad avanzada es la angiopatía amiloide. Esta patología produce hemorragias que pueden extenderse desde el córtex hasta el espacio subaracnoideo y de manera menos frecuente, abrirse a ventrículos. Pueden ser únicas, múltiples y/o recurrentes.

Clínica de las hemorragias intraparenquimatosas

El inicio brusco de síntomas neurológicos focales hace presumir su causa vascular. Sin embargo, es imposible afirmar que estos síntomas son producidos por una isquemia o se deban a una hemorragia, si se considera únicamente la clínica del paciente. La presencia de tensión arterial sistémica mayor a 220 mm Hg, cefalea severa, vómitos, coma o deterioro del nivel de conciencia, sugieren la posibilidad de una hemorragia; sin embargo, el diagnóstico solo puede confirmarse mediante la realización de estudios complementarios por imágenes (tomografía computarizada o resonancia magnética), por lo tanto, la realización de estos estudios resulta imprescindible (véase **fig. 2-2**). Las manifestaciones clínicas focales dependerán de la localización y compromiso de áreas elocuentes cerebrales. En algunos casos la hemorragia está exclusivamente localizada en las cavidades ventriculares, mientras que en otros deriva del cerebro vecino a los ventrículos (tálamo óptico, caudado, tronco). Los síntomas, cefalea intensa y vómitos acompañados por rigidez de nuca y confusión mental, suelen también ser bruscos.

Diagnóstico de hemorragia intraparenquimatosa

La tomografía computarizada (TC) permite al médico diagnosticar rápidamente las hemorragias, estimar su ubicación, el tamaño, la extravasación de sangre a los ventrículos, la presencia de edema perilesional, y/o de hidrocefalia. Todos estos factores son de utilidad a fin de poder instrumentar diferentes conductas para el tratamiento, en la etapa aguda. La utilización de la TC con contraste en el cuadro agudo es conveniente para predecir la expansión del hematoma.

Dentro de la primera hora de producida la hemorragia ya es definida por TC como una lesión de alta densidad y límites netos; después de la primera semana (según el tamaño de la hemorragia) el coeficiente de absorción tomográfico del hematoma se reduce y sus límites comienzan a hacerse difusos. En forma progresiva, esta imagen evoluciona a un período en el cual la densidad va pareciéndose al parénquima cerebral vecino (con incremento en el efecto de masa). Con el tiempo la isodensidad da paso a la hipodensidad y al cabo de meses solo suele verse un foco de atrofia con dilatación ventricular homolateral.

La resonancia magnética (RM) es una herramienta de significativo valor para excluir diversos diagnósticos diferenciales de hemorragias tales como cavernomas, tumores, malformaciones vasculares o trombosis venosas (con técnicas de angiorresonancia magnética [angio-RM]) o mediante secuencias especiales tales como el gradiente echo (de alta sensibilidad para diagnóstico hemorragia) pueden también detectarse hemorragias crónicas.

Tratamiento

Las hemorragias cerebrales son también una emergencia médica por lo que requieren la urgente atención del paciente y tratamiento precoz. La evaluación inicial debe incluir la valoración de la vía aérea, los signos vitales, la presencia de traumas (craneano o en cuello) y del sistema circulatorio. Se debe hacer un examen neurológico rápido que permita caracterizar el síndrome vascular y ante la sospecha de un ataque cerebro vascular isquémico es clave realizar en forma urgente una TC de cerebro para una rápida diferenciación entre isquemia y hemorragia. Identificada la hemorragia deberá tipificarse si es primaria o secundaria.

El manejo debe ser en terapia intensiva y el objetivo es limitar la expansión del hematoma; este es un factor que ha sido identificado como un fuerte determinante de deterioro neurológico precoz y pobre evolución clínica (el aumento de volumen sucede en un tercio de las hemorragias intracerebrales en las primeras cuatro horas de evolución). El signo extravasación de contaste y el hematoma heterogéneo son datos a tener en cuenta para sospechar el rápido crecimiento de la hemorragia. Después de haberse ensayado múltiples tratamientos (empleo de fármacos con efecto procoagulante, etc.) la reducción de la presión arterial en forma temprana es por el momento el único recurso terapéutico para prevenir la expansión (< 140 mm Hg).

Si bien no se conoce cuál es la presión más eficaz, la tensión arterial mayor de 180 mm Hg se considera de riesgo para el aumento de volumen de la hemorragia y resangrado pero la reducción agresiva de la presión arterial no ha sido concluyente en aminorar la gravedad de las secuelas. Por el momento disminuir la presión arterial a un nivel de 140 mm Hg de tensión arterial sistólica suele ser la opción terapéutica adoptada por la mayoría de los centros que tratan estos pacientes, salvo contraindicación clínica.

No se ha demostrado que la cirugía sea eficaz para la mayoría de los procesos hemorrágicos, salvo en la hemorragia ventricular, los sangrados en fosa posterior o las hemorragias lobares accesibles que evolucionen empeorando clínicamente. La colocación de sistemas de medición de la presión intracraneal puede ser de utilidad para el manejo de los pacientes en coma.

Hemorragia subaracnoidea

Se produce por la extravasación de sangre al espacio subaracnoideo. Estas hemorragias la mayoría de las veces son producto de la rotura de aneurismas generados por defectos congénitos o adquiridos de la pared arterial (generalmente a nivel del polígono de Willis y sus ramas), o bien raramente por rotura de venas a nivel de dicho espacio.

Menos frecuentes son las hemorragias secundarias producidas por angiomas (arteriales o venosos), cavernomas, telangiectasias, malformaciones arteriovenosas, fístulas durales y várices, discrasias sanguíneas, como consecuencia de una encefalopatía posterior reversible, por hemorragias originadas en el parénquima cerebral cuya sangre se extiende al espacio subaracnoideo o bien tener un origen ventricular.

La historia natural en los aneurismas asintomáticos (prevalencia del 3% en la población de mediana edad) depende fundamentalmente de factores de localización, presencia de historia familiar, su forma, tamaño y probablemente la incidencia de hipertensión arterial y consumo de cigarrillos. Es así que el riesgo de sangrado acumulado a cinco años en aquellas malformaciones menores a 7 mm de diámetro asintomáticas, ubicadas en las arterias del polígono de Willis es entre 1 y 3%, mientras que la reparación quirúrgica preventiva es muy eficaz pero tiene un riesgo de complicaciones que puede superar en algunos casos el 10%; por este motivo no hay consenso general sobre cómo proceder en caso de detectar incidentalmente este tipo de malformación y la decisión depende del caso y sus circunstancias.

La situación es completamente diferente cuando el aneurisma ha sangrado, ya que la recurrencia de hemorragia en casos no tratados tiene un alto riesgo de muerte (alrededor del 70%). Este resangrado es máximo el primer día (4%) y luego sigue a un ritmo del 1,5% por día en las dos semanas siguientes, lo que justifica el urgente tratamiento de estas malformaciones.

Característicamente se inicia con cefalea intensa de aparición brusca (en relación a un esfuerzo o espontánea –cefalea en trueno–) la que el paciente distingue como diferente a cualquier otra sufrida previamente. Suele irradiarse a la nuca, asociándose a envaramiento en este sector, con náuseas, vómitos y fotofobia. Algunos pacientes refieren una cefalea menos severa que puede preceder en días o semanas a la rotura (conocida como cefalea "centinela").

El examen neurológico se caracteriza por la presencia de signos de irritación meníngea de variada intensidad y, en forma ocasional, en el fondo de ojo pueden verse hemorragias homolaterales al aneurisma, producidas por la filtración de sangre a través de la vaina del nervio óptico.

La presencia de signos focales depende de la compresión o distorsión de trayectos nerviosos vecinos a la malformación (p. ej., III par en aneurismas de la comunicante posterior, VI par por incremento de la presión intracraneal y de pares bulbopontinos en aneurismas de la arteria basilar), de la aparición de vasoespasmo, fenómenos trombóticos y de la existencia de hemorragias intraparenquimatosas asociadas.

Diagnóstico

La TC realizada dentro de las 24 horas del sangrado permite detectar lesiones de alta densidad en el espacio subaracnoideo en más del 90% de los casos. La sensibilidad de este procedimiento declina en días siguientes por lo que en caso de ser negativa o de haberse hecho tardíamente deberá completarse con una punción lumbar (**fig. 2-3**).

La RM es también de gran utilidad para confirmar el diagnóstico de hemorragia subaracnoidea sin embargo sus limitaciones prácticas en la urgencia están dadas fundamentalmente por la menor disponibilidad de equipos, la necesidad de que el paciente colabore manteniéndose quieto. Su empleo se hace muy necesario para evaluar otras causas de hemorragia subaracnoidea o junto con técnicas de angio-RM resolver aquellas dudas que dejan los pacientes con TC de cerebro normal y resultados de punción lumbar no concluyentes (**fig. 2-4**).

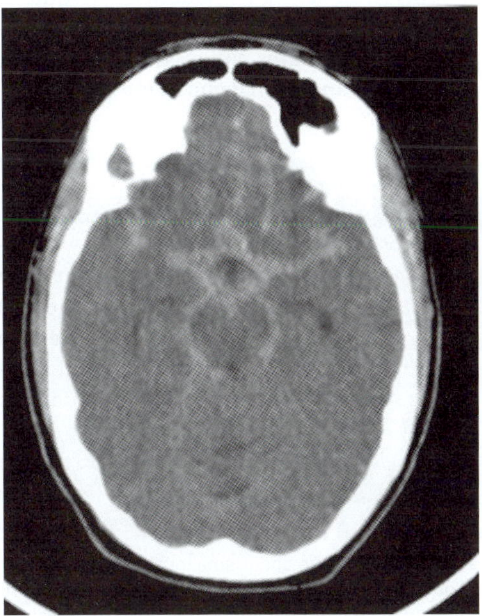

Fig. 2-3. Hemorragia subaracnoidea (HSA).

La angiografía cerebral por cateterismo es el examen complementario de mayor utilidad para la identificación y detallado estudio las de malformaciones vasculares (**fig. 2-5**). En hemorragias perimesencefálicas (sin derrame ventricular ni extensión de la sangre a las cisternas anteriores) no suele repetirse la angiografía, dada la historia natural benigna de esta variante de hemorragia y su excepcional asociación con malformaciones vasculares.

Tratamiento

El objetivo en el manejo del paciente con hemorragia subaracnoidea (HSA) es la prevención del resangrado. El reposo en cama y el control adecuado de las oscilaciones bruscas de la tensión arterial siguen siendo importantes complementos terapéuticos en las primeras horas, pero la reparación quirúrgica de la malformación es el tratamiento de elección y la oportunidad terapéutica depende del estado neurológico, del tipo de aneurisma y de las posibilidades de abordaje.

En la actualidad se tiende a operar en forma temprana a los pacientes, ya sea vía endovascular trombosando la malformación o por un abordaje microquirúrgico convencional con clipado del aneurisma. La precocidad del tratamiento quirúrgico disminuye sensiblemente el riesgo de resangrado y permite un agresivo tratamiento del vasoespasmo. El vasoespasmo, definido como la estenosis de los vasos de conducción de la base del cerebro que ocurre en el curso de una hemorragia meníngea, suele comenzar entre los 3 a 5 días de iniciada la hemorragia. Tiene su máximo cerca de la segunda semana y disminuye paulatinamente con el correr de los días.

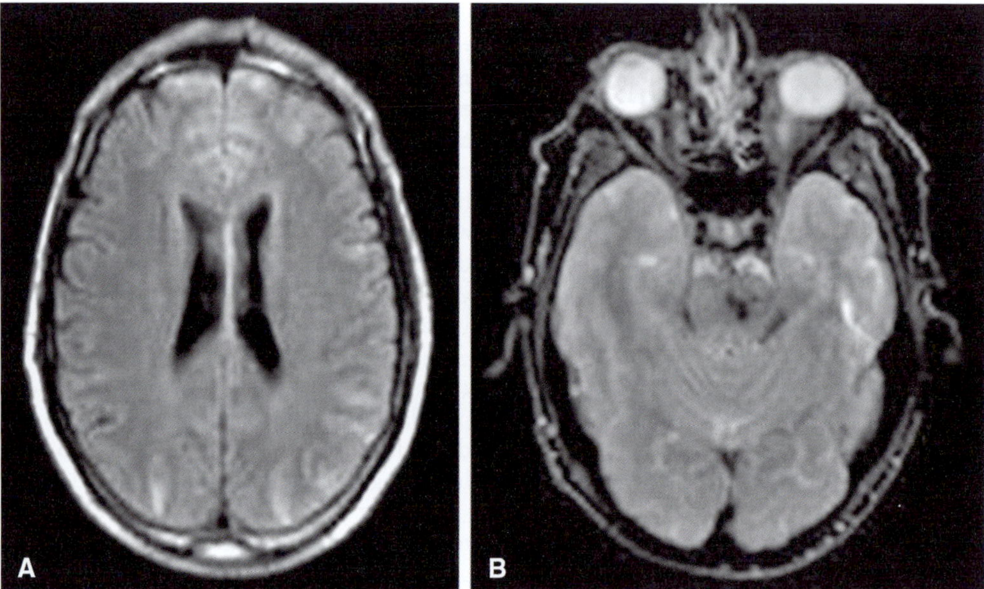

Fig. 2-4. RM en un paciente con hemorragia subaracnoidea secundaria a malformación vascular de tronco. **A.** Secuencia FLAIR en la que se observa los surcos corticales hiperintensos (izquierda). **B.** Secuencia de eco de gradiente donde se observa una imagen hipointensa en el tronco cerebral que correspondea una malformación vascular (derecha).

En la mitad de los casos se asocia con un empeoramiento del estado neurológico que luego puede evolucionar hacia la mejoría o constituirse en una zona infartada que en ocasiones no coincide con el sector vascular de la malformación vascular. El tratamiento con nimodipina, mejora el pronóstico de esta complicación; por el momento no hay evidencia de que otros bloqueantes cálcicos por vía oral o intravenosa sean más activos. Otros recursos terapéuticos para el vasoespasmo (resuelto el riesgo de resangrado del aneurisma) son la hipertensión arterial controlada, la hipervolemia y la hemodilución (esquema conocido como "triple H"). En casos refractarios, procedimientos endovasculares como la dilatación transluminal con balón pueden ser una alternativa terapéutica.

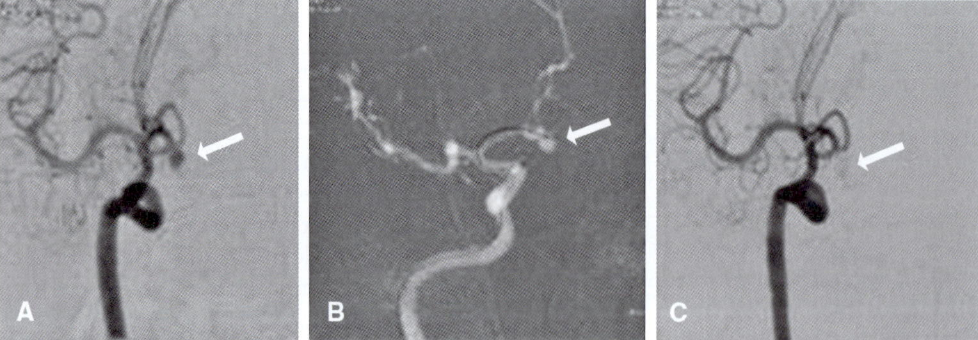

Fig. 2-5. A. Opacificación de la arteria carótida derecha, la flecha muestra un aneurisma localizado en la arteria comunicante anterior. **B.** Introducción del catéter en el aneurisma y colocación de espiras de platino (*coils*) en el saco aneurismático. **C.** Angiograma postembolización; la flecha muestra el aneurisma embolizado y excluido de la circulación. Gentileza del Dr. Luis Lemme-Plaghos y Silvia Garbugino.

La hidrocefalia aguda complica el curso en algunos pacientes, especialmente si se acompaña con deterioro del sensorio; en estos casos la ventriculostomía es el tratamiento de elección.

Pueden ocurrir otras complicaciones médicas como el edema pulmonar (neurogénico), las arritmias cardíacas y la hiponatremia.

LECTURAS RECOMENDADAS

Canadian Stroke Best Practice Recommendations: Management of Sponatneous Intracerebral Hemorrhage. International J Stroke 2020;15(7):763-88. doi: 10.1177/1747493019897843. Epub 2020 Jan 27. PMID: 31983296.

Hackenberg KA, Hanggi D. and Etminan N. Unruptured intracranial Aneurysms. Stroke 2018;49:2288.

Kase CS, Mohr JP, Caplan LR. Intracerebral hemorrhage. En: Barnett HJM, Mohr JP, Stein BM, Yatsu FM. Stroke: Pathophysiology, Diagnosis and Treatment. 3.ª ed. New York; 1998. pp. 649-700.

Ma L, Song L, Chen X, et al. The Third intensive care bundle with blood pressure reduction in acute cerebral haemorrhage trial (INTERACT 3): an international, stepped wedge cluster randomised controlled trial. Lancet 2023;402:27-40.

Mayer SA, Rincon F. Treatment of intracerebral haemorrhage. Lancet Neurol 2005; 4:662-72.

Qureshi AI, Tuhrim S, Broderick JP, et al. Spontaneous intracerebral hemorrhage. N Engl J Med 2001;344(19):1450-60. doi: 10.1056/NEJM200105103441907. PMID: 11346811.453.

Enfermedades paroxísticas

Epilepsias

3

Damián Consalvo

INTRODUCCIÓN

Se calcula que la prevalencia de esta enfermedad en el mundo es del 5 al 7 por 1000; es decir, unos 50 millones de personas.

La epilepsia es tan vieja como la humanidad y siempre se ha hecho referencia a causas sobrenaturales de la enfermedad, situación mágica que perdura hasta nuestros días. Hipócrates, en su libro "La enfermedad sagrada" 400 años a. C., escribe lo que podría ser considerado el primer tratado sobre la epilepsia. Él descreía de que la enfermedad fuera causada por los dioses, sugiriendo que se debía a la "superficialidad de la flema que provocaba una anormal consistencia del cerebro"; para esto propuso dieta y drogas para su tratamiento. John Hughling Jackson, en 1861, fue el primero en correlacionar una localización cerebral con determinada respuesta motora. Así sentó las bases de la cirugía. Jackson fundamentó el hallazgo de las descargas epilépticas describiéndolas como "descargas repentinas, temporarias y excesivas de células inestables de una parte de la sustancia gris del cerebro". Sus trabajos permitieron separar la epilepsia de la psiquiatría y que aquella pasara a ser considerada dentro de la neurología. En 1929 Hans Berger, un profesor de psiquiatría alemán publicó su trabajo acerca de la detección de la actividad eléctrica cerebral a través de un electroencefalograma (EEG) registrado con electrodos de cuero cabelludo (de superficie), en humanos. Informó que las alteraciones en el trazado eran más comunes en pacientes con epilepsia y años más tarde obtuvo el primer registro de punta onda. Wilder Penfield y Herbert Jasper, en el Instituto Neurológico de Montreal, le dieron impulso definitivo al tratamiento quirúrgico de la epilepsia definiendo el "foco epileptógeno" o zona de inicio de las crisis, basados en la electrofisiología. Esta obra fue continuada en Francia por Bancaud y Talairach quienes a través del uso de electrodos intracerebrales profundos realizaron el mapeo de la propagación de las crisis en el cerebro humano.

Definición

La entidad regidora de la epilepsia en el mundo es la Liga Internacional contra la Epilepsia (ILAE). Es la que establece las normativas en lo que hace a la patología y de quien se hará referencia con cada una de las definiciones utilizadas. La ILAE define a la epilepsia como una enfermedad crónica, caracterizada por una predisposición al desarrollo de crisis epilépticas que, como consecuencia de ella, genera en el paciente alteraciones neurobiológicas, cognitivas, psicológicas y sociales. La crisis convulsiva se define como todo evento clínico que refleje la presencia de descargas hipersincrónicas de neuronas ubicadas en la corteza cerebral. De esto se desprende que para tener diagnóstico de epilepsia el fenómeno debe tender a repetirse a lo largo del tiempo o, al menos, tener alguna predisposición para que ocurra. Actualmente se plantea una definición operativa, en la cual se evalúa el diagnóstico de la enfermedad en función de ciertos parámetros:

- Al menos dos crisis no provocadas o reflejas, que ocurren con 24 horas de diferencia.
- Una única crisis no provocada y la probabilidad de desarrollar crisis similar al índice

de recurrencia (al menos del 60%); es decir, la chance de tener una segunda crisis, en los próximos 10 años.
- Diagnóstico de un síndrome epiléptico definido.

La situación pasa por establecer cuáles serían los factores de riesgo que nos ayudarán a definir el diagnóstico en aquellos pacientes con una única crisis clínica. Algunos de ellos podrían ser:

- EEG anormal con descargas epileptiformes.
- RM anormal con alguna lesión epileptógena.
- Crisis nocturnas.
- Crisis focales, particularmente aquellas con alteración de la conciencia.
- Historia de un familiar de primer grado que presente diagnóstico de epilepsia.

El diagnóstico de la enfermedad es en esencia clínico ya que, si el paciente presenta al interrogatorio dos eventos con las características de ser estereotipados o una crisis y alguno de los factores de riesgo, nos harán el diagnóstico de la entidad. También es importante considerar que siempre debe existir un evento clínico que haga sospechar la enfermedad. Es decir que no hay diagnóstico de epilepsia sin el componente de la clínica.

Fisiopatología

La fisiopatología de la enfermedad es múltiple y variada y dependerá del tipo de epilepsia y síndrome epiléptico a considerar. El desequilibrio entre los mecanismos inhibitorios (gabaérgicos) y los mecanismos excitatorios (glutamatérgicos) es lo que clásicamente define a la fisiopatología de la enfermedad.

El modelo más estudiado en epilepsia es el síndrome de la epilepsia temporal mesial con esclerosis del hipocampo (EH). Muchos estudios sugieren que la EH se produciría en algún momento particular de la vida como es la infancia, período de mayor demanda metabólica cerebral. En esta etapa existiría una excitotoxicidad mediada por el calcio. Este fenómeno podría observarse clínicamente durante episodios de convulsiones febriles prolongadas o complicadas, de allí la asociación reportada en la literatura entre este antecedente y la EH. En muestras de anatomía patológica de enfermos que fueron operados y a los cuales se les resecó el hipocampo, se encontraron neuronas de Cajal-Retzius las cuales tienden a desaparecer durante las fases de crecimiento y desarrollo de esta estructura anatómica. Su persistencia indicaría que algún factor podría actuar tempranamente durante el desarrollo y predisponer a un perfil madurativo anormal. Estas neuronas participan en la formación de una proteína llamada relina que participa en el desarrollo del citoesqueleto de la migración. Esto explicaría la existencia de severos disturbios en la organización y formación de la corteza hipocámpica encontrados. La presencia de crisis repetidas en una etapa temprana de la vida podría causar un daño neuronal en el hipocampo y como consecuencia una gliosis reactiva. Estas áreas de gliosis, más frecuentes en el hipocampo, cerebelo y tálamo, se comportarían más tarde como zonas epileptógenas independientes, tal como se ha demostrado a través del uso de la electrofisiología invasiva. Sin embargo, la disminución de neuronas y la proliferación glial per se no son generadoras de crisis: para que las mismas ocurran es necesaria una reorganización de los circuitos neuronales. Un modelo clínico homologable a lo comentado hasta aquí podría ser el de los pacientes con patología dual. Estos pacientes presentan, además de una lesión en el hipocampo, otra lesión fuera del mismo pero también con la capacidad de generar crisis. Las crisis de inicio extramesial actuarían en forma lesiva sobre el hipocampo generando la EH, lo que haría que aparezca más tarde un foco epileptógeno a distancia e independiente. En estos casos, si el tratamiento decidido ha sido la resección quirúrgica, la extirpación de una sola de las lesiones consideradas epileptógenas acarreará como consecuencia que los resultados postoperatorios no sean los esperados.

Exámenes complementarios

La modalidad de estudios dependerá de la complejidad del caso y la necesidad de definir los mismos en función del momento de presentación de la epilepsia. Esto dependerá de si los estudios servirán de apoyo al diagnóstico, de control evolutivo o de evaluación del paciente cuando no responde adecuadamente al tratamiento.

Electroencefalograma

Los registros del electroencefalograma (EEG) de superficie que se asocian con epilepsia o epileptiformes son las ondas agudas, polipuntas y punta-onda, o cualquiera de sus combinaciones posibles. Las modalidades de adquisición para intentar mejorar el rédito diagnóstico del estudio pasan por los métodos de activación. La fotoestimulación, ante las formas de epilepsia fotosensibles, la hiperventilación, para las formas de epilepsia de ausencia en la infancia, son algunos ejemplos de activación más comunes. En adultos, la privación de sueño es el más relevante ya que, al inicio del sueño es cuando la actividad epileptiforme es mayor. Un EEG con descargas epileptiformes (Falso positivo) puede verse de un 0,5 a un 2% de personas normales. Es por ello que deberá correlacionarse este dato con el evento clínico que llevó a solicitar el estudio. Un EEG negativo, sin descargas epileptiformes, no descarta el diagnóstico de epilepsia, ya que la sensibilidad del método no supera el 80%. El registro "ideal" es aquel que se obtiene durante el episodio que llevó al enfermo a la consulta (registro ictal). El EEG resulta útil ante las siguientes situaciones:

- Complemento de la clínica ante la presunción diagnóstica de epilepsia.
- Identificar la zona irritativa, que muestra las descargas interictales dentro de la zona epileptógena.
- Clasificar el tipo de crisis, relevante al momento de decidir el tratamiento.
- Establecer un síndrome epiléptico, particularmente en pediatría, pero no tanto en adultos.
- Monitorear el tratamiento.

Videoelectroencefalograma

El videoelectroencefalograma (video-EGG) consiste en el registro simultáneo de la actividad clínica y de la actividad eléctrica (EEG) del período interictal (fuera de la crisis) como del ictal (intracrisis). Este estudio se realiza con el paciente internado y conectado al registro durante todo el tiempo de internación. La visualización de los eventos del paciente que motivaron la realización del estudio nos permitirá establecer el diagnóstico de la enfermedad, aproximar al síndrome específico y definir la llamada zona epileptógena. La indicación del estudio puede realizarse ante la duda diagnóstica para un eventual inicio del tratamiento y cuando el paciente no responde al tratamiento con la finalidad de definir un cambio en la conducta terapéutica.

Estudios por imágenes anatómicas

Tomografía computarizada

La tomografía computarizada (TC) es extremadamente útil en situaciones de emergencia, pero su rédito decae en forma significativa en los pacientes con epilepsia crónica. En estos casos, su capacidad de detección de lesiones es de 30%. Por otra parte, además de mejorar su sensibilidad, es necesario mejorar la especificidad del estudio.

Resonancia magnética

La resonancia magnética (RM) ha permitido diagnosticar lesiones que antes de que existiera este estudio eran imposible de detectar. Actualmente son cuatro entidades para considerar que deben ser diagnosticadas con la mayor precisión posible: la EH, las malformaciones de la corteza cerebral, los tumores, y las malformaciones vasculares, particularmente los cavernomas. La detección de una lesión epileptógena en la RM al comenzar el estudio de un paciente, indica que este tendrá menos chances de responder al tratamiento. En estos casos refractarios, la presencia de una lesión focal plantea la posibilidad de una resección quirúrgica.

La utilidad de las RM podría resumirse en lo siguiente:

- Identificar la zona lesional dentro de la zona epileptógena.
- Clasificar el tipo de crisis/epilepsia, ya que

al observar una lesión epileptógena nos dirá que el paciente tiene una epilepsia focal.
- Clasificación sindromática, ya que muchos síndromes epilépticos han sido diagnosticados por el apoyo de las RM, tal el caso de la epilepsia temporal mesial con EH.
- Definir un pronóstico, por lo presentado previamente en el texto.
- Identificar y planificar una cirugía en conjunto entre el especialista en epilepsia y el neurocirujano, evaluando la factibilidad del procedimiento y el beneficio en función del riesgo.

Estudios genéticos

En los últimos años la genética ha tomado impulso para establecer la etiología de la epilepsia y es clara evidencia de ello que se ha establecido como una de las causas independientes. Si bien la enfermedad probablemente tenga un origen poligénico, muchos genes puntuales se han asociado a síndromes epilépticos particulares. Esto es más notorio en niños que en adultos. El diagnóstico de una entidad genética causante de la epilepsia favorece la posibilidad de reducir angustias en la toma de decisiones, adecuar los tratamientos y establecer el consejo genético a las familias. Un ejemplo de esto lo constituye el síndrome de Dravet, una canalopatía definida genéticamente que ha permitido establecer un pronóstico y considerar una terapéutica más adecuada. Otro ejemplo puede corresponder a un paciente con esclerosis tuberosa. Esta entidad puede ser diagnosticada a través de la RM, su causa es genética y se puede definir un tratamiento específico desde el punto de vista fisiopatológico. La genética ha avanzado en el estudio de la etiología, pero quizás los beneficios más importantes se obtengan cuando sea posible establecer un enfoque global del paciente a través del estudio genético, para poder realizar el diagnóstico, establecer una conducta terapéutica más apropiada y definir un pronóstico particularmente en epilepsia focal del adulto.

Características clínicas

Las crisis de epilepsia son de dos tipos: **focales o generalizadas**. Cuando el paciente presenta algún elemento de la clínica que sugiera el inicio en alguno de los lóbulos del cerebro es **focal**, y cuando hay un inicio con rápido compromiso de ambos hemisferios cerebrales se denomina **generalizada.**

La sintomatología inicial en las crisis focales puede ser diversa y dependerá del área del cerebro comprometida. Por ejemplo, si el paciente presenta algún tipo de sintomatología motora como las clonías, nos hará pensar en el inicio de crisis en el lóbulo frontal contralateral. Si el paciente presenta fenómenos de tipo experiencial como *déjà vu* o sensación de malestar epigástrico ascendente, nos hará pensar en el inicio en las estructuras mesiales del lóbulo temporal. La llamada "aura" forma parte de una crisis de inicio focal y debe diferenciarse de síntomas premonitorios inespecíficos que ocurren horas o momentos antes de una crisis. Cuando estamos en presencia de un paciente con crisis focales debemos establecer si el episodio se presenta como un fenómeno motor (clonía, automatismo, etc.) o con un fenómeno no motor (inmovilidad, fenómenos sensoriales, etc.) y si hay además alteración de la conciencia. Se debe tener en cuenta que estos fenómenos focales pueden ser seguidos de una crisis tónico-clónica bilateral, denominadas previamente como **crisis secundariamente generalizadas**.

Las crisis generalizadas muestran un rápido compromiso global de la red epileptógena, lo cual cuando ocurren, muchas veces no permite que el paciente pueda ponerse a resguardo. Son ejemplo de ellas las crisis tónicas, las atónicas, las mioclonías y los espasmos epilépticos., si bien en la mayoría de las crisis generalizadas (excepto en las crisis mioclónicas) hay alteración de la conciencia, también debe determinarse si existe un componente motor (tónicas, clónicas, etc.) o si el fenómeno es no motor (ausencias).

La caracterización semiológica de las crisis toma relevancia en aquellos pacientes que no responden al tratamiento e independientemente de saber si son focales o generalizadas, ya que se hace necesario establecer con precisión la llamada zona epileptógena, hoy ya no considerada como un área definida sino como una red. De una manera simple definimos al área sintomatogénica que es la que presenta la expresión clínica al inicio de las crisis, la zona lesional, que nos muestra la lesión epileptógena y la zona irritativa, que es la que se expresa a través del hallazgo de descargas epileptiformes en el EEG.

Clasificación

Una vez que ya se realizó el diagnóstico de certeza de la enfermedad debe considerarse cómo clasificar a los pacientes, basados en lo establecido por el grupo de trabajo especial de la ILAE (**fig. 3-1**).

Lo primero es analizar el tipo de crisis (focal o generalizada) o si no es posible establecerlo. Luego serán de ayuda los exámenes complementarios para establecer el tipo de epilepsia. Posteriormente se intentará establecer la etiología de la epilepsia. En esencia, la clave está en definir si es lesional-estructural o no. Si es lesional, debe establecerse el tipo de lesión definida a través de las RM. También se evaluará la necesidad de darle un enfoque genético en función del estudio del árbol familiar, del tipo de síndrome (encefalopatía) o del tipo de lesión en las imágenes (esclerosis tuberosa, por ejemplo). Por último, se definirá clínicamente la presencia de comorbilidades para enfocar la elección del tratamiento y el uso de fármacos y tratamientos alternativos, considerando potencialidad de interacciones.

Tratamiento

Para definir el esquema de tratamiento sería ideal tener correctamente clasificado al paciente con epilepsia. Las opciones de medicación anticrisis (MAC) son numerosas (**cuadro 3-1**). Sin embargo, a medida que se tiene clasificado correctamente al paciente, el campo se estrecha de manera significativa. Hay MAC con un mejor perfil para crisis focales como la mayoría de los bloqueantes de los canales de sodio (carbamazepina, lacosamida, eslicarbazepina). Hoy podría decirse que el tratamiento con las MAC debe ser individualizado. Más allá de la eficacia es importante considerar la seguridad. Es probable que en esto último las nuevas MAC o de segunda y tercera generación sean más seguras y con menos interacciones que las clásicas, aunque no se observan diferencias en términos de eficacia. La posibilidad de respuesta al primer tratamiento es de aproximadamente un 46% por lo tanto, la elección inicial es importante, ya que el paciente permanecerá con esa MAC durante

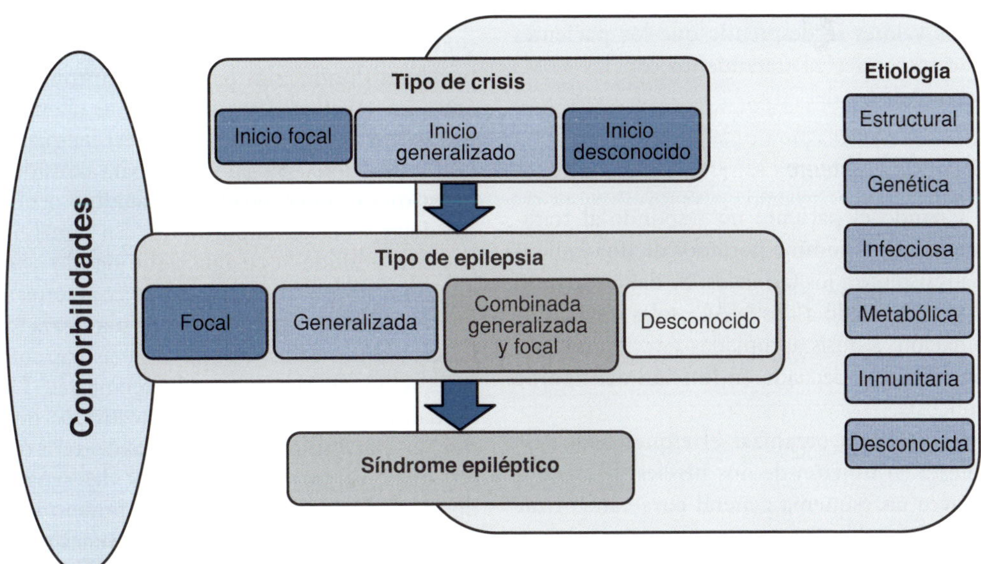

Fig. 3-1. Comorbilidades de la epilepsia. Adaptada de Scheffer y cols. Epilepsia 2017.

Cuadro 3-1. Fármacos anticonvulsivos y año de desarrollo

Clásicas	Nuevas	3.ra generación
Pb: 1910 PHT: 1938 PRM: 1954 ESM: 1958 VPA: 1960 CBZ-DZ: 1968 CNZ: 1975	VGB: 1996 FBM: 1996 GBP: 1995 LTG: 1998 TPM: 1997 LEV: 2000 OXC: 1995 ZNS: 2007 PGB: 2005	LCM: 2009 RFN: 2013 PER: 2015 ESL: 2017 BRV: 2019 CBD: 2020

Abreviaturas: Pb: fenobarbital; PHT: fenitoína (difenilhiantoína); PRM: primidona; VPA: valproico; CBZ: carbamazepina; DZP: diazepam; CNZ: clonazepam; VGB: vigabatrina; FBM: felbamato; GBP: gabapentin; LTG: lamotrigina; TPM: topiramato; LEV: levetiracetam; OXC: oxcarbazepina; ZNS: zonisamida; PGB: pregabalina; LCM: lacosamida; RFN: rufinamida; PER: perampanel; ESL: eslicarbazepina; BRV: brivaracetam; CBD: cannabidiol

Para las MAC clásicas, el año indicado representa el momento desde cuando se utilizan a nivel mundial. Para las nuevas y de tercera generación representan el año de aprobación para su uso en la Argentina.

muchos años. Si el paciente falla a la primera medicación, la posibilidad de respuesta a una segunda es de un 12% y si falla a una tercera de cerca de un 5%. La caída es más pronunciada a medida que vamos sumando opciones de MAC pero nunca llega a ser de cero. De estos valores se desprende que los pacientes que responden al tratamiento con las MAC son alrededor del 70%.

Epilepsia resistente

Cuando el paciente no responde al tratamiento se denomina portador de una epilepsia resistente a los fármacos. Se define cuando el paciente falló a dos MAC, solas o en combinación, a dosis apropiadas y recibiendo un tratamiento adecuado en función del tipo de epilepsia.

Esto lleva a organizar el esquema de respuesta en función de dos niveles. El nivel 1 provee un esquema general para categorizar la intervención terapéutica luego del inicio o cambio del esquema. El nivel 2 define la respuesta, respondedor, no respondedor o indeterminado, cuando aún no han pasado los tiempos suficientes para evaluar la respuesta. También se tendrán en cuenta la presencia o no de ventos adversos. El tiempo de evaluación de la eficacia se define aplicando la regla de 3: el período libre de crisis debe ser al menos 3 veces el intervalo intercrisis, previo al inicio de alguna intervención terapéutica y no debe ser menor a 12 meses. La definición de la epilepsia resistente permite establecer conductas de tratamiento más agresivas de manera temprana, sin perpetuar al paciente en terapias improductivas. Siempre la primera opción es la cirugía resectiva. Claramente en la epilepsia temporal mesial con EH es donde más se ha notado este beneficio. La cirugía se plantea cuando hay coincidencia entre las características clínicas de las crisis, con inicio mesial, presencia de lesión en las RM y coincidencia en localización y lateralidad de las crisis registradas en el video-EEG. La falta de coincidencia entre alguno de estos parámetros plantea que la cirugía no podrá hacerse en forma directa y deberán realizarse otros estudios para intentar establecer con detalle la zona de inicio de las crisis. Estudios por imágenes funcionales como la tomografía por emisión de positrones (PET) o la tomografía por emisión simple de fotones (SPECT) permiten la localización del área del cerebro disfuncionante que, según se presume, es donde se originan las crisis. En pacientes donde estas parecen comprometer áreas "elocuentes" (funcionalmente relevantes) como por ejemplo la zona del lenguaje, la RM funcional ha sido clave para considerar si una cirugía resectiva es factible o no, sin dejar secuelas importantes. En aquellos pacientes donde la cirugía sigue siendo una opción y no pudo determinarse con certeza el área de inicio de las crisis, se planteará la necesidad de realizar estudios invasivos con colocación de electrodos intracraneales. La modalidad de colocación de electrodos podrá ser por grillas, tiras o a través de estéreo-EEG, según las preferencias del centro donde se decida realizar el procedimiento.

Para los pacientes a quienes no se les pueda realizar la cirugía resectiva, hay otras opciones de tratamiento, como el empleo de neuromoduladores, dieta cetogénica o MAC en fase de investigación.

Los neuromoduladores se encuentran representados por el estimulador del nervio vago, la estimulación cerebral profunda del núcleo anterior del tálamo y los estimuladores por respuesta que se colocan en el área donde inician las crisis en el cerebro. La elección de cuál puede ofrecérsele al paciente estará definida en función de la certeza de la detección de la zona epileptógena. Si está bien determinada y la resección quirúrgica no es factible, el estimulador por respuesta podría ser una buena elección. Si la misma no es claramente definida las opciones pasan por las otras dos opciones, y en este caso depende de valorar el riesgo-beneficio de ambos procedimientos. Más allá de que estos sean los neuromoduladores aprobados para su uso, existen otras modalidades de modulación, prototipos que se encuentran en etapa de evaluación.

La dieta cetogénica también cumple un papel en el tratamiento de aquellos pacientes resistentes. Si bien es cierto que el uso de la dieta tiene amplia aceptación en los pacientes pediátricos, no ocurre lo mismo con los pacientes adultos, particularmente por lo difícil de implementarla, más allá de sus variantes, que la hacen más aceptable y tolerable.

Diagnósticos diferenciales

La presencia de todo evento paroxístico llevará a sospechar el diagnóstico de epilepsia pero hay otras situaciones en la que pueden presentarse dudas tales como:

- Síncopes: es de los diagnósticos diferenciales más dificultosos, porque incluso en ocasiones puede expresarse al final del evento con una postura tónica que sugiere el diagnóstico de epilepsia. Es necesaria una detallada evaluación en conjunto con el cardiólogo acerca de este tipo de eventos. A veces es necesario también llegar al registro de video-EEG para el cual se debe colocar un electrodo cardíaco para registro simultáneo con los electrodos de cuero cabelludo.
- Eventos neurovasculares agudos pueden confundirse con "crisis". Aquí se requiere del apoyo de los exámenes complementarios para intentar aproximar el diagnóstico de una u otra entidad.
- Migraña: muchas veces puede confundirse la sintomatología migrañosa particularmente con epilepsia del lóbulo occipital.
- Trastornos del sueño: aquí será de gran ayuda el uso de los exámenes complementarios, particularmente de la polisomnografía.
- Movimientos anormales: las características semiológicas de los episodios junto con los exámenes complementarios podrán apoyar el diagnóstico en estos pacientes.
- Ataques de pánico: confundidos con crisis con sintomatología temporal. Se deberá buscar el apoyo del especialista en psiquiatría y evaluar los criterios clínicos establecidos.
- Crisis no epilépticas o psicógenas: estas resultan en un desafío diagnóstico por parte del especialista en epilepsia. El video-EEG es sin duda el método ideal cuando se plantea esta situación en la clínica. Un 25% de pacientes que ingresan a las unidades de video-EEG por epilepsia resistente presentan este diagnóstico. También es posible la coexistencia entre crisis epilépticas y no epilépticas en un mismo paciente por lo cual es importante intentar obtener el registro de todos los eventos clínicos que han llevado al paciente a realizarse el estudio.

Epilepsia en la situación de emergencia

El paciente puede presentarse a la consulta en la emergencia por dos situaciones, una crisis autolimitada o una crisis continua o estado de mal epiléptico.

En los pacientes con crisis autolimitadas puede ocurrir que el paciente ya tenga diagnóstico de epilepsia. En este caso se requiere de una evaluación clínica buscando un factor desencadenante como falla en la toma de la medicación, incumplimiento en medidas higiénico-dietéticas o descompensación clínica. En caso de que ninguna de estas situaciones exista, se deberá consultar con el neurólogo de cabecera del paciente para evaluar la falla del tratamiento.

Si el paciente no tenía epilepsia, se deberá descartar una crisis sintomática aguda o crisis provocada, la cual ocurre ante un daño sistémico o en clara relación con un daño cerebral agudo. La etiología puede ser estructural, metabólica/tóxica, infecciosa o inflamatoria. En esta situación, el paciente debe tener una evaluación clínica completa con análisis de laboratorio que incluyan estudio del calcio, fósforo, magnesio y tóxicos. Falla renal o hepática, alteraciones de la glucemia o del metabolismo del sodio son situaciones para pensar en un paciente que consulta a la guardia por crisis. Todo paciente que no tenga epilepsia y que concurra a la guardia por una crisis convulsiva debe ser evaluado mediante un estudio por imágenes, por lo menos una TC. Entre las etiologías alternativas por considerar se mencionan: traumatismos de cráneo, hematomas subdurales, ataques (accidentes) cerebrovasculares e infecciones cerebrales agudas, entre otras.

Si se descarta una crisis provocada, pasará a considerarse como portador de una crisis no provocada y por ello se reevaluará si cumple criterios diagnósticos de epilepsia, solicitándole que realice en forma ambulatoria un EEG de sueño, una RM y tener una consulta con el neurólogo a la brevedad.

Estado de mal epiléptico

Cuando los mecanismos inhibitorios fallan en controlar una crisis y estos se perpetúan estamos en presencia de un estado de mal epiléptico. Esta situación, según el tipo y la duración, trae como consecuencias a largo plazo la muerte o injuria neuronal y alteración de las redes neuronales. La duración de este cuadro al inicio, conocido como Tiempo 1, no debe ser mayor de 5 minutos para el estatus generalizado e indica la rapidez del inicio del tratamiento. La perpetuidad de los mecanismos, conocido como tiempo 2, indica cuán agresivo se debe ser con el tratamiento. La clasificación del estado de mal se basa en cuatro ejes:

- Eje 1 o semiología: establece en primera instancia si nos encontramos con un estado de mal con síntomas motores prominentes o convulsivo, o sin síntomas motores o no convulsivo.
- Eje 2 o etiología: la cual puede ser conocida o no conocida y a su vez de presentación aguda, remota o progresiva
- Eje 3 o EEG: particularmente adquiere relevancia en el diagnóstico de estado de mal no convulsivo, ya que es el método diagnóstico de elección. También es de utilidad en el monitoreo del tratamiento y control del nivel de sedación.
- Eje 4 o edad, basado en el grupo etario, ya que las etiologías en adulto y niños son diferentes.

Una vez sospechado el diagnóstico, deberá asegurarse el sostén de las funciones vitales y un traslado rápido a un centro asistencial. Se pueden utilizar dosis bajas de benzodiazepinas cuando el paciente aún no se encuentra en el ámbito hospitalario, siempre que las funciones vitales hayan sido aseguradas. Ya en el hospital, se realizará un monitoreo cardiovascular, se colocará una vía con solución salina y una extracción sanguínea que incluya ionograma, funciones renal y hepática, hemograma, calcio, magnesio, glucemia, gasometría, dosajes de tóxicos y MAC. Es de buena práctica administrar tiamina 100 mg IV y luego 50 mL de glucosa al 50%, previo al inicio de las MAC específicas.

Como MAC de primera línea se utilizan el lorazepam 0,1 mg/kg IV o diazepam 0,3-0,5 mg/kg IV, esta última seguida indefectiblemente de fenitoína 15-20 mg/kg IV en solución salina a una infusión de 50 mg/min.

Si el paciente persiste con crisis, se avanzará con MAC de segunda línea. Entre ellas consideraremos a la fosfenitoína (no disponible en la Argentina) o fenitoína (difenilhidantoína) 15-20 mg/kg en dosis no superior a 1500 mg; ácido valproico 40 mg/g IV en solución dextrosada a una infusión de 10 mg/kg/min sin superar los 3000 mg o levetiracetam 60 mg/kg IV a 10 mg/kg/min sin superar los 4500 mg. Otras opciones que podrían ser consideradas son la lacosamida a una dosis de 200 a 400 mg IV o el brivaracetam de 50 a 400 mg IV.

Si no responde a MAC de primera línea que incluya una benzodiazepina y luego a una MAC de segunda línea, se realizará el diagnóstico de estatus refractario. El paciente debe ingresar a una unidad de cuidados intensivos para utilizar medicaciones a dosis anestésicas. Debido a la familiaridad de su uso por parte de los médicos emergentólogos y terapistas, el midazolam y el propofol están utilizándose en estas situaciones. La ketamina también podría comenzar a aplicarse en esta etapa, aunque la evidencia que hay en la literatura no es demasiada. El estado de mal epiléptico representa una situación de emergencia médica con alta morbimortalidad, si no se toman medidas terapéuticas enérgicas al momento del diagnóstico. Debe dejarse en claro que las dosis de carga de MAC solo se utilizan en el tratamiento del estado de mal epiléptico.

LECTURAS RECOMENDADAS

Chen Z, Brodie MJ, Liew D, and Kwan P. Treatment outcomes in patients with newly diagnosed epilepsy treated with established and new antiepileptic drugs: a 30-year longitudinal cohort study. JAMA Neurol 2018;75 (3):279-86. doi: 10.1001/jamaneurol.2017.3949.

Fisher R, van Emde Boas W, Blume W, Elger C, et al. Epileptic seizures and epilepsy: definitions proposed by the International League Against Epilepsy (ILAE) and the International Bureau for Epilepsy (IBE). Epilepsia 2005;46(4):470-2. doi: 10.1111/j.0013-9580.2005.66104.

Kwan P, Arzimanoglou A, Berg AT, Brodie MJ, et al. Definition of drug resistant epilepsy: consensus proposal by the ad hoc task force of the ILAE commission on therapeutic strategies. Epilepsia 2010;51(6):1069-77. doi: 10.1111/j.1528-1167.2009.02397.

Scheffer I, Berkovic S, Capovilla G, Connolly M, et al. ILAE classification of the epilepsies. Epilepsia 2017;58(4):512-21. doi: 10.1111/epi.13709.

Trinka E, Cock H, Hesdorffer D, Rossetti AO, et al. A definition and classification of status epilepticus. Report of the ILAE task force on classification of status epilepticus. Epilepsia 2015;56(10):1515-23. doi: 10.1111/epi.13121.

Cefaleas

4

Lucas Bonamico y Federico Buonanotte

CEFALEAS PRIMARIAS

Introducción

Se denominan cefaleas primarias aquellos dolores de cabeza no relacionados con causas estructurales secundarias (tumores, lesiones por trauma, hemorragias, infecciones, abscesos).

Tienen una semiología propia, específica, generalmente basada en el interrogatorio minucioso, ya que en su gran mayoría no presentan alteraciones de relevancia en el examen físico.

Asimismo, las cefaleas primarias no tienen marcadores biológicos de laboratorio definidos o anomalías en los estudios por imágenes, los cuales de todos modos deben solicitarse en la primera atención a fin de descartar causas secundarias u ominosas.

Los estudios electrofisiológicos de electroencefalograma, potenciales evocados y mapeo cerebral, no aportan datos relevantes.

Más allá de una extensa clasificación internacional, más útil para especialistas (*International Headache Society 2013*), en este capítulo se describen las cefaleas relevantes para la práctica diaria de la medicina (**cuadro 4-1**):

- Migraña
- Cefalea tensional
- Cefaleas trigémino-autonómicas
- Otras cefaleas primarias
- Neuralgias craneofaciales frecuentes

Consideraciones clínicas en los pacientes con dolor de cabeza

Ante un paciente con cefalea, hay una serie de preguntas relevantes que ayudarán a orientar el diagnóstico, a saber:

- Tiempo de evolución, duración, horario de aparición, frecuencia, localización, si es pulsátil, opresiva o en puntada, herencia, síntomas acompañantes: sensoriales como *fotofobia* (molestia a la luz), *fonofobia* (molestia a sonidos).
- Aumento con esfuerzo, ejercicio o maniobras de Valsalva. Calma con reposo.

Cuadro 4-1. Cefaleas relevantes para la práctica diaria de la medicina

Parte I. Cefaleas primarias
- Migraña
- Cefalea tensional
- Cefaleas trigémino-autonómicas
- Otras cefaleas primarias

Parte II: Cefaleas secundarias
- Cefalea atribuida a traumatismo craneal y/o cervical
- Cefalea atribuida a trastorno craneal y/o cervical
- Cefalea atribuida a trastorno intracraneal no vascular
- Cefalea atribuida a administración o supresión de una sustancia
- Cefalea atribuida a infección
- Cefalea atribuida a trastorno de la homeostasis
- Cefalea o dolor facial atribuida a trastornos del cráneo, cuello, ojos, oídos, nariz, senos paranasales, dientes, boca o de otras estructuras faciales o cervicales
- Cefalea atribuida a trastorno psiquiátrico

Parte III: Neuropatías craneales dolorosas, otros dolores faciales y otras cefaleas
- Neuropatías craneales dolorosas y otros dolores faciales
- Otras cefaleas

Headache Classification Committee of the International Headache Society (IHS). The International Classification of Headache Disorders. 3.rd edition (beta version) Cephalalgia 2013;33(9):629-808. doi: 10.1177/0333102413485658.

- Molestia gastrointestinal, náuseas, vómitos.
- Inyección conjuntival, lagrimeo, rinorrea.

Examen neurológico completo, en especial simetría de pares craneales, sensibilidad nervio trigémino en sus 3 ramas.

Es importante un registro de factores precipitantes. Los más típicos son: ayuno, stress, alcohol, ciclo menstrual, cambios en ritmo de sueño.

Con estos datos y una idea de frecuencia mensual, semanal o anual tenemos elementos suficientes para una aproximación diagnóstica adecuada.

Antes de pasar a cada una de estas cefaleas daremos señales de alerta a descartar como causas urgentes de cefaleas que pueden ser secundarias a lesiones estructurales:

Señales de alerta: que obligan a evaluación en urgencias:

- Cefalea brusca o en estallido
- Cefalea intensa en paciente que no refiere antecedentes
- Cefalea/fiebre
- Cefalea más deterioro del sensorio (de confusión leve a somnolencia o estupor)
- Cefalea más compromiso de los pares craneales
- Cefalea más trastornos conductuales
- Cefalea posparto

MIGRAÑA

Migraña sin aura

Epidemiología, clínica y semiología

La migraña sin aura se define como una cefalea predominantemente hemicránea, con episodios de 4 a 72 horas de duración. Mayormente pulsátil, se acompaña de fotofobia, fonofobia, malestar gastrointestinal que va desde disconfort a náuseas y/ o vómitos que pueden ser intensos.

Su prevalencia en la población se estima entre 10 a 16% con una predominancia femenina de 3 a 1, en especial a partir del ciclo de fertilidad.

En casos moderados o de inicio puede ser de baja intensidad. pero normalmente sigue un curso ascendente con progresiva incapacidad para sostener actividad, requiriendo muchas veces de reposo y oscuridad. En crisis severas prolongadas, puede requerirse internación en emergencias para hidratación y control del dolor (estado migrañoso). Suele aumentar con esfuerzo físico (subir escalera, deportes) o al inclinar la cabeza hacia abajo, donde se percibe más claramente la cualidad pulsátil. Frecuentemente comienza en la niñez, la adolescencia o juventud, acompañando la vida del paciente en especial en los años más productivos. No es considerada autosómica dominante, pese a una carga genética de aproximadamente 75%.

Los pacientes suelen tener pródromos tales como bostezos, somnolencia, ansia por dulces, lentitud de pensamiento, hipersensibilidad a olores o irritabilidad hasta 24 horas antes del episodio migrañoso.

Claramente, los pacientes portadores de migrañas severas o frecuentes tienen un menor nivel de calidad de vida ya que interrumpen frecuentemente actividades laborales, deportivas o sociales, y en casos más favorables funcionan en un 50% de su capacidad en esos momentos y son escasamente justificados en sus faltas y ausencias a compromisos.

Preguntas clave: fotofobia, nauseas o vómito, limitación funcional, dolor pulsátil.

Patogenia y fisiopatología

La migraña es un trastorno neuronal episódico, caracterizado por una vasodilatación e inflamación dolorosa de los vasos de la piamadre y duramadre. Estos están inervados por terminales del nervio trigémino, que liberan neuropéptidos de dolor, tales como Péptido relacionado a gen de calcitonina (CGRP), sustancia P, bradicininas. Esta "inflamación estéril", en forma recurrente reproduce los episodios de dolor que sufren los portadores de migraña.

El circuito comienza desde la corteza (gatillos), el tronco cerebral, los receptores serotonina 5HT 1b/1d (generador) ganglio trigeminal y las terminales meníngeas.

Tratamiento

El tratamiento de la migraña se divide en el manejo sintomático de la crisis o episodio migrañoso y en el tratamiento preventivo, destinado a disminuir el número y/o la intensidad de las crisis. En el **cuadro 4-2** se describen los más frecuentemente utilizados.

Migraña con aura

Un tercio o menos de los pacientes con migraña tienen episodios de "auras" que preceden al dolor migrañoso. El aura se caracteriza por un evento focal neurológico que se manifiesta de las siguientes maneras: visual (80% de los casos), con escotoma centelleante, fenómeno de obscuración, visión deformada; o escotomas negativos; sensitivo, con parestesias en mano, brazo, cara; trastorno de lenguaje transitorio, o fenómenos de tronco. Estos eventos son transitorios de "corta" duración (20 a 40 minutos), en ocasiones se manifiestan en "cascada" o sucesivos. Son la expresión de excitación cortical previa a la migraña, llamada "depresión cortical". Esta manifestación consiste en una descarga sobre la superficie de la corteza visual; es de caudal a central con una marcha de aproximadamente 7 mm por minuto. La mayoría de estos síntomas son unilaterales y pueden cambiar de lado en cada evento. La frecuencia de episodios en la migraña con aura suele ser baja. Ocasionalmente, algunos pacientes superponen auras a migrañas sin aura, así como algunos solo tienen el aura sin el dolor característico posterior. Las auras frecuentes requieren tratamiento preventivo ya que aumenta el riesgo de posible evento vascular, principalmente si se asocian a otros factores de riesgo cardiovasculares y de irritación cortical frecuente. La lamotrigina se considera de utilidad en casos de auras frecuentes.

Otras migrañas menos frecuentes con componente genético: migraña hemipléjica familiar, autosómica dominante, cromosomas 1,9 (episodios en la niñez y adolescencia; en general son reversibles), cuadro sensitivo/motor complejo con diagnóstico diferencial de accidente cerebrovascular y migraña asociada a canalopatías.

Se describen complicaciones de la migraña a las siguientes manifestaciones: el estado migrañoso, que es un episodio de migraña prolongada que no cede, con náuseas vómitos,

Cuadro 4-2. Espectro de opciones terapéuticas más frecuentes utilizadas

	Medicación	Puede asociarse
Crisis leve a moderada **Medicación inespecífica**	Aspirina Dipirona Naproxeno Ibuprofeno Ácido tolfenámico Diclofenac	Metoclopramida Domperidona
Crisis severa **Medicación específica**	Ergotamina Triptanos (sumatriptán, naratriptán, eletriptán) Agonistas del CGRP (lasniditán, gepantes)	Metoclopramida Bloqueantes dopaminérgicos
Estado migrañoso	Dexametasona	Bloqueantes dopaminérgicos
Tratamiento preventivo	Flunarizina Topiramato Propranolol Amitriptilina Toxina botulínica Anticuerpos monoclonales	Pueden combinarse en situaciones especiales

CGRP: péptido relacionado con el gen de la calcitonina.

que en general dura más de 2/3 días y requiere hospitalización para hidratación y control del dolor; a el aura migrañosa persistente sin infarto, que es un fenómeno de aura que persiste más allá del tiempo estipulado para migraña con aura y recurre por horas/días; al infarto cerebral migrañoso (en este caso, deben descartarse absolutamente todas posibles etiologías, vasculares y debe ocurrir durante un episodio de migraña con aura); ante crisis convulsiva tras aura migrañosa, que es cuando se produce durante un episodio de migraña, sin otros antecedentes comiciales y descartando otras causas de epilepsia.

Migraña crónica

Se describe la migraña crónica (MC) como un fenómeno clínico en el que el paciente con migraña episódica aumenta la frecuencia de sus cefaleas y tiene catorce días o más días de dolor al mes. De éstos, al menos ocho deben ser con características migrañosas y responder a medicación específica como ergotamina o triptanos. Tiene una prevalencia estimada en la población del 1 al 3%. Es una patología devastadora; se asocia con marcada limitación funcional, afecta la calidad de vida y tiene un alto costo directo e indirecto. Siempre es necesario descartar una cefalea secundaria. Es un síndrome clínico complejo que frecuentemente presenta comorbilidad psiquiátrica y necesita un abordaje interdisciplinario. Hay factores predisponentes para que una migraña episódica se transforme en una migraña crónica tal como se describe en el **cuadro 4-3**.

En el tratamiento de la migraña crónica puede considerarse: topiramato, toxina botulínica y anticuerpos monoclonales. Los medicamentos utilizados en prevención de migraña episódica pueden considerarse y son de uso habitual, solos o combinados.

Los siguientes principios favorecen a las posibilidades de éxito del tratamiento preventivo en migraña crónica:

- Iniciar el fármaco elegido a una dosis baja e ir incrementándola progresivamente hasta alcanzar el efecto terapéutico, la dosis máxima o hasta que los efectos adversos se tornen intolerables.
- Considerar comorbilidades y patologías coexistentes al momento de elegir el fármaco.
- Evitar los fármacos que exacerben el dolor, el empleo de medicamentos en forma no recomendada o aquellos que estén contraindicados.
- Dar tiempo al fármaco para lograr un período de acción adecuado; un tratamiento puede requerir de dos o tres meses para que la máxima respuesta sea evidente.
- Fijar objetivos realistas en relación con el alivio de los dolores. El objetivo mínimo es lograr un alivio del 50%.
- Reevaluar la terapéutica: la migraña puede mejorar o remitir independientemente del tratamiento.
- Considerar la edad reproductiva en la mujer.
- Involucrar al paciente en su propio cuidado.
- Promover hábitos saludables.

Cefalea por sobreuso de medicación analgésica

El abuso de fármacos abortivos es un problema frecuentemente observado en pacientes con cefaleas primarias. En adicción a sus efectos adversos, el uso prolongado de fármacos abortivos puede generar el efecto paradojal de deteriorar la cefalea subyacente. Esto resulta en un síndrome clínico denominado cefalea por abuso de analgésicos.

La cefalea por abuso de analgésicos (previamente denominada como cefalea de rebote, cefalea provocada por fármacos o cefalea por uso inadecuado de medicación) es aquella que aparece quince o más días al mes como consecuencia del abuso habitual de medicación aguda o sintomática contra la cefalea (durante 10 o más días al mes de ergotamina o triptanos o 15 o más días al mes de analgésicos o combinaciones), en un período superior a tres meses. Posee un alto impacto en la calidad de vida y es probablemente el tipo de cefalea que más costo económico implica.

En la práctica clínica, el escenario más frecuente es un paciente con migraña episódica que se ha convertido a migraña crónica en el

Cuadro 4-3. Factores que deben considerarse en pacientes con migraña episódica para el desarrollo de migraña crónica

Factores de riesgo	Indicadores de progresión
• Obesidad • Historia de cefaleas frecuentes (más de 1 por semana) • Abuso de analgésicos (más de 10-15 días por mes) • Frecuencia alta de cefaleas basales (19-25 días /mes) • Consumo excesivo de cafeína • Alivio incompleto del ataque de dolor • Nausea persistente en el ataque • Divorcio • Bajo ingreso económico • Bajo nivel educativo • Otros dolores (p. ej., lumbalgia) • Traumatismo de cráneo previo • Evento estresante previo en 10 meses • Ronquidos • Otros trastornos de sueño • Depresión • Ansiedad • Tabaquismo • Factores genéticos	• Ansiedad, depresión • Fatiga u otros dolores corporales • Molestias gastrointestinales

marco de un abuso de una o más clases de fármacos abortivos.

Factores de riesgo

- El deseo de aliviar el dolor para poder realizar las actividades de la vida diaria normalmente en pacientes con ataques migrañosos frecuentes o episodios severos pueden llevarlo al abuso de fármacos abortivos.
- La recomendación por parte del médico de consumir el fármaco abortivo lo más temprano posible en el inicio de un ataque migrañoso puede resultar en un sobreuso de estos fármacos por parte del paciente.
- El miedo y la ansiedad por parte del paciente a que el dolor interfiera en su actividad social o laboral lo incita a consumir preventivamente fármacos abortivos con el fin de anticipar al dolor, ante el primer signo de inicio de un ataque migrañoso. Esto potencia el abuso de estos fármacos.
- Otros factores de riesgos para el desarrollo de esta cefalea son la depresión, ansiedad y el antecedente de abuso de sustancias.

Tratamiento

Hay que considerar la estrategia de deshabituación al consumo de medicación de rescate. Puede hacerse en forma progresiva en el paciente ambulatorio o con el paciente internado, si el cuadro es más complejo. El manejo de deshabituación se inicia con un tratamiento "puente", que permite reducir progresivamente la medicación de sobreuso o se inicia con un preventivo. Ambas opciones son posibles y se seleccionan según las características del paciente. Los medicamentos utilizados como prevención son los convencionales preventivos en migraña pero se priorizan el topiramato, la toxina botulínica y los anticuerpos monoclonales. El problema del sobreuso es que puede tener recaídas en el 50% de los casos, dentro de los tres años. La educación e información es clave en esta patología dolorosa crónica.

CEFALEA TIPO TENSIÓN

La cefalea tipo tensión (CTT) o cefalea tensional es el dolor de cabeza más prevalente. Las cifras sorprenden y se considera que entre el 70 al 80% de la población mundial puede sufrir de CTT. Su perfil de baja intensidad y el hecho de no ser discapacitante hace que, a pesar de su alta incidencia, sea muy limitada la consulta. Tiene ligero predominio femenino y la edad de inicio es en torno a los 30 años, con el pico de incidencia entre 30 y 40 años (algo más alto que la migraña). Las palabras "tensión" y "tipo" subrayan su patogénesis incierta e indican que algún tipo de tensión mental o muscular puede desempeñar un papel causal.

Su caracterización está claramente explicada en los criterios clínicos de la III Clasificación Internacional de Cefaleas.

La característica clínica puede describirse como un dolor holocraneal o bilateral, de tipo tensivo u opresivo, de intensidad leve a moderada, que usualmente se percibe como opresión externa; tiene una duración variable de horas a días. El dolor no se agrava con la actividad y no presenta síntomas autonómicos, aunque puede aparecer fotofobia o fonofobia. La región dolorosa puede ser occipito nucal, bitemporal, suboccipital o en el vértex (en corona). La CTT se divide principalmente por la frecuencia de presentación del dolor en: episódica infrecuente (menos de diez episodios al año), episódica frecuente (1 a 14 días al mes) y crónica (más de catorce días al mes). En estas últimas dos formas se hace estresante y con impacto social.

Otro elemento semiológico que se considera al evaluar este tipo de dolor es la sensibilidad pericraneal que puede estar presente o no. En general las formas episódicas suelen no ser discapacitantes o al menos no tanto como la migraña y es otro elemento en la valoración del interrogatorio de este dolor (**cuadro 4-4**). Cuando se presenta la forma crónica de la CTT puede asociarse al sobreuso de medicación analgésica y es un dato necesario por considerar, tanto para el diagnóstico como para el tratamiento. Si bien la CTT crónica (CTTC) tiene una baja prevalencia (1-3%), genera un impacto funcional y de carga similar a otras cefaleas primarias crónicas.

Este dolor recurrente puede tener algunos rasgos de dolor migrañoso y aun asociarse con migrañas.

La fisiopatología de la CTT no es específicamente conocida y puede tener un mecanismo multifactorial. La forma episódica se relaciona con mecanismos activadores periféricos por estimulación de fibras sensitivas a partir de músculos pericraneales. La continúa contracción muscular pericraneal puede generar acumulación de metabolitos (bradicinina, ácido láctico, serotonina, prostaglandinas, etc.) que pueden incrementar y potenciar el dolor muscular y el espasmo reactivo. Este generador periférico puede iniciar y mantener e inclusive, transformar a un dolor crónico asociado a factores de predisposición genética, sensibilización, *wind up* (suma temporal del dolor) y/o determinantes psicológicos, y son estos factores (alteración de la modulación central nociceptiva) los que condicionan la aparición de CTTC.

Cuadro 4-4. Consideraciones importantes en la evaluación de la cefalea

¿Cuántos tipos de dolor tiene? Describa cada uno
¿Cuánto dura el dolor (horas, minutos, segundos)?
¿Qué frecuencia tienen los ataques de dolor?
¿Cuál es la intensidad del dolor?
¿Qué hace cuando esta con una crisis de dolor?
¿Dónde se localiza el dolor?
¿Qué síntomas se asocian al episodio de dolor?
¿Qué medicación toma? ¿Con qué frecuencia?

Considerar el estrés, la ansiedad o depresión, puede tener un rol determinante en el mantenimiento o perpetuación de la cefalea tensional crónica, donde un rol central predomina involucrando el sistema límbico y vías descendentes inhibitorias y fibras de proyección ascendentes del sistema nociceptivo. Estos sistemas utilizan aminas biógenas, péptidos opioides y no opioides. Investigaciones recientes afirman que sistemas serotoninérgicos y opioides se relacionan con la patogenia de la CTTC.

Si bien el examen neurológico en pacientes con CTT es negativo, es la evaluación músculo esquelética pericraneal, de cuello y hombros la que puede mostrar puntos dolorosos, restricción de movimiento o sensibilidad aumentada a la palpación.

Como en casi todas las cefaleas primarias se priorizan estrategias no farmacológicas, promoción de hábitos saludables, regularidad de sueño, actividad física, técnicas de relajación, terapia cognitivo-conductual y manejo de estresores o comorbilidad psiquiátrica. Se identifican factores que predisponen a la transformación a formas crónicas como la asociación con migrañas, disturbios del sueño y vivir solo.

El manejo farmacológico en las formas episódicas es relativamente simple; en general, el paciente se autotrata con medicación analgésica o antiinflamatoria y si la presentación es infrecuente, quizás no consulte al médico. En las formas episódicas de intensidad moderada a severa, las prescripciones más usuales son la aspirina, el paracetamol, el ibuprofeno y el naproxeno o ketorolaco. Si la frecuencia se incrementa la eficacia de los analgésicos disminuye. Se consideran en este grupo como monoterapia o asociados a analgésicos o antiinflamatorios a los relajantes musculares (carisoprodol, tizanidina), priorizando aquellos pacientes con mayor componente muscular palpable. Si bien los relajantes musculares tienen un rol controversial, los opioides no se recomiendan en la CTT.

En las formas de CTTC, se indican antidepresivos tricíclicos (p. ej., amitriptilina) o inhibidores de la recaptación de serotonina (p. ej., sertralina, citalopram) o noradrenalina (venlafaxina, duloxetina).

El manejo clínico de la CTTC es necesariamente interdisciplinar. Esto plantea un diagnóstico correcto, el manejo de factores estresores y comorbilidad psicológica, promoción de actividades saludables, utilización adecuada y eficaz de medicación sintomática, informar sobre el riesgo potencial de sobreuso de medicación analgésica y considerar neuromoduladores en las formas de muy alta frecuencia o crónicas.

El pronóstico es en general favorable ya que en estudios de seguimiento remite el 47% de las formas crónicas y solo el 12% de las formas episódicas se transforma en formas crónicas.

Cefaleas autonómico-trigeminales

Las cefaleas autonómico-trigeminales son un grupo de cinco cefaleas primarias que comparten características comunes: dolor unilateral con manifestaciones autonómicas ipsilaterales. La diferencia radica en su duración, frecuencia diaria de presentación y la respuesta al tratamiento. Se describen en este grupo: cefalea en brotes (cefalea en racimos o de Horton), hemicránea paroxística, hemicránea continua, SUNC y SUNA.

La fisiopatología involucra al menos tres sistemas: sistema trigémino-vascular, sistema autonómico y el hipotálamo. El primero participa por la inervación sensitiva, especialmente de la I rama del nervio trigémino y su conexión con el complejo trigémino cervical y sus proyecciones a la matriz neuronal. En este sistema los neurotransmisores que participan son, entre otros, el péptido regulador del gen de calcitonina (CGRP), la sustancia P, PAKAP-38 y neurocinina A. El sistema autonómico se manifiesta por sobreactividad parasimpática. El reflejo trigémino-autonómico con la vía aferente trigeminal y la eferente, a través del nervio petroso. EL péptido intestinal vasoactivo (PIV) y PACAP-38 se manifiestan aumentados en ataques de cefaleas en racimos. El hipotálamo daría inicio a los estímulos que desencadenan el compromiso autonómico y trigeminal. Aquí las hormonas pituitarias, PIV, orexinas, esteroides y melatoninas participan en la señalización de impulsos.

Cefalea en racimos

Es la cefalea más frecuente del grupo, con una prevalencia estimada del 0,1% de la población y un predominio masculino en general. Se describe una forma episódica y una forma crónica que es menos frecuente. Se la relaciona asociada a trastornos de personalidad, ansiedad, depresión, tabaquismo y particularmente predomina en épocas del año (mayo y setiembre).

Se presenta como un dolor unilateral, con síntomas autonómicos y una característica inquietud. Puede presentarse durante el sueño (nocturno o siesta), aunque la frecuencia se describe hasta ocho episodios diarios sin embargo comúnmente son de uno a tres por día. La duración es entre 15 a 180 minutos sin tratamiento adecuado. La forma episódica tiene períodos libres de dolor de tres meses y la forma crónica, períodos libres de dolor de menos de tres meses. El dolor es intensísimo y puede describirse como terebrante, opresivo, en puntadas o explosivo. Los síntomas autonómicos son lagrimeo, rinorrea, inyección conjuntival, congestión nasal o ptosis palpebral. Estos episodios se presentan diariamente en brotes de 6 a 12 semanas. Es imperativo, en los primeros brotes descartar causas secundarias con una neuroimagen y diferenciarlo de otras cefaleas del grupo. En casos seleccionados puede completarse con angiografía por resonancia magnética (angio-RM), eritrosedimentación, prueba de indometacina o considerar patología oftálmica, sinusal u odontológica, sobre todo si no responde al tratamiento convencional.

Manejo del episodio agudo tiene limitadas opciones ya que no responde a medicación analgésica convencional. Se recomiendan medicar con triptanos de rápida absorción, oxígeno a 6 L/min o más. Puede plantearse una terapia de transición que alivia rápidamente al paciente hasta que la prevención convencional pueda resultar efectiva. En la transición se utilizan corticoides, ergotamina diaria o bloqueo del nervio occipital. Los fármacos preventivos que se inician al diagnóstico son verapamilo, litio, melatonina. Algunos anticuerpos monoclonales podrían resultar eficaces. En casos refractarios que son el 20% de las formas crónicas, la neuroestimulación es una alternativa sea invasiva (ganglio esfenopalatino, nervio occipital o hipotalámica) o no invasiva como la estimulación vagal.

Hemicrania paroxística

Es infrecuente y afecta predominantemente a mujeres y entre los 30 a 40 años de edad. Se presentan como severos episodios de dolor unilateral con manifestaciones autonómicas con el lagrimeo como lo más destacado. Los episodios duran entre dos y treinta minutos y se presentan cinco a treinta veces al día. El dolor es típicamente retroocular y sus características son similares a la cefalea en racimos. Se identifican como desencadenantes el consumo de alcohol o movimientos del cuello, el estrés o el ejercicio. Es necesario descartar una patología secundaria subyacente a través de neuroimágenes. Se describen dos variantes clínicas: forma episódica con períodos libres de dolor (por tres meses o más) o la forma crónica, mucho más frecuente a diferencia de la cefalea en racimos, que tiene episodios libres de dolor de menos de tres meses.

Es característica la respuesta favorable a la indometacina. Ante la sospecha de esta cefalea debería indicarse indometacina 75 a 150 mg divididas en tres tomas diarias durante tres a siete días. Debería considerarse asociar un gastro protector. Ante la falta de respuesta a la indometaciona debería plantearse otra alternativa diagnóstica. Si no puede indicarse la indometacina, otras alternativas son los inhibidores de la ciclooxigenasa 2 (COX2), la melatonina, el verapamilo, el bloqueo del nervio occipital o la administración de topiramato.

Hemicrania continua

Es una cefalea muy inusual con prevalencia desconocida. Predomina en mujeres y la edad de inicio usual es entre 30 y 50 años. Se presenta con dolor unilateral, con síntomas autonómicos por al menos tres meses. Se presenta con inquietud o agitación. Se manifiesta en dos formas: no remitente sin períodos de remisión de más de 24 horas y la forma remitente que presenta períodos libres de dolor de más de 24 horas. El dolor es continúo puede referirse como molestia o sensación de cuerpo extraño y pueden presentarse exacerbaciones del dolor con los síntomas autonómicos. Los síntomas autonómicos suelen ser más leves que las otras CTAs. Debe considerarse excluir causas secundarias.

Cefalea neuralgiforme unilateral de breve duración con hiperemia conjuntival y lagrimeo y cefalea neuralgiforme unilateral de duración breve con síntomas autonómicos craneales (SUNA)

Son dos variantes de las cefaleas autonómico trigeminales muy inusuales, que difieren entre ellas por discretas variaciones autonómicas. La cefalea neuralgiforme unilateral de breve duración con hiperemia conjuntival y lagrimeo (SUNCT) puede tener lagrimeo y rinorrea, y la cefalea neuralgiforme unilateral de duración breve con síntomas autonómicos craneales (SUNA) solo una de las anteriores o ninguna. Algunos autores las incluyen como variantes de una sola entidad. La característica de los ataques es su brevedad (1 a 600 segundos) y una muy alta frecuencia de crisis (más de treinta veces al día, al menos). Se describen desencadenantes como estímulos táctiles faciales y tiene patrones de presentación erráticos, alternando períodos de dolor con asintomáticos. La evolución no es establecida. La exclusión de causas secundarias es mandatoria. La terapia de elección es la lamotrigina o lidocaína intravenosa (IV); podrían considerarse otros fármacos como también el bloqueo del nervio occipital.

NEURALGIAS CRANEALES

Neuralgia del trigémino

Epidemiología, definición y clínica

En el capítulo de las cefaleas también tienen su lugar las algias craneofaciales. Al hablar de neuralgias inferimos que el daño, lesión o dolor está en el territorio de distribución de un nervio y algunas características de dolor son el eléctrico, la puntada, la ráfaga y el cosquilleo.

El modelo de esta patología es la neuralgia de trigémino, que se caracteriza por dolor facial unilateral con episodios breves punzantes o que se asemejan a descargas eléctricas en una o más divisiones del nervio trigémino.

Se manifiesta con ataques paroxísticos que duran desde segundos a dos minutos. El dolor es de inicio brusco, intenso, superficial, punzante o quemante, precipitado por áreas o maniobras gatillo.

No presenta evidencias de déficit sensitivo en tres ramas o alteraciones en reflejo corneal; en el caso de existir, obligan a descartar causas compresivas o secundarias.

El paciente lo evoca por estímulos triviales cómo lavarse, cepillar dientes, afeitarse, secarse, hablar, comer y también en forma espontánea. Los puntos y maniobras gatillo son estereotipados en cada individuo. Se describen muy pocos casos bilaterales.

Entre los paroxismos se produce refractariedad, pero a lo largo de los años puede haber molestias de base permanentes en el lado de la cara afectado. Suele molestar más durante las horas del día y respetar el sueño, excepto que ocurran roces en la cara con la ropa de cama. En cambio, una patología odontológica, que es el diagnóstico diferencial más común (pulpitis, fracturas molares), afecta tanto de día y de noche, aunque quizás con más dolor nocturno. A veces puede ser provocado por estímulos fuera del área en cuestión.

Su incidencia es de aproximadamente 5 por 100 000, con leve prevalencia en mujeres. La edad de presentación promedio es entre 24 y 93 años y habitualmente ocurre en mayores de 50 años. Se la divide en esencial o clásica, sin lesión estructural evidente (salvo compresión neurovascular) o secundaria, por ejemplo, esclerosis múltiple, tumores.

Fisiopatología propuesta

Lesión de raíz del nervio trigémino por desmielinización, o por una compresión del nervio a la salida del tronco cerebral, por estructuras vasculares tales como arteria cerebelosa posteroinferior, paquetes venosos o alguna anomalía arterial anatómica frecuente en territorio posterior. Esta causa fue defendida por Dandy y Jannetta quienes iniciaron y perfeccionaron sucesivamente el enfoque quirúrgico de "operación descompresiva vascular"

Otros autores muestran anomalías neurofisiológicas compatibles con un cambio en la mielina en zona de transición a la salido del tronco, en la raíz trigeminal. Esta hipótesis gana adeptos en casos donde no se puede demostrar compresión vascular alguna.

Métodos como la resonancia magnética focalizada y angio-RM, aumentaron la precisión diagnóstica para observar elementos vasculares sobre la porción emergente del trigémino.

Evolución: al inicio tras un episodio doloroso de varios días pueden seguir meses o años de calma, pero luego los episodios son más extensos y con menos períodos libres. En casos graves los pacientes no pueden comer, hablar ni lavarse los dientes y sufren un importante deterioro de la calidad de vida.

Tratamiento

El tratamiento es farmacológico: la neuralgia del trigémino responde muy favorablemente a la carbamazepina o a la oxcarbazepina, fármacos mayormente elegidos en el tratamiento. La titulación es lenta, las dosis se administran en forma fraccionada (vida media corta), en horas del día donde la cara y boca tienen protagonismo: hablar, comer, mímica. Las complicaciones que deben vigilarse son: sedación, hiponatremia, erupción, hepatitis farmacológica.

En las crisis intensísimas, la administración de una dosis de carga de fenitoína (800 mg) en goteo IV ayuda a que se reinicie luego el tratamiento oral cuando se interrumpió por falta de ingesta.

La pregabalina surgió en últimos años como una alternativa farmacológica, en dosis que varían entre 150 y 450 mg/día.

La amitriptilina y el baclofeno se emplean como fármacos adyuvantes en casos de dolor de base.

También se han comunicado beneficios con la aplicación de toxina botulínica en zonas de gatillo y en la rama afectada, y hay publicaciones favorables después de tormentas dolorosas con disminución de la medicación de base.

Procedimientos percutáneos

A través del agujero oval en la fosa media, se puede producir una termolesión selectiva de la rama afectada con temperatura, con lo cual se logra afectar fibras de dolor y preservar las de tacto. compresión por balón por misma vía atómica es también una opción percutánea.

La hipoestesia es la regla, y la anestesia dolorosa de largo plazo puede ser una complicación temible.

Cirugía microvascular descompresiva

Tradicionalmente utilizada por cirujanos experimentados, esta terapéutica suele resolver un número importante de casos. El abordaje es de ángulo pontocerebeloso; se llega al sitio que comprime al nervio y se procede a la descompresión del paquete vascular mediante el auxilio del microscopio. Algunos cirujanos hacen una leve rizotomía in situ. No suele ser el método elegido en muchos pacientes añosos por el riesgo neuroquirúrgico, pero en muchos pacientes más jóvenes ha sido una alternativa final, salvo excepciones.

Bisturí de rayos gamma (Gammma knife®)

Es un instrumento radioterápico a través del cual, con un marco estereotáxico de coordenadas físicas exactas, se localiza la salida de la raíz del V par, y bajo control tomográfico se aplican rayos gamma sobre ella. Si bien los resultados a veces son más tardíos (demora dos a tres meses), produce una lesión nerviosa tal que mejora el dolor.

Neuralgia del glosofaríngeo

Clínica

El glosofaríngeo o IX par craneal inerva la parte posterior de la lengua, el pilar de la faringe y el trago, con una pequeña rama a zona auricular. Presenta paroxismos idénticos a los de la neuralgia del trigémino. Su duración oscila de segundos a minutos, pero en territorio percibido al tragar, hablar y bostezar. A veces se irradia a la zona del oído. El dolor es intenso y se presenta en tandas, con períodos de calma, al igual que en el V par. Supone una fisiopatología similar: compresión neurovascular que a veces es más difícil de demostrar antes de la cirugía. Tiene una repuesta favorable a la administración de carbamazepina u oxcarbazepina.

Neuralgia del laríngeo superior

La rama del X par se asocia con frecuencia a compresiones extrínsecas, por tumores locales o metastásicos, bocio y otras lesiones, como el glomus yugular. Puede haber dolor en el cartílago aritenoides lateral al toser o hablar. Puede aliviar con infiltraciones. Siempre que se detecte, debe buscarse un causa secundaria.

Neuralgia occipital

Este nervio, llamado de "Arnold" es una rama periférica de C2 que al emerger al cuero cabelludo atraviesa varios grupos musculares pericraneales: el trapecio, el semispinal, el occipital, donde puede ser comprimido. El dolor es punzante, neuralgiforme y se irradia en dirección posteroanterior desde la región occipital hacia el parietal, llegando incluso a la órbita. El punto gatillo se ubica diagonalmente hacia abajo en forma bilateral a 2-3 cm de la protuberancia occipital externa. La infiltración con anestésicos locales es diagnóstica, y eventualmente puede ser el tratamiento de elección.

Neuralgia posherpética

Con frecuencia el herpes zóster compromete la primera rama del trigémino (V1), con la consiguiente erupción vesicular, aparición de un intenso dolor fulgurante en el territorio V1, la frente, los párpados y la córnea. Puede estar precedido por dolor neurálgico días previos a la erupción. La picazón, las "ráfagas" de dolor urente y el dolor basal son las características principales, más la alodinia en las zonas cercanas a la piel afectada, aunque no correspondan a la metámera. En algunos casos desafortunados queda un dolor residual crónico que constituye la neuralgia postherpética, que meses después de la infección puede persistir por tiempo indeterminado.

LECTURAS RECOMENDADAS

Burish MJ, and Rozen TD. Trigeminal Autonomic Cephalalgias. Neurol Clin 2019;37:847-69.

Headache Classification Committee of the International Headache Society (IHS). The International Classification of Headache Disorders, 3.rd edition (beta version) Cephalalgia 2013;33(9):629-808. doi: 10.1177/0333102413485658).

Headache. En: Handbook of clinical neurology, Vol 97, 3.rd Series. Editors: Giuseppe Nappi and Michael Moskowitz. Edimburgo: Elsevier; 2011.

Jensen RH. Tension-Type headache- The Normal and Most Prevalent Headache. Headache Currents 2017.

Lipton RB, Stewart WF, Diamond S, et al. Prevalence and burden of migraine in United States: Data from the American migraine study, II. Headache 2001;41:646-57.

Mc Gregor EA. Oestrogen and attacks of migraine. Lancet Neurol 2004;3:354-61.

Zakrewska JM. Trigeminal neuralgia. En: Asssestment and management of Orofacial Pain. Zakrewska JM, Harrison SD. Amsterdam: Elsevier; 2002. pp. 267-70.

Mareos

5

Alfredo Laffue y Santiago M. Pagano Ajolfi

INTRODUCCIÓN

El mareo o vértigo es uno de los motivos de consulta más frecuentes en la práctica diaria. Es un síntoma común e impreciso que en ocasiones representa un desafío diagnóstico. Se define vértigo cuando existe una sensación ilusoria de movimiento. El vértigo acompañado por sintomatología autonómica y desequilibrio define un síndrome vertiginoso. Según la evidencia científica, la distinción entre mareos y vértigo podría no tener significación clínica.

FISIOPATOLOGÍA

El sistema vestibular detecta los movimientos y la posición del cuerpo respecto de la gravedad para así generar respuestas motrices apropiadas de la cabeza y el cuerpo, con el objeto de mantener una visión óptima y un equilibrio estable. Los reflejos vestibulooculares (RVO) mantienen una visión clara durante las actividades que ocasionan movimientos de la cabeza. Los reflejos vestibuloespinales contribuyen a estabilizar la cabeza y a mantener la postura erecta. El equilibrio se mantiene a través de la integración a nivel del tronco encefálico de la información del sistema vestibular y las modalidades sensoriales visuales y propioceptivas. Por lo tanto, cualquier alteración en la función de alguna de estas puede resultar en un trastorno del equilibrio.

MANIFESTACIONES CLÍNICAS. ENFOQUE DIAGNÓSTICO

El enfoque tradicional para el diagnóstico de pacientes con vértigo o mareos tenía la fuerte premisa de que el tipo de síntoma podría predecir la causa. El tipo de síntoma se clasificaba como vértigo, presíncope, desequilibrio o causas psiquiátricas. Algunos estudios recientes demuestran que la descripción de los síntomas por el paciente no es válida ni fiable; por el contrario, contribuye a un diagnóstico erróneo. El nuevo enfoque jerarquiza el tiempo de duración y la presencia de desencadenantes. Este abordaje dio lugar a una nueva clasificación de síndromes vestibulares (**cuadro 5-1**).

Síndrome vestibular episódico, vértigo recurrente

El síndrome vestibular episódico (SVE) se define por la presencia de un síndrome clínico de vértigo, mareos o falta de equilibrio transitorios que duran entre segundos y horas, y ocasionalmente días, y que en general incluye características que sugieren un desorden del sistema vestibular de breve duración. Es importante reconocer la presencia de factores desencadenantes, distinguiendo entre desencadenante del vértigo a exacerbante, ya que un paciente con un síndrome vestibular agudo (SVA) tendrá una exacerbación sintomática a los cambios posturales pero no será gatillado por estos.

Vértigo posicional paroxístico benigno

El vértigo posicional paroxístico benigno (VPPB) es la causa más común de vértigo a nivel mundial. Su incidencia aumenta con la edad. Suele tener un comportamiento recurrente; en la mayoría de los casos la causa es desconocida. Se lo relaciona con la edad, la osteoporosis, la hipovitaminosis D, la dis-

Cuadro 5-1. Clasificación de los síndromes vestibulares según el tiempo de duración y los desencadenantes (*timing and triggers*)

Síndrome vestibular episódico con desencadenantes		
Tipo desencadenante	**Duración**	**Etiología**
Cambios posicionales	Segundos	VPPB
Sonidos (fenómeno de Tullio)	Segundos a minutos	Dehiscencia en el CSC superior
Postejercicio o hiperventilación	Segundos a minutos	Paroxismia vestibular
Estímulos visuales, estrés, entre otros	Minutos a horas	Migraña vestibular
Síndrome vestibular episódico espontáneo		
Tipo de síntoma asociado	**Duración**	**Etiología**
Acúfenos e hipoacusia fluctuantes	Minutos a horas	Enfermedad de Méniére
Signos neurológicos focales	Segundos a minutos	AIT
Ojo rojo	Minutos a horas	Síndrome de Cogan
Hipoacusia bilateral de rápida progresión	Minutos a horas	Enfermedad autoinmune del OI
Síndrome vestibular agudo		
Tipo de síntoma asociado	**Duración**	**Etiología**
Hipoacusia (síndrome de Ramsay Hunt)	Horas a días	Neuritis vestibular
Signos neurológicos focales	Horas a días	ACV
Síndrome vestibular crónico		
Tipo de síntoma asociado	**Duración**	**Etiología**
Mareos con movimientos de la cabeza	Meses a años	Vestibulopatía unilateral
Oscilopsia	Meses a años	Vestibulopatía bilateral
Comorbilidad psiquiátrica (no siempre)	Meses a años	PPPD
Signos neurológicos focales	Meses a años	Ataxias cerebelosas

VPPB: vértigo posicional paroxístico benigno; CSC: conducto semicircular; OI: oído interno; AIT: ataque isquémico transitorio; ACV: ataque cerebrovascular; PPPD: *Persistent Postural Perceptual Dizzines* (mareo postural perceptivo persistente).

función tiroidea, el traumatismo de cráneo, la migraña y la hidropesía endolinfática, entre otros. Su presentación clínica es con episodios de vértigo de segundos de duración, desencadenados típicamente por los cambios de posición de la cabeza o el cuerpo (por ejemplo, elevar la cabeza, acostarse o levantarse de la cama). La fisiopatología del cuadro consiste en que cristales de calcio (otoconias) normalmente adheridas a la mácula del utrículo, se desprenden y una vez libres, migran en el 90% de los casos al conducto semicircular (CSC) posterior (canalolitiasis). El vértigo se genera por el movimiento producido por el desplazamiento de las otoconias.

El diagnóstico requiere de maniobras posicionales: para el CSC posterior, la maniobra de Dix-Hallpike (**fig. 5-1**).

El tratamiento incluye diversas maniobras de reposicionamiento canalicular: para el

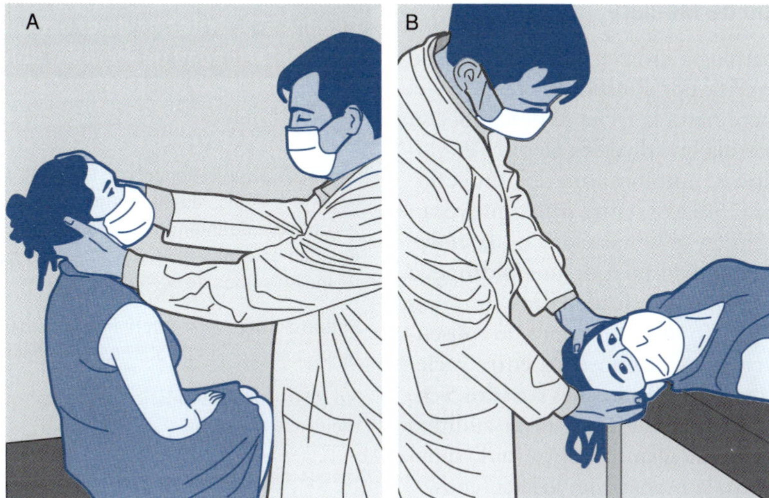

Fig. 5-1. Maniobra de Dix-Hallpike. Técnica: **A.** Con el paciente sentado, rotar la cabeza 45º. **B.** Rápidamente se lleva al paciente a una posición supina con la cabeza colgando. En el caso de un VPPB del canal posterior, el nistagmo desencadenado es vertical hacia arriba y torsional, presenta latencia (menor de 30 segundos), es transitorio (menos de un minuto), muestra fatigabilidad y cambia de dirección cuando el paciente vuelve a sentarse.

CSC posterior, las maniobras de Epley o de Semont; para los CSC horizontales, las maniobras de Lempert o de Gufoni; y para los CSC anteriores, la maniobra de Gualtieri-Yacovino.

Migraña vestibular

Las cefaleas y mareos son síntomas muy prevalentes en la población mundial. Los mareos son más prevalentes en la población con cefaleas, en particular en aquellas de tipo migraña. Hace al menos tres décadas se reconoce a la migraña vestibular como una entidad clínica y actualmente es la segunda causa de vértigo episódico. La migraña es un trastorno neurológico con síntomas episódicos cuya principal manifestación clínica es la cefalea. En la migraña vestibular su manifestación es un síntoma de la migraña.

Con respecto al diagnóstico, en un consenso entre la *Internacional Headache Society y la Barany Society* se definieron los criterios diagnósticos de la migraña vestibular (**cuadro 5-2**).

El tratamiento específico no está definido; por el momento se utiliza la misma estrategia que en la migraña clásica.

Cuadro 5-2. Criterios diagnósticos de la migraña vestibular

1. Al menos 5 episodios de síntomas vestibulares* de intensidad moderada o severa, que duran entre 5 minutos y 72 horas
2. Historia actual o previa de migraña con o sin aura según la ICDH (*International Headache Society*)
3. Una o más características de migraña en al menos el 50% de los episodios vestibulares:
   a. Cefalea, con al menos dos de las siguientes características: unilateral, pulsátil, dolor de intensidad moderada o severa, agravamiento con la actividad física rutinaria
   b. Fotofobia y fonofobia
   c. Aura visual
4. Los síntomas no se atribuyen mejor a otra enfermedad vestibular o a un diagnóstico de la ICHD

Migraña vestibular: criterios diagnósticos. Documento de consenso de la Bárány Society y la *International Headache Society*. J Vestib Res 167-72:(22)4;2012.

*Síntomas vestibulares. Según lo definido por la Clasificación de los Síntomas Vestibulares de la Sociedad Bárány: vértigo episódico espontáneo; vértigo posicional; vértigo inducido visualmente o desencadenado por un estímulo visual complejo o en movimiento; vértigo inducido por movimientos de cabeza, y mareos y náuseas inducidos por movimientos de la cabeza.

Enfermedad de Ménière

Es una patología crónica del oído interno que fue descrita por Prosper Ménière en el año 1861 pero hasta la fecha se desconoce su causa. Se postula que diversos factores etiológicos (genéticos, autoinmunitarios, infecciosos, vasculares, tóxicos, entre otros) provocan una alteración en la homeostasis de la endolinfa con el resultado final de una hidropesía endolinfática, que desencadena los síntomas clínicos. Se generó un documento de consenso con los criterios diagnósticos entre sociedades científicas internacionales (**cuadro 5-3**). Las manifestaciones clínicas a nivel auditivo son la sensación de plenitud ótica (oído tapado u ocupado), la hipoacusia, los acúfenos, y a nivel vestibular las crisis repetidas de vértigo espontáneo de minutos a horas de duración. La evolución típica o clásica de la enfermedad es que comience con síntomas auditivos fluctuantes en un solo oído, que va sumando luego crisis repetidas de vértigo. La frecuencia de los síntomas es muy variable en cada caso.

Los estudios diagnósticos incluyen audiometría, logoaudiometría, electrococleografía; videonistagmografía con pruebas calóricas; video-impulso cefálico (vHIT); resonancia magnética (RM) encefálica y de oídos con contraste (gadolinio). Algunas técnicas recientes permiten objetivar el grado de hidropesía endolinfática; la RM es importante para descartar tumores del conducto auditivo y del ángulo pontocerebeloso.

El tratamiento consiste en administrar betahistina (en ocasiones, en combinación con diuréticos, particularmente, la acetazolamida). En casos seleccionados se utilizan tratamientos invasivos intratimpánicos o quirúrgicos.

Cuadro 5-3. Criterios diagnósticos de la enfermedad de Ménière definida
Dos o más episodios de vértigo espontáneo que duran entre 20 minutos y 12 horas.
Hipoacusia neurosensorial (HNS) de frecuencias bajas y medias, documentada con audiometría* en un oído, definiendo el oído afectado en al menos una ocasión antes, durante o después de uno de los episodios de vértigo.
Síntomas auditivos fluctuantes (hipoacusia, acúfenos o sensación de plenitud) en el oído afectado.
No existe otro diagnóstico vestibular que explique mejor los síntomas

Criterios diagnósticos de enfermedad de Ménière. Acta Otorrinolaringológica Española 67:8;2016.

*HNS: la HNS de baja frecuencia se define como el incremento del umbral en al menos 30 dB HL en 2 frecuencias consecutivas por debajo de 2000 Hz. La HNS bilateral sincrónica (simétrica o asimétrica) puede ocurrir en algunos pacientes, aunque este patrón audiométrico debería hacer considerar la posibilidad de enfermedad autoinmune del oído interno.

Síndrome vestibular agudo, vértigo agudo (sostenido o continuo)

El síndrome vestibular agudo (SVA) se define por la presencia de vértigo agudo y sostenido, acompañado de nistagmo, náuseas, vómitos, inestabilidad en la marcha e intolerancia al movimiento, con una duración de un día o más. Al momento de evaluar un SVA es imperioso diferenciar si es causado por una lesión periférica o central. En este sentido, está demostrado que aplicar el **protocolo HINTS** (del inglés, *Head Impulse, Nystagmus, Test of Skew* [prueba del impulso cefálico, evaluación del nistagmo y prueba de la desviación oblicua]) **+ Plus** (evaluación auditiva) + **Prueba de ataxia de la marcha**, tiene mayor sensibilidad y especificidad que la RM encefálica en las primeras 24-48 horas para diferenciar un SVA central o periférico (**cuadro 5-4**).

Prueba del impulso cefálico: evalúa el reflejo vestibuloocular (RVO). Su alteración es altamente sugestiva de compromiso periférico (vestibulopatía) (**fig. 5-2**).

Evaluación del nistagmo: el nistagmo es un movimiento ocular involuntario, rápido, rítmico y oscilatorio. La importancia de reconocer el nistagmo radica en su valor localizador.

Prueba de la desviación oblicua (OTR, del inglés, *ocular tilt reaction*): se evalúa pidiendo al paciente que mantenga la mirada al frente; en ese momento se cubre un ojo y luego el otro de forma alternante. En casos de compromiso central se produce un cambio en la alineación ocular en el plano vertical y se

Cuadro 5-4. Diagnóstico diferencial del vértigo agudo. Protocolo HINTS + Plus + Ataxia

Prueba clínica	SVA periférico	SVA central
Impulso cefálico	Alterado unilateralmente	Normal
Nistagmo	Unidireccional	Bidireccional, vertical, rotatorio puro
Prueba de la desviación oblicua (en la oclusión alternante, o *test of skew*)	Normal (sin desviación)	Cambio de dirección vertical
Inclinación de la cabeza	Hacia el lado afectado	Indiferente
Ataxia de la marcha	Grado leve	Grados moderados a severo
Audición	Normal o alterada	Normal o alterada

produce un desplazamiento y rotación (torsión) ocular e inclinación cefálica (**fig. 5-3**).

Marcha: en los pacientes con lesiones centrales el compromiso de la marcha es mayor.

Supresión o cancelación del VOR: es una maniobra cuya alteración sugiere un compromiso central. Técnica: la evaluación se realiza con el paciente en posición sentada, quien debe extender sus brazos y entrelazar sus manos, con los pulgares señalando hacia arriba. El examinador debe mover de un lado a otro en bloque los brazos y el cuerpo del paciente, el cual siempre debe mantener fija su mirada en los pulgares. La respuesta normal es la fijación de la mirada durante toda la maniobra, y la respuesta patológica es la pérdida de fijación con movimientos sacádicos compensatorios.

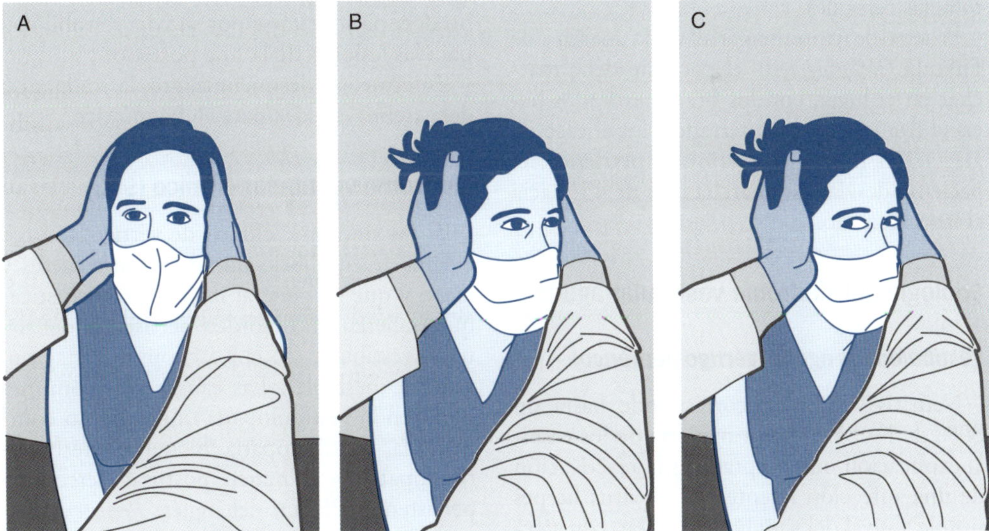

Fig. 5-2. Prueba del impulso cefálico. Técnica: **A**. El examinador debe tomar la cabeza del paciente entre sus manos; se da la consigna de mantener la mirada fijada al frente y hacer movimientos rápidos de unos 15-20° en el sentido derecha o izquierda (impulsos cefálicos); estos movimientos deben realizarse en forma rápida e impredecible. Cuando el reflejo VOR está conservado, los ojos se mantienen con la mirada al frente, a pesar de los movimientos de la cabeza. **B**. Cuando está alterado unilateralmente, los movimientos de la cabeza hacia el lado afectado provocan que los ojos "acompañen" al impulso cefálico. **C**. Movimiento sacádico evidente, debido al desplazamiento de los ojos para refijar la mirada al frente.

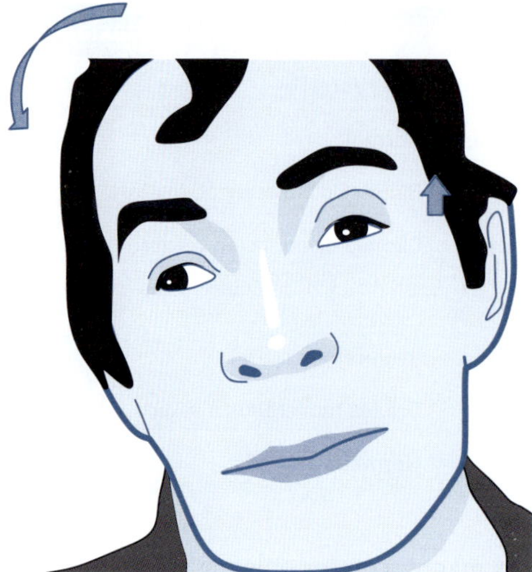

Fig. 5-3. Prueba de la desviación oblicua (*test of skew*). Nótese la desviación del ojo izquierdo y la inclinación cefálica contralateral.

Se denomina movimientos sacádicos a los desplazamientos oculares rápidos de refijación. Se examinan haciendo mirar alternadamente dos objetos (hipometrías o hipermetrías). Su alteración es común en patologías centrales.

Prueba de Unterberger o de la marcha de Fukuda (*stepping test*): el paciente debe marchar en el lugar, con los brazos estirados hacia el frente y los ojos cerrados. En el caso de afectación unilateral vestibular periférica, el paciente desviará su marcha más de 45° hacia el lado afectado.

Etiología del síndrome vestibular agudo

Vestibulopatía aguda (vértigo periférico)

Neuritis vestibular: corresponde hasta un 80% de los SVA. En la mayoría de los casos, la explicación más aceptada es la reactivación de una infección latente por el virus herpes simple a nivel del ganglio vestibular, con afectación de la rama superior del nervio vestibular. El tratamiento es sintomático las primeras 48 horas: antieméticos y sedantes vestibulares; meprednisona por vía oral (sin consenso respecto de su utilidad) por 10 días; betahistina y rehabilitación vestibular.

El síndrome de Ramsay-Hunt (reactivación de infección latente por herpes zóster) cursa con vesículas herpéticas en el pabellón auricular o en el velo del paladar, puede asociarse con dolor, parálisis facial periférica y HNS. El tratamiento es similar al de la neuritis vestibular, pero deben agregarse antivirales (aciclovir o valaciclovir).

Vértigo central

El ataque cerebrovascular (ACV) de la circulación posterior corresponde aproximadamente al 20% de los SVA. El principal diagnóstico diferencial del SVA es el ACV, y el 95% de estos ocurre en el territorio de la arteria cerebelosa posteroinferior (PICA). Siempre aplicar el protocolo HINTS + Plus + Ataxia. Los SVA que tienen indicación de realizar una RM encefálica son aquellos en los que se hallan: impulso cefálico normal, nistagmo vertical u horizontal de dirección cambiante o torsional puro; alteraciones en la alineación ocular vertical (OTR); sordera unilateral nueva; ataxia de grado elevado; y otros signos neurológicos asociados. Cabe aclarar que, en estos casos, la tomografía de cerebro no debería solicitarse por su baja sensibilidad para las lesiones de la fosa posterior.

Enfermedad desmielinizante: la resonancia del cerebro es clave para el diagnóstico. .

Síndrome vestibular crónico (SVC)

Es un síndrome clínico de vértigo, mareos o falta de equilibrio que dura entre meses y años, y que en general incluye características que sugieren un desorden persistente del sistema vestibular (p. ej., oscilopsia, nistagmo, marcha inestable). Las causas más comunes incluyen la vestibulopatía unilateral no compensada, vestibulopatía bilateral, presbivestibulopatía y el mareo postural perceptivo persistente (PPPD, del inglés: *Persistent Postural Perceptual Dizziness*).

DIAGNÓSTICO DIFERENCIAL

Presíncope: los pacientes pueden presentar síntomas vestibulares (mareos o vértigo) en contexto de hipotensión arterial. Evaluar siempre el estado de hidratación, el uso de fármacos y la presencia de hipotensión ortostática.

Ataxia sensitiva: los pacientes con déficit propioceptivos (por ejemplo, neuropatías periféricas, síndrome cordonal posterior) presentan inestabilidad en la marcha referida como mareos. Muchas veces puede coexistir con una vestibulopatía, conformando un desequilibrio multisensorial.

LECTURAS RECOMENDADAS

Bisdorff, AR, Staab JP, Newman-Toker DE. Overview of the International Classification of Vestibular Disorders. Neurologic Clinics 2015;33(3):541-50. doi: 10.1016/j.ncl.2015.04.

Froehling DA, Silverstein MD, Mohr DN, Beatty CW. Does This Dizzy Patient Have a Serious Form of Vertigo? JAMA evidence. The rational clinical examination, Evidence-based clinical diagnosis. Philadelphia: McGraw-Hill; 2009; p. 709.

Kaski D, Agarwal K and, Murdin L. Acute vertigo. BMJ 2019;366: l5215.

David E. Newman-Toker DE. Symptoms and Signs of Neuro-otologic Disorders. Continuum Lifelong Learning Neurol 2012;18(5):1016-40.

Terry D. Fife. Dizziness in the Outpatient Care Setting. Continuum (Minneap Minn) 2017;23(2):359-95.

Trastornos del movimiento

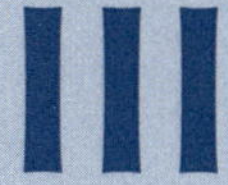

Enfermedad de Parkinson y otros parkinsonismos

6

Federico E. Micheli, Ricardo Maiola y María Laura Contartese

INTRODUCCIÓN

Descrita inicialmente por James Parkinson en 1817 como **parálisis agitante**, es uno de los cuadros de movimientos involuntarios más frecuentes en el mundo. Desde la década de 1960 contamos con tratamientos eficaces que benefician a los pacientes.

El cuadro clínico se caracteriza por temblor de reposo, rigidez, bradicinesia y alteración de los reflejos posturales como síntomas motores más importantes, pero se sabe que el cuadro comienza varios años antes con manifestaciones no motoras que incluyen depresión, hiposmia, estreñimiento y trastornos del sueño en la etapa de movimientos oculares rápidos (MOR, o REM, por sus siglas en inglés), con sueños muy vívidos y actividad motora.

El sello anatomopatológico es la presencia de cuerpos de inclusión intracitoplasmáticos denominados cuerpos de Lewy. Algunos pacientes con la enfermedad no los tienen, a pesar de mostrar las mismas características clínicas.

La enfermedad está caracterizada por la muerte de las neuronas dopaminérgicas de la sustancia negra del cerebro. La hipótesis de Braak sostiene que la enfermedad comienza en el bulbo raquídeo y el bulbo olfatorio. En las etapas iniciales (estadios 1 y 2), con síntomas premotores como son los trastornos de la conducta del sueño (etapa de sueño REM), con pérdida del bloqueo motor habitual de esta etapa del sueño (con conductas y actos motores muy evidentes durante los sueños) y la pérdida del olfato. Ya en los estadios 3 y 4 la patología progresa hacia la sustancia negra (*pars compacta*) y otras estructuras del mesencéfalo y el tronco cerebral, lo cual da lugar a los síntomas clásicos de la enfermedad de la etapa motora, que es cuando se hace diagnóstico de la enfermedad. Posteriormente, en fases más avanzadas los cambios patológicos comprometen la corteza cerebral lo que provoca el deterioro cognitivo y alucinaciones. Los tratamientos disponibles intentan restablecer la falta de dopamina, pero existen alteraciones en otros neurotransmisores como la serotonina, la acetilcolina y la noradrenalina; esto explica por qué algunos síntomas responden solo parcialmente a los tratamientos dopaminérgicos.

MANIFESTACIONES CLÍNICAS

Los pacientes con enfermedad de Parkinson (EP) tienen síntomas motores y no motores (**cuadro 6-1**).

Los síntomas no motores son de un desarrollo gradual por años, hasta que comienzan a manifestarse los síntomas motores. Los pacientes no refieren los primeros, a menos que se les pregunte. Estos síntomas premotores no son específicos de la EP, pero cuando están presentes el riesgo de presentar la enfermedad es más alto. Más del 90% de las personas con trastornos de la conducta del sueño REM (que se puede verificar por polisomnografía), eventualmente van a desarrollar una enfermedad neurodegenerativa por depósito o acumulación de α-sinucleína como la EP u otros trastornos relacionados (como la demencia por cuerpos de Lewy o la atrofia multisistémica). Casi la mitad de los pacientes con EP lo tienen. Hace falta una desaparición del 50% de las neuronas dopaminérgicas de la sustancia negra para que aparezcan los síntomas motores de la enfermedad, los cuales son

Cuadro 6-1. Síntomas y signos de la enfermedad de Parkinson

Signos y síntomas	Definiciones
Motores	
Bradicinesia	Enlentecimiento y progresiva reducción de la amplitud del movimiento (hipocinesia), como se demuestra en las pruebas de oposición del índice y el pulgar, o al abrir y cerrar las manos, reiteradamente.
Rigidez	Resistencia a la movilización pasiva de una articulación (codos, muñecas); velocidad independiente, con o sin fenómeno de rueda dentada.
Temblor de reposo	De 4-6 Hz, en el miembro totalmente en reposo, con desaparición al mantener el miembro extendido; luego retorna (temblor reemergente) y no está presente durante el movimiento.
Inestabilidad postural	Alteraciones del balance que afecta la capacidad de cambiar y mantener posturas, como caminar o ponerse de pie. Más frecuente en las etapas avanzadas de la enfermedad.
No motores	
Pérdida del olfato	Disminución o ausencia del olfato (hiposmia).
Trastornos del sueño	Trastorno de la conducta del sueño MOR. Somnolencia diurna. Insomnio.
Disfunción autonómica	Estreñimiento; evacuación gástrica retrasada; urgencia y mayor frecuencia miccional, disfunción eréctil, hipotensión ortostática, variabilidad de la presión arterial.
Trastornos psiquiátricos	Depresión, ansiedad, apatía, psicosis.
Deterioro cognitivo	Deterioro cognitivo leve o demencia. Inicialmente afecta la atención. Frecuente afectación de las funciones ejecutivas y visuoespaciales.
Otros	Fatiga. Reducción del volumen de la voz (hipofonía), sialorrea, trastornos deglutorios.

muy graduales y pueden ser advertidos por el paciente o por los convivientes. Un 20% de los pacientes no presenta temblor.

PATOGENIA

Está demostrado que hay una fuerte influencia de factores ambientales en la etiología de la enfermedad. Esto lo demuestran estudios en los que se observó que algunos metales pesados presentes en el agua y pesticidas como la rotenona y el paraquat, que interrumpen la cadena respiratoria mitocondrial y causan estrés oxidativo, estarían involucrados en la etiología.

El uso del metil-fenil-tetrahidropiridina (MPTP), una sustancia presente entre los consumidores de heroína en la década de los 80, produce parkinsonismo juvenil por el mismo mecanismo que la rotenona y el paraquat.

En la isla de Guam, en el océano Pacífico occidental, donde el consumo de semillas de una fruta de la región, también se asoció a algunas formas de parkinsonismo. En una época se pensó que tenía valor científico, pero hoy lo ha perdido.

Adicionalmente, algunos antipsicóticos y los traumatismos de cráneo aumentan el riesgo de sufrir parkinsonismo, ya que se expone a un delicado balance entre la neuroinflamación y la neurotransmisión que intervienen en la génesis de la enfermedad cerebral.

La EP hereditaria se ha asociado con numerosos locus de mutaciones genéticas (aproximadamente 90). La probabilidad de herencia alcanza entre un 10 a 30% entre los pacientes, de acuerdo a diversas formas: EP autosómica dominante y EP autosómica recesiva.

Enfermedad de Parkinson autosómica dominante

Desde el descubrimiento de la α-sinucleína como componente de los cuerpos de Lewy, han aparecido numerosas mutaciones asociadas al gen que la codifica; entre ellas, las de la cinasa 2, rica en leucina (*LRRK2*), es una de las causas más frecuentes de EP familiar. Los portadores de las mutaciones de LRRK2, presentan una enfermedad de aparición tardía, con síntomas no-motores. En estos casos se presume un mecanismo de ganancia de función.

Las mutaciones del gen *GBA* de la glucocerebrosidasa lleva a una enfermedad por atesoramiento lisosomal autosómico recesiva, que es la enfermedad de Gaucher. Algunos pacientes con esta enfermedad desarrollan síntomas parkinsonianos. Los familiares heterocigotos portadores de la mutación tienen seis a diez veces más riesgo de desarrollar EP de inicio juvenil.

Otras mutaciones fueron descritas para EP autosómica dominante como son *VPS35, DNAJC13* y *CHCHD2.*

EP autosómica recesiva

Algunas mutaciones de Parkina son causas de EP recesiva de inicio juvenil, como son *PINK-1, DJ-1* y *FBXO7.*

EPIDEMIOLOGÍA

En el año 2015 afectaba a 7 millones de personas, y se supone que en el 2040 crecerá a 13 millones de personas en el mundo, lo que sugiere una nueva pandemia.

DIAGNÓSTICO DIFERENCIAL

Parkinsonismos

Los pacientes con síndrome parkinsoniano no siempre presentan la EP verdadera sino que en ocasiones tienen otras enfermedades con manifestaciones que se parecen y que es necesario reconocer, porque tienen un pronóstico y un tratamiento diferente y una respuesta dopaminérgica menor.

Parkinsonismo farmacológico

Numerosos fármacos pueden generar síntomas parkinsonianos, entre ellos los neurolépticos típicos como las fenotiazinas y las butirofenonas, ampliamente utilizados como antipsicóticos (clorpromazina, haloperidol, tioridazina, levomepromazina, etc.), y algunos neurolépticos atípicos (risperidona, olanzapina, aripiprazol). También algunos antieméticos (metoclopramida). Todos son bloqueantes dopaminérgicos, especialmente de los receptores D2, y a través de ese mecanismo ejercen su acción antipsicótica y antiemética pero pueden desencadenar síndromes parkinsonianos, que mejoran al suspender la medicación y en algunos casos ponen de manifiesto una EP, que hasta ese momento era subclínica. Por estas razones es importante interrogar sobre los síntomas premotores.

El cuadro parkinsoniano inducido por fármacos tiene habitualmente manifestaciones bilaterales y simétricas, a diferencia de la EP, que es asimétrica.

Entre los estudios por imágenes, la tomografía por emisión simple de fotones (SPECT) con un marcador de la proteína transportadora de la dopamina (I-FP-CIT), que se conoce como DaT-SPECT, puede ayudar al diagnóstico, porque en los pacientes con parkinsonismo inducido por fármacos los hallazgos son normales.

Parkinsonismo vascular

Los pacientes con enfermedad cerebrovascular, especialmente de pequeños vasos (lesiones lacunares), pueden comprometer los ganglios basales y generar parkinsonismo con algunas características particulares:

- Tienen especialmente manifestaciones en miembros inferiores que generan lo que se llama "parkinsonismo de la mitad inferior del cuerpo".
- Frecuentemente asocian con signos piramidales (hiperreflexia, signo de Babinski), e incontinencia urinaria.

Enfermedad por cuerpos de Lewy

Los pacientes que padecen esta enfermedad tienen signos parkinsonianos, pero a nivel histopatológico, además de cuerpos de Lewy en el estriado, presentan diseminación de estos cuerpos en la corteza cerebral y escasos anillos neurofibrilares y placas de amiloide. En cambio, la abundancia de estos últimos dos elementos es típica de la enfermedad de Alzheimer. El diagnóstico de la enfermedad por cuerpos de Lewy es clínico y consiste en la aparición de síntomas parkinsonianos, demencia, alucinaciones y delirios fluctuantes con períodos de lucidez. Si los signos motores preceden al comienzo de la declinación cognitiva y alucinaciones, los pacientes son frecuentemente diagnosticados como EP, aunque los síntomas cognitivos siguen muy estrechamente al inicio de los síntomas motores. En algunos pacientes los síntomas cognitivos preceden a la aparición de los síntomas motores por lo que suelen ser diagnosticados como enfermedad de Alzheimer. Los pacientes, suelen mejorar en una primera etapa con la medicación dopaminérgica pero pueden agravarse las alucinaciones. Habitualmente, la demencia y la inestabilidad axial suelen ser los síntomas más incapacitantes. Es común que tengan trastornos de la conducta del sueño MOR, como los pacientes con EP y son muy sensibles a la mayoría de los neurolépticos, en su capacidad de generar parkinsonismo, aunque la quetiapina y la clozapina frecuentemente son bien toleradas.

Parálisis supranuclear progresiva

A diferencia de la EP (que es una sinucleinopatía), la parálisis supranuclear progresiva (PSP) es una taupatía. Inicialmente suele diagnosticarse como EP ya que los pacientes tienen dificultad para incorporarse de una silla, una marcha endeble y cambios en el lenguaje pero con la progresión de la enfermedad divergen clínicamente de ella. Clásicamente se inicia con inestabilidad progresiva de la marcha y múltiples caídas. En algún momento desarrollan dificultad para la mirada voluntaria vertical de origen supranuclear. Esta dificultad para mirar hacia abajo hace que el paciente tenga serias limitaciones para bajar escalones. Más adelante tendrá dificultades para dirigir la mirada en todas las direcciones, con pérdida de los movimientos sacádicos. En casos extremos, no tiene movimientos voluntarios de la mirada conjugada, aunque puede fijar la mirada en un objeto si la cabeza es lentamente girada, lo que demuestra que las alteraciones de la mirada conjugada son "supranucleares". La palabra es lenta, monótona y disártrica. Pueden desarrollar distonía axial y espasticidad en los músculos del cuello, como también desarrollar un síndrome seudobulbar.

Si bien suelen tener una primera etapa positiva a la medicación dopaminérgica, posteriormente no es tan útil. Para los fenómenos distónicos, las inyecciones de toxina botulínica pueden ser útiles. En etapas avanzadas se manifiestan alteraciones del sueño. No es tan frecuente la demencia. Y frecuentemente se requiere tomar medidas, como la colocación de una sonda nasogástrica para la alimentación; el tratamiento es puramente de sostén.

Desde el punto de vista histopatológico se hallan atrofia del mesencéfalo dorsal y de los núcleos del tronco y depósitos de proteína tau.

En las imágenes aparece la atrofia del mesencéfalo, en forma de pico de colibrí, que da lugar al signo tan característico que tiene la resonancia magnética.

Atrofia multisistémica

Es una enfermedad neurodegenerativa, que afecta múltiples sistemas, como el extrapiramidal que genera movimientos anormales, el cerebelo y el sistema nervioso autónomo. Los subtipos de atrofia multisistémica (AMS) se definen por el que predomina clínicamente. Si es el sistema extrapiramidal, es una AMS-P (subtipo Parkinsoniano). Los síntomas parkinsonianos son precedidos por urgencia miccional, disfunción sexual, hipotensión ortostática y algunas veces, estridor laríngeo inspiratorio. Es muy común el trastorno de la conducta del sueño MOR. En la forma parkinsoniana, la rigidez y la bradicinesia son síntomas precoces, pero sin el temblor típico parkinsoniano. La hipotensión ortostática muchas veces es sintomática y algunos signos cerebelosos están presentes. En algunos pacientes la distonía es un síntoma prominente. Los estudios de imágenes muestran atrofia de la protuberancia y el cerebelo. La atrofia de las fibras pontocerebelosas da lugar al "signo de la cruz" en la resonancia magnética. La patología muestra inclusiones de α-sinucleína.

Degeneración corticobasal

Es la forma menos frecuente de los parkinsonismos neurodegenerativos y semejan la EP por la asimetría del inicio y de la sintomatología (temblor y rigidez). Como ocurre en la EP son pacientes en la edad media de la vida. Con el paso del tiempo desarrollan apraxia de un miembro afectado ("síndrome de la mano ajena") y puede haber mioclonías en el miembro afectado. Es frecuente la demencia. Los síntomas motores no responden a la medicación dopaminérgica. En la patología se observa atrofia de la región frontal superior, en la región parasagital y en el lóbulo parietal superior. En la microscopía se ponen en evidencia inclusiones de proteína tau.

Otros

Una gran variedad de trastornos puede generar un cuadro similar al parkinsoniano, por lo que se requiere cautela a la hora de investigar la etiología. Entre estos trastornos se encuentran:

Enfermedades con temblor:

- Temblor distónico.
- Temblor de reposo aislado.
- Temblor esencial.
- Síndrome de temblor-ataxia por X-frágil.
- Hidrocefalia normotensiva (síndrome de Hakim-Adams).

Trastornos con componente parkinsoniano de inicio temprano y causa genética:

- Enfermedad de Wilson.
- Enfermedad de Huntington juvenil.
- Ataxias espinocerebelosas.
- Demencia frontotemporal con parkinsonismo.
- Síndrome pálido-piramidales/neurodegeneración con acúmulo de hierro cerebral.

Dentro de este grupo merece relevancia recordar la enfermedad de Wilson, la cual puede manifestarse como un cuadro parkinsoniano juvenil o en la adolescencia. Efectuar un diagnóstico significa ofrecerles tratamiento eficaz a los pacientes.

DIAGNÓSTICO

El diagnóstico de la EP se basa en la historia clínica y en el examen físico.

La historia debe recabar síntomas prodrómicos, historia familiar y antecedentes médicos (medicamentos, condiciones médicas previas o subyacentes) (**fig. 6-1** y **cuadro 6-2**).

Para establecer el diagnóstico de EP por criterios clínicos, los pacientes necesitan al menos dos de los siguientes cuatro criterios de soporte o apoyo:

- Temblor de reposo.
- Drástica mejoría con la medicación dopaminérgica (p. ej., levodopa-carbidopa).
- Discinesias inducidas por levodopa.
- Pérdida olfatoria o denervación cardíaca simpática en la gammagrafía cardíaca con yodobencilguanidina con ^{123}I (que permite evaluar la captación de norepinefrina por el músculo cardíaco, que depende de la neurona simpática postganglionar y que está reducida en la EP).

Las discinesias son movimientos involuntarios de tipo coreatetósicos (como una danza) que ocurren por la terapia dopaminérgica y habitualmente años después de iniciado el tratamiento antiparkinsoniano.

El DaT-SPECT (tomografía computarizada por emisión de fotón único, con el transportador de dopamina) permite identificar la denervación dopaminérgica presináptica en los pacientes con EP y otros parkinsonismos neurodegenerativos por disminución de la captación del trazador en ganglios basales, el cual se une al transportador de dopamina. Es de mucha utilidad para diferenciar los pacientes con cuadros parkinsonianos de los que tienen temblor esencial. Son estudios no utilizados de manera rutinaria y no sirve para diferenciar EP de otros parkinsonismos neurodegenerativos.

La resonancia magnética cerebral no es muy útil para el diagnóstico, pero puede ayudar en

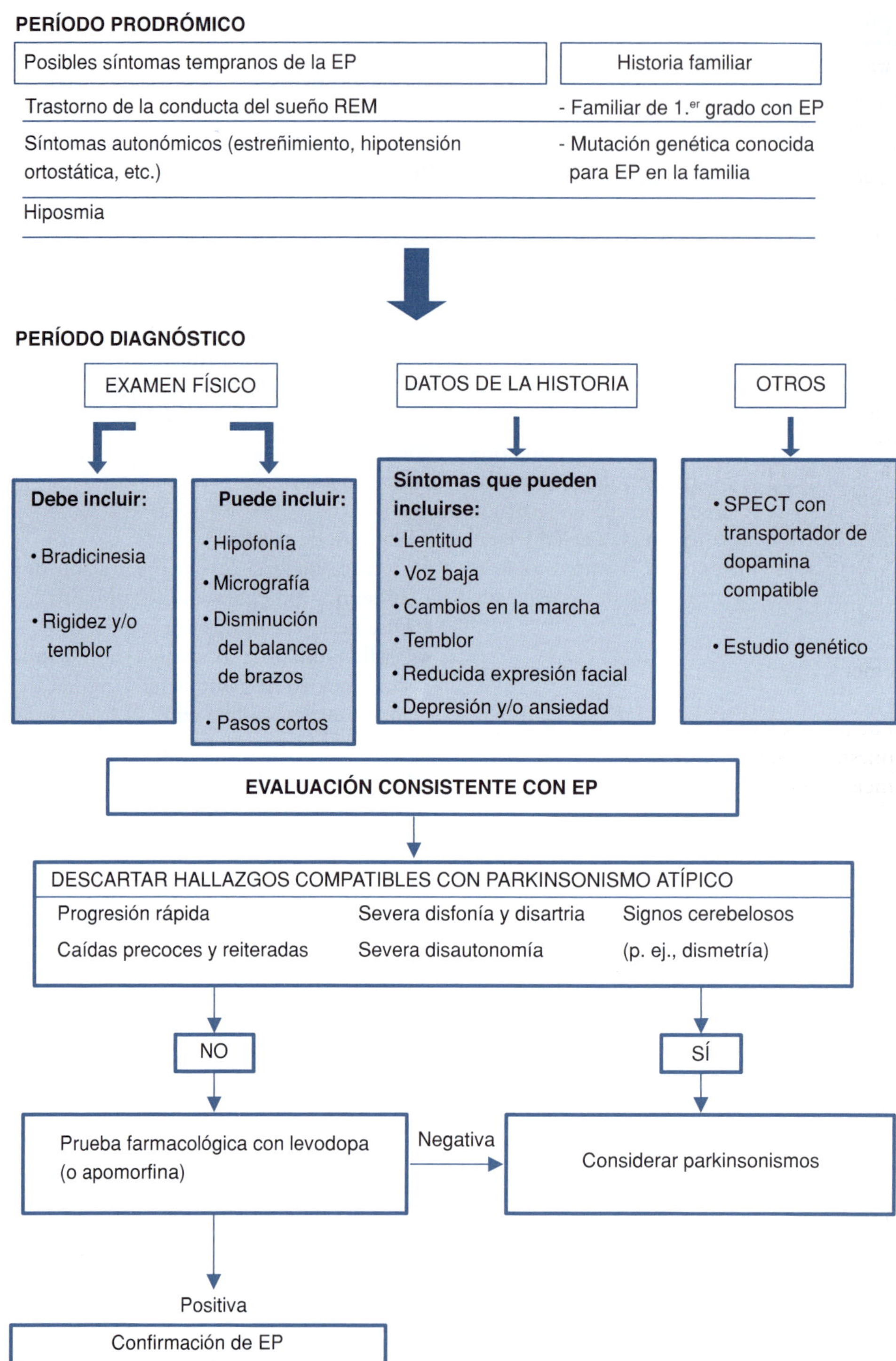

Fig. 6-1. Algoritmo diagnóstico para la enfermedad de Parkinson (EP). REM: sueño de movimientos oculares rápidos (MOR); SPECT: tomografía por emisión simple de fotones.

Cuadro 6-2. Escenarios en los que la enfermedad de Parkinson no puede ser confirmada

Características del paciente	Alternativas diagnósticas
Uso de medicamentos bloqueantes de los receptores dopaminérgicos (metoclopramida, antipsicóticos, clorpromazina, haloperidol, risperidona, prometazina)	Parkinsonismo farmacológico
Síntomas limitados a las piernas por más de 3 años (parkinsonismo de la mitad inferior del cuerpo)	Parkinsonismo vascular
Limitación de la mirada conjugada hacia abajo durante el examen	Parálisis supranuclear progresiva
Signos cerebelosos	Atrofia multisistémica

algunas formas de parkinsonismos degenerativos, como la parálisis supranuclear progresiva o las lesiones vasculares cerebrales (por ejemplo, en ACV lacunares).

Subtipos de enfermedad de Parkinson: No se sabe si es una sola enfermedad o un gran grupo de enfermedades. Hay una extensa variabilidad en la expresión de los síntomas, pero por las manifestaciones motoras y no motoras, pueden clasificarse en:

- **Formas tremorígenas:** tienen menor respuesta al tratamiento farmacológico pero mejor pronóstico a largo plazo.
- **Formas acineto-rígidas:** la respuesta al tratamiento inicial es muy buena pero el pronóstico a largo plazo no lo es tanto con mayor severidad de discinesias y complicaciones posturales y cognitivas.

Otra forma de clasificar la presentación de la enfermedad es la siguiente:

- **Motora leve predominante:** Inicio en edad más temprana. Se manifiesta con síntomas motores y no motores leves, lenta progresión y buena respuesta a la medicación. Es el 50% de los casos.
- **Intermedia:** Inicio a edades más intermedias. Con moderada a buena respuesta a la medicación. Representa el 40 % de los casos.
- **Maligna difusa:** los síntomas motores se acompañan de trastornos de la conducta del sueño MOR, deterioro cognitivo leve, hipotensión ortostática, peor respuesta a la levodopa, más atrofia en la RM, más prominente disfunción dopaminérgica en el Dat-SPECT, bajo nivel de beta amiloide y de la razón beta amiloide/tau en el líquido cefalorraquídeo, y rápida progresión. Representa el 10% de los casos.

Vale la pena aclarar que el curso de la EP es lentamente progresivo y que una evolución muy rápida debe considerarse como una señal de alerta para considerar otros diagnósticos, aunque hay formas que pueden evolucionar de esta manera. También debe replantearse el diagnóstico en pacientes que presenten mejorías espontáneas sin medicación.

TRATAMIENTO

Terapéutica de los síntomas motores

El tratamiento de los síntomas motores (**fig. 6-2**) se basa en medicación dopaminérgica, que son los medicamentos en base a levodopa, los agonistas dopaminérgicos y los inhibidores de la monoaminooxidasa B (IMAO-B).

Para las personas jóvenes, que tienen temblor predominante, pueden utilizarse los anticolinérgicos como el trihexifenidilo, con precaución por la posibilidad de efectos adversos, como la disfunción cognitiva.

En las etapas iniciales, y especialmente en pacientes jóvenes, pueden indicarse agonistas dopaminérgicos porque si se inicia el tratamiento con levodopa no se benefician tanto como los que iniciaron el tratamiento con agonistas (estudio PD MED), así como que el inicio con levodopa estará asociado a discinesias en un período de 5 a 7 años, aunque la respuesta farmacológica

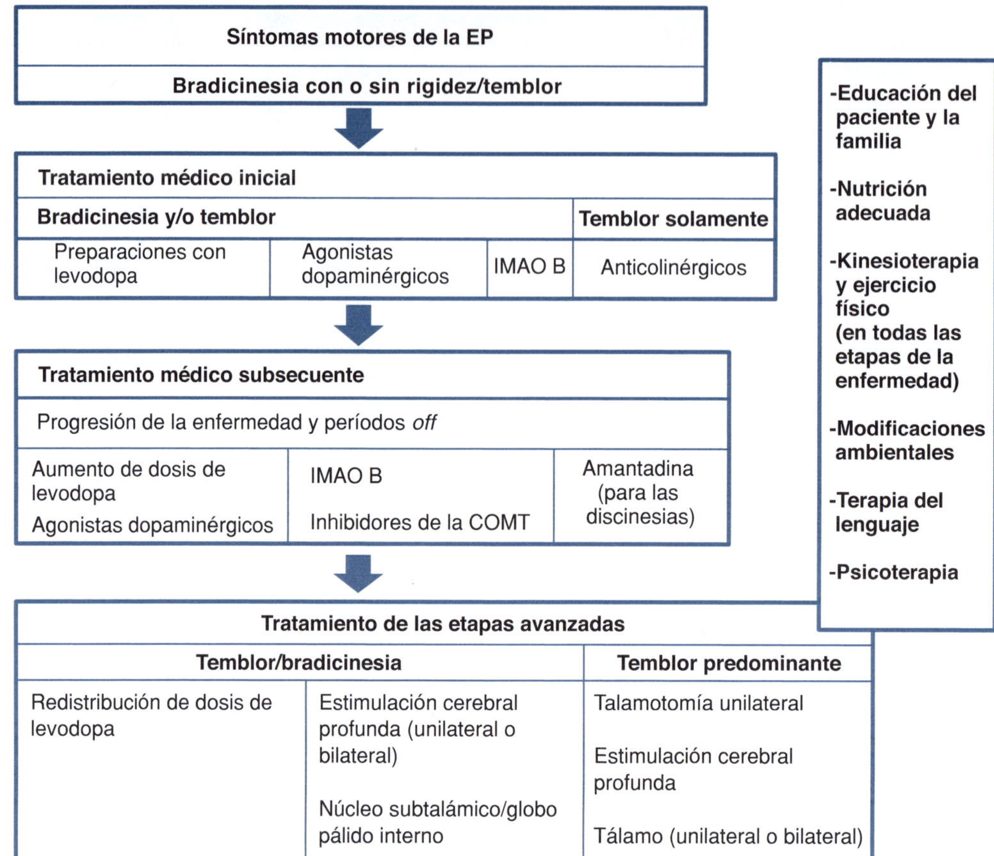

Fig. 6-2. Algoritmo terapéutico de los síntomas motores de la enfermedad de Parkinson (EP). IMAO: inhibidor de la monoaminooxidasa; COMT: catecol-O-metil-transferasa.

al tratamiento con levodopa es mucho mejor que con el uso de agonistas. Esto está sujeto a discusión por trabajos recientes que sugieren la conveniencia de comenzar con levodopa.

Preparados que contienen levodopa

Deben asociar inhibidores de la dopa-decarboxilasa periférica (carbidopa, benserazida), para evitar los fenómenos de intolerancia digestiva (náuseas, vómitos), que genera la levodopa pura. Y debe iniciarse en dosis bajas.

- Formulación habitual:
  - Levodopa/carbidopa 100/25 mg o 250/25 mg: 3 a 4 veces por día.
  - Levodopa/benserazida 200/50 mg: 3 a 4 veces al día.
- Absorción rápida:
  - Levodopa/benserazida 100/25 mg tabletas dispersables en agua.
- Liberación prolongada:
  - Levodopa/carbidopa 200/50 mg.
  - Levodopa/benserazida 100/25 mg.

En otros países se disponen de otras formulaciones de levodopa (de acción más prolongada, y levodopa inhalada), que permiten mejorar la durabilidad de la acción y la tolerancia digestiva.

Los pacientes con EP suelen tener fluctuaciones que no siempre dependen de la medicación. Las que no dependen de la medicación, son:

- Congelamiento de la marcha (*freezing*): inmovilidad brusca de la marcha con intentos frustrados para despegar los pies del piso para dar el primer paso, pero con conservación de las otras funciones motoras.

- Cinesia paradójica: refiere a cuando un estímulo externo puede generar un movimiento por mecanismo reflejo (p. ej., tirarle una pelota).
- Beneficio del sueño: los síntomas casi desaparecen durante el sueño.
- Emoción: los síntomas se agravan o precipitan con el estrés.
- Fatiga: cansancio excesivo. Se lo nota cuando hace una tarea repetitiva, como golpear con la punta del pie el piso sin levantar el talón.
- Distonía: como las posturas anormales del pie y el blefaroespasmo (contracción sostenida del orbicular de los párpados con cierre ocular).

Otras fluctuaciones dependen de la medicación, como es el caso de:

- Deterioro de fin de dosis: pérdida del efecto de la levodopa antes de la próxima toma del medicamento (es decir, antes de las cuatro horas de administrada).
- Períodos *off* resistentes: pérdida del efecto antiparkinsoniano de algunas tomas de la medicación. Esto obliga a redistribuir las tomas lejos de las comidas, porque la ingesta de proteínas retrasa la absorción de la levodopa.
- Deterioro de comienzo de dosis: unos minutos antes del inicio del efecto antiparkinsoiano de la levodopa los pacientes pueden notar un ligero empeoramiento de los síntomas (temblor).
- Congelamiento de la marcha (*freezing*): puede presentarse en *off*.
- Fenómeno *on-off*: son cambios bruscos de la movilidad independiente de los niveles plasmáticos de levodopa.
- Caídas.
- Discinesias pico de dosis: en la etapa de mayores niveles plasmáticos de levodopa aparecen movimientos coreicos con predominio en miembros superiores, tronco, cara y cuello.
- Discinesias bifásicas: aparecen las discinesias en las etapas de inicio y descenso de la estimulación dopaminérgica. Son balísticas, con predominio en miembros inferiores y son menos frecuentes que las de pico de dosis.
- Distonía en *off*: posturas anormales por bajo nivel de estimulación dopaminérgica. Ejemplo de esto es la distonía podálica matinal.
- Otras: mioclonías y acatisa. Poco frecuentes.
- Fluctuaciones no motoras: sensitivas (dolor asociado a períodos *off*); autonómicas (sialorrea, sudoración, micción alterada); cognitivas (oscilaciones del nivel de atención y razonamiento, durante los períodos *off*).

Agonistas dopaminérgicos

Ejercen su acción estimulando los receptores dopaminérgicos D1, D2 y D3. Inicialmente se utilizaron los derivados del cornezuelo de centeno (agonistas ergolínicos) como la bromocriptina, pergolida, cabergolina, lisurida; los cuales se dejaron de utilizar por su capacidad de generar fibrosis (retroperitoneal y de las válvulas cardíacas); así es que quedaron en uso los agonistas dopaminérgicos no-ergolínicos, que demostraron su utilidad en el tratamiento de la enfermedad de Parkinson; estos son:

- Pramipexol 0,25 y 1 mg (tres tomas diarias) y formulaciones de liberación prolongada (una sola toma diaria) de 0,375 mg, 0,75 mg, 1,5 mg, y 3 mg.
- Ropinirol de acción prolongada: 2, 4 y 8 mg (una o dos tomas diarias).
- Peribedil 50 mg: (dos tomas diarias).
- Rotigotina parches (evita la vía digestiva): 2, 4, 6 y 8 mg: (una por día, vía transdérmica).
- Apomorfina: 2 a 6 mg subcutánea. Se utiliza para rescate del *off* y para test diagnóstico (prueba farmacológica); evita el pasaje por vía digestiva. En otros países viene en forma de bomba de administración continúa subcutánea o en forma inhalada.

Más del 40% de los pacientes que utilizan agonistas dopaminérgicos desarrollan trastorno del control de los impulsos; estos son:

- Juego patológico: tendencia a apostar a juegos de azar.

- Compras o gastos compulsivos.
- Conducta sexual anormal.
- Conducta alimentaria anormal.
- Uso compulsivo de la medicación.
- Jobismo: acumulación de objetos; realizar acciones como limpiar, cantar, usar la computadora.
- Comportamientos repetitivos o excesivos con fascinación, sin objeto (manipulación de objetos comunes, clasificarlos, desarmarlos).

También los pacientes pueden desarrollar somnolencia, ataques de sueño y alucinaciones.

Cuando se suspenden los agonistas dopaminérgicos (por trastorno del control de impulsos, por ejemplo) pueden presentar síndrome de abstinencia con ansiedad, pánico, irritabilidad, diaforesis, dolor y deseos de tomar la medicación.

Inhibidores de la monoaminooxidasa B

Los inhibidores de la monoaminooxidasa B (IMAO-B) ejercen su acción inhibiendo la enzima MAO B, que degrada a la dopamina y que no tienen los efectos colaterales de los IMAO A. No tienen la utilidad que se pensaba originalmente por lo que no se utilizan de manera rutinaria.

Rasagilina: 1 mg (una vez al día).

Selegilina: 5 mg (dos veces al día).

En otros países se comercializan otros, como la safinamida y la zonisamida.

A la rasagilina se le atribuyeron propiedades neuropotectoras.

Son bien tolerados, pero algunos no están exentos de efectos adversos (mareos, somnolencia, hipotensión ortostática o insomnio).

Inhibidores de la catecol-O-metil-transferasa (COMT)

Originalmente se utilizó la tolcapona, que generaba hepatotoxicidad, y actualmente la entacapona, que debe asociarse a la levodopa. Se utiliza para prolongar el efecto de la levodopa. Tiene el inconveniente que puede agravar las discinesias inducida por la levodopa.

En diversos países se comercializa la opicapona, que es un inhibidor de la COMT que se administra en una sola toma diaria.

Amantadina: es un medicamento, que tiene una débil acción antiparkinsioniana, pero se utiliza como antidiskinético, además de reducir las dosis de levodopa.

Actividad física: tiene gran utilidad en los pacientes, especialmente para mejorar los trastornos del balance y la postura, así como los trastornos de la marcha.

La terapia ocupacional, la fonoaudiología (para el tratamiento de la hipofonía, y la disfagia).

Cirugía: la talamotomía (en VIM), para el tratamiento del temblor, así como la estimulación cerebral profunda (en globo pálido interno y núcleo subtalámico), para favorecer los síntomas que mejoran con la medicación dopaminérgica, son estrategias bien establecidas desde hace algún tiempo, especialmente en los pacientes con discinesias, que no tienen deterioro cognitivo.

Terapéutica de los síntomas no motores

Constituye un desafío resolver los síntomas que no dependen de la actividad dopaminérgica. Estos síntomas no motores incluyen el deterioro cognitivo, la psicosis, la depresión, los trastornos del sueño y los trastornos autonómicos. A continuación se describe su tratamiento.

Deterioro cognitivo: puede usarse rivastigmina, donepecilo o galantamina. Su efecto es modesto.

Psicosis: se deben hacer los ajustes que la situación merece (p. ej., reducir la dosis de medicamentos que pueden contribuir, como los anticolinérgicos, IMAO-B, amantadina, agonistas dopaminérgicos o la levodopa misma). Si persiste la sintomatología, deben utilizarse fármacos antipsicóticos, teniendo en cuenta que los neurolépticos típicos pueden agravar la sintomatología parkinsoniana, porque son bloqueantes dopaminérgicos. Es preferible usar los atípicos, especialmente quetiapina y clozapina, cuidando en este último la posibilidad de neutropenia.

Depresión: existe una gran experiencia con el uso de los inhibidores de la recaptación de la serotonina, especialmente con paroxetina, en los pacientes con EP y depresión.

Trastornos del sueño: el insomnio es un síntoma que se trata con clonazepam o melatonina. No se resuelven tanto otros síntomas como la excesiva somnolencia diurna y la fatiga.

Trastornos autonómicos: la hipotensión ortostática, puede beneficiarse con medios físicos como medias elásticas, o fármacos, como la fluorocortisona o el midodrina.

El estreñimiento puede mejorar con medidas dietéticas, como el aumento de ingesta de líquidos y fibras, o el uso de laxantes, como la lactulosa.

Para la disfunción eréctil puede emplearse sildenafil.

La sialorrea puede beneficiarse con inyecciones periódicas de toxina botulínica en glándulas parótidas y submaxilares.

La incontinencia urinaria suele mejorar mediante el uso de anticolinérgicos, pero debe cuidarse de que no agraven el déficit cognitivo.

No se disponen de tratamientos preventivos o de terapias modificadores de la progresión de la enfermedad, pero lo que sí se reconoce es que los pacientes que realizan actividad física intensiva tienen menos empeoramiento de la función motora que los que no lo hacen.

Existen otras formas de administrar la levodopa, disponibles en otros países, como la levodopa enteral, la cual permite una estimulación dopaminérgica continua y no pulsátil, como la que disponemos con las formas orales que usualmente se indican.

PRONÓSTICO

La EP progresa lenta pero inexorablemente, con una duración motora entre 6 a 20 años (según la forma clínica) lo cual demuestra la heterogeneidad de la presentación. Las causas más comunes están en relación con el grupo etario y a sus comorbilidades, pero el motivo más común de fallecimiento de los pacientes con EP son las neumonías por aspiración.

Los pacientes con la forma maligna difusa tienen más frecuencia de caídas, dependencia de silla de ruedas, demencia o necesidad de residir en un geriátrico, con una sobrevida media de ocho años. Los enfermos de la forma intermedia tienen una sobrevida de trece años, y los que más sobreviven son los que tienen una forma leve y son la gran mayoría (casi veinte años).

Los síntomas sensitivos y sensoriales como la hiposmia, disturbios visuales y dolor, así como los síntomas autonómicos como constipación, hipotensión ortostática, disfunción urinaria (nocturia, urgencia, mayor frecuencia), se incrementan con el progreso de la enfermedad. Los síntomas neuropsiquiátricos como ansiedad, apatía, depresión están presentes en casi la mitad de los pacientes. La psicosis también es frecuente especialmente en etapas avanzadas de la EP. El deterioro cognitivo puede estar presente en el momento del diagnóstico o desarrollarse más tardíamente. Entre los pacientes con más de veinte años de evolución de la enfermedad desarrollan demencia en más del 80% de los casos. Aquí debe hacerse una diferencia con los pacientes con Demencia por cuerpos de Lewy, en quienes la demencia se manifiesta más tempranamente.

La etapa avanzada de la enfermedad se caracteriza por severos períodos *off*, discinesias, deterioro cognitivo, apatía, alucinaciones, excesiva somnolencia diurna, disfunción autonómica, disfagia, disartria, inestabilidad postural, con *freezing* de la marcha, caídas, con discapacidad para las actividades de la vida diaria. Los síntomas de las etapas avanzadas de la enfermedad se benefician poco con el tratamiento, porque dicha sintomatología no depende de las vías dopaminérgicas.

LECTURAS RECOMENDADAS

Ali K and Morris H. Parkinson's disease: chameleon and mimics. Pract Neurol 2015;15:14-25.

Armstrong MA and Okun MS. Diagnosis and Treatment of Parkinson Disease. A Review. JAMA 2020;323(6):548-60.

De Pablo-Fernández E, Lees AJ, Holton JL and Warner TT. Prognosis and neuropathologic correlations of clinical subtypesof Parkinson Disease. JAMA Neurol 019;76(4):470-9.

Espay AJ and Lang AE. Common myths in the use of levodopa in Parkinson Disease: When clinical trial misinformant clinical practice. JAMA Neurol 2017;74(6):633-4.

Hayes MT. Parkinson's disease and Parkinsonism. Am J Med 2019;132:802-7.
Micheli F y Zúñiga Ramírez C. Enfermedad de Parkinson. Cap. 8 En: Micheli-Fernández Pardal. Neurología 3.ª ed. Ed. Médica Panamericana; 2019.
Rodnitzky RL y Uc EY. Enfoque del paciente hipocinético. Cap. 29. En: Biller J. Neurología práctica. 4.ª Ed. Wolters Kluwer. Lippincott Williams & Wilkins; 2012.
Zhang PL, Chen Y, Zhang CH et al. Genetics in Parkinson's disease and Related Disorders. J Med Genet. 2018;55 (2):73-80.

Otros trastornos del movimiento

7

Federico E. Micheli y Rolando J. Giannaula

INTRODUCCIÓN

Los trastornos del movimiento denominados anteriormente **trastornos extrapiramidales**, incluyen una serie de movimientos que no tienen finalidad y que pueden interferir en las actividades de la vida diaria. Suelen vincularse a alteraciones de los ganglios basales. Pueden presentarse en el sueño pero especialmente durante la vigilia. Son rítmicos o arrítmicos, continuos o paroxísticos, voluntarios o involuntarios, de reposo o acción, amplios o pequeños, lentos o rápidos, simples o complejos, reflejos o espontáneos.

Tienen dos formas de manifestarse por lo que se dividen en:

Hipocinéticos (pobreza de movimientos): parkinsonismos, cataplejía, catatonía, fenómeno de congelamiento, rigidez.

Hipercinéticos (movimientos excesivos): temblor, distonía, corea, balismo, atetosis, mioclonías, tics, estereotipias, ataxia, mioquimias, hiperekplexia, miorritmias, piernas dolorosas y dedos móviles, piernas inquietas.

En este capítulo se mencionarán las entidades más frecuentes. Los trastornos hipocinéticos relacionados con los parkinsonismos y las ataxias se tratan en otros capítulos.

TEMBLOR

Acorde al último consenso de la *International Parkinson and Movement Disorder Society* de 2018, el temblor se define como un movimiento involuntario, rítmico y oscilatorio de una parte del cuerpo.

Manifestaciones clínicas

Activación

De reposo: cuando ocurre mientras el paciente está de pie, sentado o deambulando, sin activar voluntariamente ningún músculo (p. ej., temblor en las manos, temblor cefálico).

De acción: ocurre al activar grupos musculares en forma voluntaria.

- Postural: al sostener una parte del cuerpo contra gravedad (p. ej., con los miembros superiores extendidos, temblor ortostático).
- Postural específico: sólo ante ciertas posturas.
- Cinético: durante la ejecución de movimientos; cinético simple: ante todo movimiento.
- Intencional: al dirigirse a un punto específico (p. ej., prueba de índice-nariz).
- De tarea específica (p. ej., escribir, tocar un instrumento musical).
- Isométrico: al sostener una contracción (p. ej., comprimir un objeto, levantar un objeto pesado).

Distribución

Focal, segmentaria, hemicorporal, generalizada.

Frecuencia

- Parkinson: 4-6 Hz; de reposo.
- Temblor fisiológico exacerbado: 8-12 Hz; postural y cinético (no de intención).
- Temblor esencial: 4-10 Hz; cinético (incluye intención y postural).

- Temblor ortostático: 13-18 Hz (en posición de pie).
- Temblor palatino: 0,5-5 Hz.
- Temblor cerebeloso: 5 Hz; de intención y postural (no de reposo).
- Temblor distónico: 7 Hz; cinético y postural.
- Temblor de Holmes: 5 Hz; de reposo, postural y cinético.

Diagnóstico

Se hace mediante el examen clínico. La ritmicidad es la característica esencial. Los estudios EMG y la acelerometría pueden ser útiles en casos dudosos.

Debe diferenciarse de otros trastornos del movimiento, en especial de las mioclonías que pueden en ocasiones ser rítmicas, como las espinales.

Etiología

El temblor es un signo que puede presentarse asociado a diversas patologías degenerativas, infecciosas, metabólicas, tóxicas, medicamentosas, tumorales, etc.

Temblores frecuentes

Temblor fisiológico exagerado

Es un temblor de acción normal pero imperceptible. Puede hacerse clínicamente evidente ante el estrés, deprivación de sueño, hipertiroidismo, hipoglucemia, o por uso de drogas como el valproato, salbutamol, tamoxifeno, litio, etc.

Temblor esencial

Es el trastorno del movimiento más frecuente. Se manifiesta por un temblor de acción aislado que compromete ambos miembros superiores, pero puede afectar también el cuello (temblor en "sí-sí" vertical u "no-no", horizontal), voz o miembros inferiores, de por lo menos tres años de duración. Suele ser simétrico y es particularmente cinético además de postural. Se suele atenuarse con la ingesta de alcohol.

El temblor aislado de la voz, de la cabeza o el temblor ortostático no son diagnóstico de temblor esencial.

La asociación de otros signos como distonía, trastornos de la marcha o de la memoria se denomina **temblor esencial plus**.

Es frecuente la herencia dominante en más del 70% de los casos.

Temblor ortostático

Es un trastorno esporádico caracterizado por un temblor rápido de baja amplitud que compromete los miembros inferiores. Se caracteriza por inestabilidad en la posición de pie y desaparece al deambular. Puede no observarse clínicamente, pero se palpa o se ausculta sobre los cuádriceps (signo del helicóptero). Se confirma con un estudio electromiográfico.

Temblor distónico

Temblor que se presenta en una parte del cuerpo afectada de distonía; por ejemplo, al posicionar el cuello en la dirección del temblor, este disminuye o desaparece cuando encuentra el "punto nulo". En la dirección opuesta se exacerba.

Temblor de Holmes

Temblor de reposo, postural e intencional. Es secundario a lesiones vasculares, infecciosas, tumorales o desmielinizantes, las cuales comprometen vías nigroestriatales y cerebelotalámicas.

Temblor palatino

Antes llamado mioclonías palatinas, esencial o sintomático por lesiones en el triángulo de Mollaret, es factible que el paciente y el observador escuchen un "clic" por contracción del tensor del velo del paladar.

Temblor inducido por fármacos

Temblor de reposo o acción secundario al tratamiento con drogas tales como neurolépticos, inhibidores selectivos de la recaptación de serotonina (ISRS), β-adrenérgicos, valproato, levotiroxina, tamoxifeno, vincristina, etcétera.

Otros temblores

Temblor postural y cinético en las neuropatías, temblor aleteante en la enfermedad de Wilson, temblor intencional en las lesiones cerebelosas, intencional en la esclerosis múltiple, desaparece por sugestión o distracción en los cuadros funcionales, etc.

Tratamiento

El propranolol, la primidona y el fenobarbital se utilizan en el tratamiento del temblor esencial. También pueden ser efectivos el clonazepam, el alprazolam y la gabapentina. El topiramato suele ser útil y también efectivo en otros temblores.

El temblor ortostático puede responder al fenobarbital, a las drogas anteriores o a la levodopa. El temblor de Holmes puede mejorar con esta última. Los temblores distónicos pueden responder al trihexifenidilo o al baclofeno.

Las infiltraciones con toxina botulínica son efectivas en las distonías y otros temblores focales. La estimulación cerebral profunda con electrodos talámicos es útil en temblores severos resistentes al tratamiento farmacológico.

En trastornos como la enfermedad de Parkinson, la enfermedad de Wilson, la esclerosis múltiple, y otros, el temblor responde a las medicaciones específicas para cada enfermedad.

COREA

La corea es un trastorno del movimiento hipercinético caracterizado por una sucesión de movimientos involuntarios excesivos, espontáneos, irregulares, no repetitivos, sin propósito, que fluyen generando una apariencia de "baile". Son impredecibles en tiempo, duración y distribución.

Manifestaciones clínicas

Los movimientos coreicos **fluyen al azar** de un segmento corporal a otro.

La impersistencia motora se caracteriza por la incapacidad de sostener una actividad: el paciente no logra mantener la lengua protruida o comprime y cede al intentar comprimir los dedos del examinador. La paracinesia es el fenómeno por el cual el paciente incorpora sus movimientos coreicos a los movimientos voluntarios con propósito aparente, con el fin de disimularlos.

La marcha en ocasiones se expresa por flexión de rodillas, movimientos de reverencia, saltos y aceleraciones imprevistas, denominadas marcha de ballet.

El reflejo patelar puede manifestarse por una elevación persistente de la pierna durante varios segundos, que se conoce como reflejo colgado (*hung-up*) y es más común en la enfermedad de Huntington.

El balismo, como una variante de la corea, es en general unilateral y, sobre todo, de etiología vascular; se manifiesta por movimientos similares pero de carácter proximal y violento.

La atetosis con la que se asocia a veces consiste en movimientos reptantes distales de las extremidades (coreoatetosis).

Etiología

Las diversas etiologías se detallan en el **cuadro 7-1**.

A continuación, comentaremos algunos trastornos que cursan con corea debido a su relevancia.

Enfermedad de Huntington

La enfermedad de Huntington (EH) es una enfermedad neurodegenerativa de herencia dominante, caracterizada por la expansión de tripletes de los trinucleótidos CAG en el gen Htt, en el cromosoma 4p16.3, que codifica la proteína huntingtina. El 7% de los casos se originan en mutaciones esporádicas.

Su prevalencia es del 5-10/100 000 personas en descendientes de europeos. En Maracaibo, Venezuela, es de 700/100 000. Se manifiesta entre la tercera y quinta década, si bien existen casos juveniles y más tardíos. La sobrevida es de 10 a 20 años.

Cuadro 7-1. Etiología de la corea

Hereditarias	Enfermedad de Huntington, neurocantocitosis, enfermedad por repeticiones de hexanucleótidos C9orf72, ataxia espinocerebelosa tipo 17 (SCA17), HDlike 1, HDlike2, neuroferritinopatía, enfermedad de Wilson, ataxia-telangiectasia, corea hereditaria benigna, aceruloplasminemia, atrofia dentatorubropalidoluisiana
Trastornos endocrinos y metabólicos	Hiperglucemia no cetósica, hipoglucemia, hipernatremia, hiponatremia, hipocalciemia, insuficiencia renal, hipertiroidismo, hipoparatiroidismo e hiperparatiroidismo, degeneración hepatocerebral adquirida, beriberi, pelagra, deficiencia de vitamina B_{12}
Causas infecciosas y posinfecciosas	Enfermedad por priones, encefalitis infecciosas y posinfecciosas, infección por HIV
Inmunológicas	Corea de Sydenham, lupus eritematoso sistémico, púrpura de Schönlein-Henoch, síndromes antifosfolipídicos, por anticuerpos anti-N-metil-D-aspartato, anti-CASPR2, anti-Hu, anti-YO, anti-IgLON5
Vasculares	Infartos y hemorragias cerebrales, malformaciones vasculares, poscirugía cardíaca, policitemia vera
Inducidas por fármacos y drogas	Neurolépticos (discinesias tardías), levodopa, cocaína, anfetaminas, anovulatorios
Provocadas por tóxicos	CO, Mn, intoxicación o abstinencia alcohólica, mercurio, talio
Otras causas	Parálisis cerebral, corea gravídica, discinesias paroxísticas, esclerosis múltiple, tumores, traumatismos, porfiria, síndrome de Lesch-Nyhan

Se expresa por:

- Movimientos coreicos.
- Trastornos cognitivos: memoria reciente, alteraciones visuoespaciales, trastornos disejecutivos frontales, apraxias, trastornos en la atención y concentración y en el juicio, etcétera.
- Trastornos psiquiátricos: depresión (ideación suicida), ansiedad, irritabilidad, impulsividad, psicosis, etcétera.
- Latencia prolongada de los movimientos oculares sacádicos.
- El fenómeno de anticipación que lleva a la aparición de la enfermedad en jóvenes si la herencia es paterna y se expresa con parkinsonismo.

La resonancia magnética (RM) suele mostrar atrofia de los núcleos caudados y pérdida del volumen de los putámenes.

Diagnóstico

Se basa en el estudio genético. La repetición de 40 o más trinucleótidos CAG define el diagnóstico. La repetición de 36 a 39 trinucleótidos identifica una penetrancia incompleta, mientras que las repeticiones de 27 a 35 suelen no manifestarse clínicamente, lo que lleva a considerar que 26 repeticiones o menos es normal en la población.

Diagnóstico diferencial

Hay otras enfermedades genéticas, varias de ellas con repetición de trinucleótidos, y algunas conocidas como similares a la enfermedad de Huntington (HDlike, *Huntington Disease Like*) pueden presentar síntomas similares, aunque con estudios negativos para EH. Son ejemplos la HDlike 1, la enfermedad priónica. La HDlike 2, más frecuente en África, la ataxia espinocerebelosa 17 (SCA17) y la enfermedad C9orf72, son todas de herencia dominante.

Coreoacantocitosis: enfermedad de herencia recesiva por mutación del gen que codifica la coreína, suele presentar acantocitosis, distonía de la protrusión lingual que afecta la deglución, como la corea o parkinsonismo, trastornos cognitivos, tics y neuropatía.

Corea de Sydenham: es un trastorno autoinmune, de presentación aguda o subaguda; es complicación de la fiebre reumática provocada por la infección con estreptococo β-hemolítico del grupo A. Es más común en la infancia y se presenta entre cuatro a ocho semanas después de la infección. Entre el 60 al 80% de los pacientes asocian carditis reumática. Es frecuente que se relacione con tics y trastornos obsesivo-compulsivos. Las imágenes son normales. Los títulos de antiestreptolisina-O y de Anti-DNAsaB están elevados. Remite en el 50% de los casos y puede presentar recidivas.

Corea hereditaria benigna: se presenta en la infancia; de herencia dominante. Suele estabilizarse a partir de la adolescencia y no se acompaña de alteraciones cognitivas

Enfermedad de Wilson: véase más adelante.

Hiperglucemia no cetósica: este trastorno puede desencadenar movimientos coreicos o balísticos, mayormente unilaterales o bilaterales. Se manifiesta mayormente en pacientes añosos y con predominio femenino. Las RM muestran hiperintensidad putaminal y del caudado bilateral o unilateral en la secuencia T1.

Corea en accidentes cerebrovasculares isquémicos o hemorrágicos: por afección de los ganglios basales son generalmente unilaterales: hemicorea o hemibalismo.

Diagnóstico y diagnóstico diferencial de la corea

Los episodios agudos orientan a trastornos vasculares o metabólicos. Los trastornos crónicos y progresivos se observan en procesos hereditarios. La causa más frecuente de corea en la infancia es la corea de Sydenham.

Deberá diferenciarse de las mioclonías (que son más bruscas), de los tics que son supresibles, de las distonías que tienen un patrón y de las estereotipias que son repetitivas y no fluyen.

Tratamiento de la corea

Los trastornos genéticos mencionados no tienen un tratamiento curativo. Las causas no genéticas requerirán de tratamiento específico como inmunoglobulinas o plasmaféresis, en el caso de etiologías inmunes como la corea de Sydenham, trombólisis en ACV isquémicos, control estricto de la glucemia, etc.

Los fármacos más eficaces para tratar la corea son los depletores presinápticos de dopamina, como la tetrabenazina, la reserpina o la deutetrabenazina. De requerirse bloqueantes de los receptores dopaminérgicos se utilizarán quetiapina o clozapina (neurolépticos atípicos, pero menos potentes), o ante la respuesta insuficiente, otros como la olanzapina, risperidona o haloperidol.

En casos severos son efectivos los recursos quirúrgicos como la estimulación cerebral profunda (DBS) del globo pálido interno.

La EH en particular requerirá del tratamiento de los trastornos del movimiento, como de las alteraciones psiquiátricas y cognitivas. Es conveniente que su abordaje sea interdisciplinario e incluya un neurólogo, psiquiatra, fisiatra, fonoaudiólogo, kinesiólogo, etc.

DISTONÍA

La distonía es un trastorno del movimiento caracterizado por contracciones musculares sostenidas o intermitentes que ocasionan posturas y/o movimientos anormales, frecuentemente repetitivos. Su prevalencia es de 7 a 16:100 000.

En su génesis intervienen circuitos motores que involucran a los ganglios basales, el cerebelo y la corteza cerebral y diversos neurotransmisores como la dopamina, entre otros.

Manifestaciones clínicas

Suelen tener un patrón y pueden asociar movimientos de torsión y temblor (véase **Temblor**). Los movimientos o posturas distónicas frecuentemente se inician o empeoran con los movimientos voluntarios y se asocian con la activación de músculos adyacentes (fenómeno de *overflow*).

Aunque no siempre está presente, el gesto antagonista (truco sensitivo) es característico de la distonía. Consiste en la utilización de algún estímulo que el paciente identifica que puede aliviar sus síntomas como tocar sus párpados o leer, en el caso del blefaroespasmo, o tocarse el mentón para aliviar transitoriamente el torticolis. La fatiga y el estrés empeoran los síntomas.

Otras características fenomenológicas y etiológicas se describen en el **cuadro 7-2**.

Diagnóstico

En el proceso diagnóstico se requerirán diversos estudios de acuerdo a la sospecha. Siempre se solicitarán imágenes del cerebro. Otros estudios abarcarán el metabolismo del Cu, laringoscopía, estudios genéticos, etc.

Se han identificado varios genes vinculados a cuadros distónicos.

Las etiologías más frecuentes en la infancia suelen ser las alteraciones metabólicas, afecciones perinatales o hereditarias y la distonía es casi siempre generalizada. En la infancia tardía o adolescencia las distonías suelen ser hereditarias, aisladas o por enfermedades degenerativas. Las distonías

Cuadro 7-2. Clasificación de las distonías

EJE 1: CARACTERÍSTICAS CLÍNICAS

Edad de inicio:
- Infancia (menor de 2 años)
- Niñez (2 a 12 años)
- Adolescencia (13 a 20 años)
- Adultez temprana (21 a 40 años)
- Adultez tardía (mayor de 40 años)

Distribución corporal:
- Focal: una región corporal
- Segmentaria: dos o más regiones contiguas
- Multifocal: dos o más regiones no contiguas
- Hemidistonía: mitad del cuerpo, al menos MS y MI homolateral
- Generalizada: tronco y dos o más regiones

Variación en el tiempo:
- A largo plazo: estática o progresiva
- Variabilidad en el día: persistente, acción específica, paroxística (discinesias paroxísticas), diurna (empeoramiento nocturno en distonía respondedora a L-dopa).

Síntomas asociados:
- Aislada: sin otros síntomas, excepto temblor.
- Combinada: con otros movimientos anormales, otros síntomas neurológicos o patología sistémica.

EJE 2: ETIOLOGÍA

Hereditaria o adquirida:
- Hereditaria (origen genético confirmado):
  - Autosómica dominante: DYT1, DYT5, DYT6, DYT11, DYT12, neuroferritinopatías, atrofia dentorubropalidoluisana (NBIA3), enfermedad de Huntington.
  - Autosómica recesiva: enfermedad de Wilson, PKAN, (NBIA1), PLAN (NBIA2), distonía tipo 2 juvenil; enfermedad de Parkinson (PARK2) y numerosos trastornos metabólicos.
  - Ligada al X: Lubag (DYT3), síndrome de Lesch-Nyhan y síndrome de Mohr-Tranebjaerg.
  - Mitocondrial: síndrome de Leigh o atrofia óptica de Leber.
- Adquirida:
  - Lesión perinatal: parálisis cerebral distónica.
  - Infección: encefalitis viral, encefalitis letárgica, panencefalitis esclerosante subaguda, VIH, tuberculosis, sífilis, etc.
  - Fármacos: levodopa y agonistas dopaminérgicos, neurolépticos (bloqueantes de los receptores dopaminérgicos), anticonvulsivos, bloqueantes de los canales de calcio.
  - Tóxicos: manganeso, cobaltos, metanol, etc.
  - Vascular: isquemia, hemorragia, malformaciones arteriovenosas.
  - Neoplásicas: tumor cerebral, encefalitis paraneoplásica.
  - Lesión cerebral: traumatismo, cirugía cerebral.
  - Psicogénica o funcional.
- Idiopática (causa desconocida):
  - Esporádica.
  - Familiar.

MS: miembro superior; MI: miembro inferior.
Adaptado de Albanese et al, 2013.

de inicio en el adulto son frecuentemente idiopáticas.

Diversos síndromes se manifiestan con distonía:

- Distonía aislada generalizada de inicio en la infancia: esporádica o por mutación del gen TOR1A (DYT1), THAP1 (DYT6)
- Distonía aislada, focal o segmentaria de inicio en el adulto (distonía cervical, blefaroespasmo, calambre del escribiente, distonía oromandibular, distonía laríngea). Suele ser esporádica.
- Distonía parkinsonismo, como la distonía-parkinsonismo con respuesta a la levodopa, gen GCH1 (DYT5a).
- Distonía mioclónica: mutación de genes SGCE (DYT11).

En el diagnóstico diferencial con otros trastornos del movimiento como el temblor, los tics y las mioclonías, se tendrá en cuenta que las distonías presentan un patrón en el que se repiten movimientos similares; pueden asociarse tretas sensitivas y se desencadenan o empeoran con la acción.

Tratamiento

La toxina botulínica es el tratamiento de elección en distonías focales o segmentarias como el blefaroespasmo y el torticolis. En distonías generalizadas se utilizan fármacos por vía oral como anticolinérgicos, benzodiazepinas, baclofeno, levodopa, tetrabenazina, valbenazina o deutetrabenazina. En casos seleccionados el baclofeno puede administrarse en forma intratecal, si bien es más útil en la espasticidad.

La estimulación cerebral profunda del globo pálido interno se utiliza en distonías generalizadas, focales o segmentarias que no responden a los tratamientos previamente mencionados.

Adicionalmente pueden utilizarse terapias físicas y estimulación magnética transcraneal, aunque la eficacia de esta última no está del todo comprobada y el efecto es transitorio.

MIOCLONÍAS

Las mioclonías son movimientos involuntarios, repentinos, breves y bruscos, arrítmicos, originados en el sistema nervioso central. Se producen por una contracción muscular activa (mioclonías positivas) o por una inhibición de la misma (mioclonías negativas). No son por sí mismas una enfermedad sino un signo vinculado a múltiples etiologías. Su prevalencia se calcula en 8.6/100 000 habitantes.

Manifestaciones clínicas

En el **cuadro 7-3** se detalla la clasificación de las mioclonías.

Las mioclonías corticales son espontáneas, de acción (mioclonías crónicas poshipóxicas o síndrome de Lance-Adams) o reflejas (provocadas por estímulos luminosos, auditivos, algésicos). Suelen ser arrítmicas y multifocales con descargas en el EEG que preceden a las mioclonías y potenciales evocados de gran amplitud. Se las considera como fragmentos de epilepsia pero pueden formar parte de di-

Cuadro 7-3. Clasificación de las mioclonías
Clasificación semiológica
Tipo de contracción muscular: positivas o negativas (asterixis). Topografía: focal, multifocal, segmentaria, generalizada. Ritmo: arrítmicas, rítmicas (infrecuentes, se diferencian del temblor por estudios neurofisiológicos). Activación: espontáneas, de acción, reflejas.
Clasificación clínica
Fisiológicas (hipo, mioclonías durante el sueño y posejercicio). Esenciales (sin otro compromiso del sistema nervioso). Epilépticas. Sintomáticas (algunas pueden ser epilépticas, pero las crisis no son predominantes en el cuadro, que se asocia a otros trastornos del sistema nervioso, como ataxia, alteraciones cognitivas, piramidalismo, etc.).
Clasificación fisiopatológica
Corticales. Corticosubcorticales. Subcorticales. - No segmentarias (reticulares). - Segmentarias (mioclonías palatinas. Actualmente por ser predominantemente rítmicas se las denomina temblor palatino). Espinales. - No segmentarias (propioespinales). - Segmentarias. ¿Periféricas? (¿espasmo hemifacial).

versos trastornos epilépticos que se originan en la corteza motora (**cuadro 7-4**).

Las mioclonías reticulares suelen ser reflejas; se originan en el tronco del encéfalo y presentan una activación rostrocaudal. Comienzan por pares craneales bajos que activan el trapecio y esternocleidomastoideo, luego los músculos faciales, el masetero, los miembros superiores y finalmente los inferiores.

Las mioclonías propioespinales generan un reclutamiento ascendente y descendente de músculos toracoabdominales por una lesión medular cervicotorácica.

Etiología

Algunas de las diversas etiologías se detallan en el **cuadro 7-4**, que incluye mioclonías epilépticas y algunos trastornos genéticos como la enfermedad de Unverricht-Lundborg, la enfermedad de Lafora, y otras causas secundarias.

Diagnóstico diferencial

Debe establecerse con los tics (supresibles), las coreas (pueden presentar sacudidas, pero sobre flujo de movimiento continuo), los temblores (pueden perder su ritmo en ocasiones), espasmos distónicos (súbitos pero no breves)

Diagnóstico

De acuerdo a la presunción diagnóstica se requerirán imágenes de cerebro y médula espinal, EEG, laboratorio general que incluya electrolitos, hepatograma, función renal, examen de LCR, etc

Tratamiento

En el caso de mioclonías (en especial, de origen cortical), pueden ser efectivos el levetiracetam, valproato, brivaracetam, clonazepam, piracetam y zonisamida; la toxina botulínica en mioclonías segmentarias espinales y la cirugía en lesiones medulares. La estimulación cerebral profunda puede ser útil en el síndrome de mioclonía-distonía.

Cuadro 7-4. Etiología de las mioclonías

Mioclonías y epilepsia
Epilepsia parcial continua, crisis mioclónicas-tónico-clónicas, ausencias con mioclonías. epilepsia mioclónica juvenil, síndrome de Lennox-Gastaut, espasmos infantiles. *Epilepsias mioclónicas progresivas: de Unverricht-Lundborg, sialidosis, Lafora, Tay -Sachs*
Mioclonías y demencia
Enfermedad de Creutzfeldt-Jakob, Alzheimer, demencia con cuerpos de Lewy
Enfermedades degenerativas de los ganglios basales
Atrofia multisistémica, enfermedad de Wilson, degeneración corticobasal, enfermedad de Parkinson
Trastornos metabólicos
Hiponatremia, fallo hepático, fallo renal, hipoglucemia, hipoxia, deficiencias vitamínicas
Trastornos Infecciosos
Herpes simple, HIV, enfermedad de Whipple, panencefalitis esclerosante subaguda, leucoencefalopatía multifocal progresiva
Fármacos
Inhibidores selectivos de la recaptación de serotonina (ISRS), tricíclicos, inhibidores de la monoamino oxidasa (IMAO), neurolépticos, fenitoína (difenilhidantoína), morfina, litio, levodopa
Tóxicos
Bismuto, arsénico
Otros
Electrocución, epilepsia mioclónica y epilepsia mioclonica con fibras rojas rasgadas rasgadas (MERRF), síndromes paraneoplásicos, tumores cerebrales, posterior a ataque cerebrovascular (pos-ACV), postraumatismos de cráneo

TICS

Los tics se caracterizan por movimientos o la emisión de sonidos (tics motores y tics fónicos), bruscos, breves, intermitentes y no rítmicos. Pueden remedar cualquier movimiento o sonido. La prevalencia de tics en la infancia es cercana al 20% y es tres a cuatro veces más frecuente en varones. Los tics tienden a remitir en la vida adulta pero un 30% de los casos persisten sintomáticos.

Manifestaciones clínicas

Los pacientes relatan una **sensación premonitoria** desagradable que lo urge a moverse o emitir sonidos para aliviar la misma. Dicha sensación se percibe como pinchazo, hormigueo, dolor u opresión en la región del cuerpo o del aparato fonatorio que luego desarrollará el tic. Otra característica importante es la **supresibilidad**, que permite al paciente controlar transitoriamente los tics.

Los tics pueden ser transitorios (duración menor a un año) o crónicos (duración mayor a un año). Distintos tics coexisten en ocasiones en un mismo paciente, así como pueden aparecer nuevos tics. Son leves e infrecuentes o severos e incapacitantes.

Pueden exacerbarse por estrés, excitación, ansiedad, miedo, fatiga física o por el uso de drogas dopaminérgicas o psicoestimulantes. La concentración en actividades mentales o la participación en actividades deportivas pueden reducir su aparición. El examen neurológico es normal.

Los tics motores y fónicos pueden ser simples o complejos (**cuadro 7-5**)

Cuadro 7-5. Características clínicas de los tics

Tics motores y fónicos
Tics motores simples • Comprometen un músculo o grupo muscular • Clónicos: sacudida cefálica, parpadeo • Distónicos: blefaroespasmo, apertura bucal sostenida, tortícolis • Tónicos: contracción sostenida de los músculos de los miembros o abdomen • Tics bloqueantes: tics tónicos o distónicos que se prolongan y provocan inmovilidad física o vocal
Tics motores complejos • Suma de acciones simples o movimientos coordinados • Sin propósito: contorsiones faciales o del tronco, aleteo de los brazos • Con propósito aparente: patear, saltar, toquetear cosas o personas, aplaudir, oler, autoinjurias • Ecopraxia: imitación de movimientos ajenos • Palipraxia: repetición de acción propia • Copropraxia: gestos obscenos
Tics fónicos simples • Por acción de músculos bucales, nasales, faríngeos, laríngeos o respiratorios • Gemidos, gritos, "ladridos", gruñidos, tos, carraspeo, olfateo, eructos
Tics fónicos complejos • Expresiones con significado lingüístico • Titubeo en el habla, emisión palabras o frases inapropiadas • Ecolalia: repetición de palabras de otros • Palilalia: repetición de la última palabra o frase propia • Coprolalia: expresión de obscenidades o blasfemias

Síndrome de Gilles de la Tourette

El síndrome de Gilles de La Tourette o síndrome de Tourette (ST) es un cuadro neuropsiquiátrico complejo de inicio antes de los 18 años que se caracteriza por la presencia de tics motores múltiples y fónicos durante más de un año. Su prevalencia es del 0,77%. El ST es una enfermedad de herencia poligénica y, si bien se reconoce su naturaleza hereditaria, no se ha identificado aún ningún gen determinante, pero se han identificado algunos genes susceptibles.

Suele asociarse a una serie de comorbilidades y trastornos de conducta que se manifiestan en el paciente frecuentemente y en miembros de su familia, de modo variable. Pueden preceder la aparición de los tics y a veces son más invalidantes que estos:

- Trastorno obsesivo-compulsivo (> 50% de los casos).
- Trastorno por déficit de atención e hipercinesia (> 50% de los casos).
- Otros trastornos neuropsicológicos.

Ansiedad, depresión, estallidos de ira, trastorno de control de los impulsos, trastornos de la personalidad, conductas antisociales, trastornos del aprendizaje.

Diagnóstico y diagnóstico diferencial de los tics

En el diagnóstico se tendrán en cuenta la urgencia premonitoria y la posibilidad de suprimirlos. Los estudios por imágenes muestran reducción del volumen del lóbulo frontal izquierdo y del núcleo caudado derecho. El cuerpo calloso es más grande en niños varones.

Los tics plantean diagnósticos diferenciales con las distonías, coreas y parkinsonismos y trastornos del movimiento inducidos por fármacos (dopaminérgicos, antidopaminérgicos, antiepilépticos y psicoestimulantes); también con las compulsiones casi siempre vinculadas a trastornos obsesivos. Pueden cursar con tics secundarios la enfermedad de Huntington, encefalitis, traumatismos de cráneo, equizofrenia, trastornos autoinmunitarios como el PANDAS (*pediatric autoinmune neuropsychiatric disorders associated with streptococcal infections*), etcétera.

Tratamiento

El tratamiento se debe realizar si los tics afectan al paciente en sus relaciones sociales, le generan trastornos emocionales o interfieren en su capacidad funcional.

En los casos leves a moderados se puede recurrir en principio a la terapia conductual, psicoterapia y/o terapia de reversión de hábitos.

En los casos más severos, además de las medidas previas se inicia el tratamiento con drogas α2 adrenérgicas como clonidina o guanfacina o gabaérgicas como el topiramato, clonacepán o baclofeno. Puede recurrirse luego a antipsicóticos atípicos como el aripiprazole, quetiapina, ziprasidona u olanzapina o a depletores presinápticos de dopamina como tetrabenacina. Se trata de evitar el uso de neurolépticos típicos debido a sus efectos colaterales.

Las infiltraciones con toxina botulínica pueden ser de utilidad en tics simples. En casos severos la estimulación cerebral profunda con electrodos palidales o talámicos puede ser muy efectiva.

Los trastornos obsesivo-compulsivos responden a terapia conductual, ISRS como la sertralina o la paroxetina o a tricíclicos como la clomipramina. El déficit de atención e hiperactividad al metilfenidato, atomoxetina, droga inhibidora de la recaptación de noradrenalina y a la clonidina.

DISCINESIAS TARDÍAS

Las discinesias tardías (DT) son trastornos del movimiento generalmente iatrogénicos que ocurren luego de la exposición a drogas bloqueantes de los receptores dopaminérgicos (neurolépticos), tal vez por hipersensibilización de estos, entre otros factores. El término "tardío" hace referencia al retraso entre el inicio del fármaco y el comienzo del trastorno del movimiento, ya que habitualmente los movimientos comienzan luego de meses o años del inicio de aquel. Pueden iniciarse ante su supresión brusca. Otros trastornos del movimiento inducidos por fármacos son agudos y ocurren durante el tratamiento pero resuelven al poco tiempo de su discontinuación, a diferencia de las DT cuyos síntomas persisten al menos por un mes.

Manifestaciones clínicas

Las DT con frecuencia generan estereotipias orobucolinguales u otros síndromes tardíos como acatisia, distonía, corea, mioclonías, temblor, tics, parkinsonismo, trastornos de la marcha, desviaciones oculares, etc. La severidad puede variar desde movimientos leves no percibidos por el paciente a síntomas severos, incapacitantes, con gran impacto en la calidad de vida.

El diagnóstico es clínico.

Etiología

Los fármacos que más frecuentemente ocasionan DT son los antipsicóticos típicos como el haloperidol, clorpromazina o pimozida. Los atípicos como la quetiapina, olanzapina y clozapina tienen una incidencia baja. La risperidona es una excepción, ya que clasificado como atípico es causa frecuente de DT. Los antipsicóticos de tercera generación como el aripiprazol a veces también pueden ser causa de síndromes tardíos.

Antieméticos (metoclopramida y prometazina, clebopride), algunos antidepresivos (amitriptilina, fluoxetina), bloqueantes de los canales de calcio (flunarizina, cinarizina) y otros fármacos como el litio también provocan DT, con frecuencia variable.

Son factores de riesgo la exposición más prolongada a estos fármacos, la edad avanzada, el sexo femenino, la asociación de parkinsonismo y antecedentes de abuso de alcohol o cocaína. Se ha sugerido una posible predisposición genética.

Tratamiento

Se recomienda siempre el descenso gradual del agente causal y si el paciente recibe antipsicóticos típicos y sigue requiriendo tratamiento pueden rotarse por antipsicóticos atípicos.

Los fármacos más efectivos son los inhibidores del transportador 2 vesicular de monoaminas como la tetrabenazina, la valbenazina y la deutetrabenazina. La amantadina ha demostrado cierto beneficio, como también otros fármacos con resultados variados: el clonazepam, diazepam y baclofeno, vitamina E y zolpidem.

En caso de no responder a estos tratamientos pueden considerarse la aplicación de toxina botulínica y la estimulación cerebral profunda en el globo pálido interno, si la severidad lo justifica.

Pronóstico

Los síntomas pueden atenuarse en el 20% de los pacientes que suspenden el tratamiento pero sólo remiten en el 2% de los casos.

ENFERMEDAD DE WILSON (DEGENERACIÓN HEPATOLENTICULAR)

La enfermedad de Wilson (EW) o degeneración hepatolenticular se produce por un trastorno hereditario del metabolismo del cobre (Cu), que determina una acumulación del mismo en distintos órganos y tejidos, originando síntomas predominantemente neurológicos (en la segunda y tercera década) y hepáticos (en la 1ra década). La prevalencia es de 1:30 000

Manifestaciones clínicas

Presentación con síntomas neurológicos: 40-50%

- Presentación con síntomas hepáticos: 40-50%
- Presentación con síntomas psiquiátricos: 10% (si bien estos se manifestarán en el 30-40%).

Compromiso neurológico

Los síntomas son variados y consisten en temblor de reposo, postural o cinético de miembros y cefálico, a veces aleteante al separar los brazos del cuerpo, extenderlos y flexionar los antebrazos. Es muy frecuente la disartria. También se puede presentar distonía, rigidez, sialorrea, ataxia, torpeza manual, corea, etcétera. La presentación más común es como un síndrome acineto-rígido (parkinsoniano).

Compromiso hepático: varía desde una hepatomegalia asintomática, hepatitis aguda o crónica o cirrosis e hipertensión portal a una hepatitis fulminante.

Compromiso psiquiátrico y cognitivo: incluye agresividad, excitación, desinhibición, depresión, trastornos cognitivos y psicosis paranoide o esquizofrenia.

Compromiso de otros órganos: anillo corneal de Kayser-Fleischer (por depósito de Cu), cataratas en girasol, anemia hemolítica Coombs negativa, trombocitopenia, proteinuria, litiasis renal, osteoporosis, fracturas espontáneas, miocarditis, insuficiencia cardíaca congestiva, amenorrea, colelitiasis, acantosis nigricans, etc.

Etiopatogenia

El gen responsable de la EW, designado ATP7B, se ubica en el cromosoma 13q14.3-q21.1. Codifica una proteína ATPasa tipo-P transportadora de Cu. Se hereda en forma autosómica recesiva y se han descrito más de 600 mutaciones. Muchos pacientes son heterocigotas compuestos.

Se afecta la recepción de Cu para su excreción lisosomal hacia la bilis y la incorporación de Cu a la apoceruloplasmina para formar ceruloplasmina (Cp), que es la enzima transportadora del Cu circulante. El Cu se acumula en el hígado y al superarse su capacidad de almacenamiento, se vuelca a la circulación en forma libre por el déficit de Cp, se incrementa su eliminación urinaria y se deposita en diversos tejidos.

Diagnóstico

La EW debe sospecharse ante todo enfermo con trastornos del movimiento, alteraciones hepáticas, psiquiátricas o hemólisis, que curse un cuadro agudo o progresivo sobre todo de inicio juvenil, sin etiología clara.

El diagnóstico de esta enfermedad debe realizarse idealmente en su etapa presintomática ya que el tratamiento precoz evitará el desarrollo de síntomas. Deberán examinarse a los hermanos de los enfermos y eventualmente a otros familiares.

Estudios

Si la Cp sérica es baja, el Cu libre sérico y el Cu urinario son elevados, y si el anillo de Kayser-Fleischer es positivo (puede ser negativo en la EW hepática), se confirma el diagnóstico. Si los resultados son dudosos, la biopsia hepática con determinación del Cu hepático (> 250 g de tejido seco) es categórica, sobre todo en los casos de compromiso hepático.

Estudio genético

Un test genético positivo confirma el diagnóstico. Es más eficaz en aquellos pacientes con familiares con diagnóstico genético confirmado o en poblaciones con prevalencia elevada.

Imágenes

Los ganglios basales se ven hiperintensos en la secuencia T2 en las RM, muchas veces con imágenes similares en el tálamo y el tronco del encéfalo. El compromiso mesencefálico remeda la cara del oso panda gigante.

El estudio de los pacientes siempre debe completarse con pruebas de función hepática y renal, hematológicas, Rx óseas, examen cardiológico, etc.

Tratamiento

El tratamiento debe ser de por vida. Se pueden utilizar drogas quelantes, que se unen al cobre circulante para su eliminación por orina como la penicilamina y el trientine menos potente. Se indican en EW hepática, neurológica o psiquiátrica con síntomas evidentes. El zinc como sulfato o acetato inhibe la absorción de Cu intestinal. Su efecto es más lento que con las drogas quelantes. Se indica en pacientes asintomáticos o con síntomas neurológicos leves. También luego del tratamiento quelante en EW neurológica o psiquiátrica.

El tetratiomolibdato de bis-colina es una droga muy promisoria que se encuentra aún en fase de experimentación.

El trasplante hepático es curativo pero se reserva para casos de hepatitis fulminante.

Deben indicarse dietas con bajo contenido de Cu por lo que se prohibirá la ingesta de hígado, mariscos, nueces, hongos y chocolate y agua con alto contenido de Cu.

SÍNDROME DE LAS PIERNAS INQUIETAS O ENFERMEDAD DE WILLIS-EKBOM

El síndrome de piernas inquietas o enfermedad de Willis-Ekbom (SPI-EWE) fue descrito por Thomas Willis en 1685. Fue Karl-Axel Ekbom quien lo denominó síndrome de las piernas inquietas en 1945.

Manifestaciones clínicas

Se caracteriza por la necesidad de mover los miembros inferiores en respuesta a una sensación displacentera en ellos. Se manifiesta o empeora en períodos de inactividad (al estar dormido, acostado o sentado), principalmente por la noche y que mejora con el movimiento, como rotar en la cama, estirar los miembros o caminar. Puede afectar los miembros superiores en los casos más graves. Se considera crónico cuando ocurre al menos dos veces por semana durante un año

En el 80% de los casos se asocian movimientos periódicos de los miembros. Estos se caracterizan por la dorsiflexión involuntaria y estereotipada del hallux o los tobillos de las rodillas y las caderas, a veces, con una duración de 0,5 a 5 segundos, que recurre cada 20 a 40 segundos durante el sueño no REM. Pueden aparecer en vigilia y comprometer los miembros superiores. Son frecuentes en la población sin SPI-EWE.

Epidemiología

El SPI-EWE tiene una prevalencia de entre el 5 y el 20%. Se inicia entre la tercera y cuarta década. El 60% de los pacientes presenta antecedentes familiares. Se han identificado algunos locus susceptibles en varios cromosomas.

Como factores de riesgo se identifican la anemia ferropénica, neuropatías, migraña, pacientes en hemodiálisis y EP en tratamiento con fármacos dopaminérgicos. Durante el embarazo la prevalencia aumenta y mejora luego del parto.

Diagnóstico

El diagnóstico es clínico en ausencia de otra condición médica como mialgias, estasis venosa, edema, artritis, calambres, posturas incómodas, etcétera. No es imprescindible el estudio polisomnográfico, con el cual pueden constatarse los movimientos periódicos. Debe diferenciarse de la acatisia, las mioclonías nocturnas, calambres y dolores neuropáticos.

Tratamiento

Los síntomas leves o infrecuentes no requieren tratamiento. En pacientes con déficit de hierro (ferritina menor a 75 μg/L) debe administrarse hierro por vía oral o intravenosa, asociado con ácido ascórbico (vitamina C) para mejorar la absorción, lo que puede disminuir o suprimir los síntomas por completo.

Los fármacos más efectivos son la gabapentina o la gabapentina enacarbil, la pregabalina, los agonistas dopaminérgicos o las benzodiazepinas. Los opiodies se reservan para casos severos. Los agonistas dopaminérgicos y la levodopa son muy eficaces, pero pueden desarrollar luego el fenómeno conocido como *augmentation* (incremento), en el que los síntomas comienzan a desarrollarse en horarios más tempranos y son más graves.

TRASTORNOS FUNCIONALES (PSICÓGENOS) DEL MOVIMIENTO

Actualmente se utiliza el término trastornos funcionales del movimiento en lugar del término psicógenos (DSM-5 ®, o 5.ª edición del Manual Diagnóstico y Estadístico de los Trastornos Mentales). Los episodios pueden desencadenarse por estrés o trauma psíquico o físico, pero no es necesario que esto ocurra.

Su prevalencia es del 10% en pacientes con trastornos del movimiento no parkinsonianos. Son más frecuentes en mujeres.

Criterios diagnósticos

Los criterios fueron descritos por Fahn y Williams en 1988 y se mencionan a continuación.

Documentados: resolución con psicoterapia, sugestión, placebo, fisioterapia o si el movimiento desaparece, cuando el paciente cree no ser observado.

Clínicamente establecidos: son incongruentes e inconsistentes y se suma alguna de las siguientes manifestaciones: otros signos psicógenos, somatizaciones múltiples o un trastorno psiquiátrico evidente

Probables: incongruentes e inconsistentes u otros signos psicógenos o somatizaciones múltiples.

Posibles: trastorno del movimiento en un paciente con un trastorno emocional evidente.

Inconsistencia: variabilidad en la frecuencia, amplitud y distribución del movimiento. Desaparece ante la distracción y se exacerba ante la atención.

Incongruencia: distinto a trastornos orgánicos del movimiento conocidos, bizarros, se exacerban por sugestión y pueden combinar distintos tipos de movimientos.

Manifestaciones clínicas y diagnóstico

Los movimientos pueden ser incongruentes o manifestarse con características que remedan el temblor, distonía, discinesias, tics, trastornos diversos de la marcha, etcétera.

La confirmación diagnóstica, suele requerir de la asistencia de un neurólogo experimentado.

Algunas maniobras son útiles para evidenciar que el cuadro no se debe a una causa orgánica:

- La maniobra de sincronización *(entrainment test)* es útil en los casos de temblores y mioclonías, en las que al solicitar la realización de maniobras como la flexoextensión de la muñeca o el golpeteo del índice y el pulgar contralaterales, el movimiento anormal se sincroniza con la frecuencia de este o desaparece. Del mismo modo, la realización de movimientos amplios (balísticos) contralaterales tienen el mismo resultado.

- El signo del *whack-a-mole* ("aplastar un topo"), en referencia al juego en el que se asoman topos por orificios y reaparecen en otros al golpearlos, consiste en la reaparición del movimiento en otra parte del cuerpo, al impedirlo sujetando el miembro del paciente.
- La exploración del signo de la coactivación, mediante la movilización pasiva de la articulación comprometida (p. ej., la muñeca) muestra una resistencia inicial, seguida de relajación y cese del temblor.

Diagnóstico diferencial

Se realizará con **trastornos facticios**. Estos se expresan en forma intencional por una afección psicológica del paciente que no obtiene una ganancia secundaria y se conoce como síndrome de Münchausen. La **simulación** no obedece a un trastorno psicológico y se manifiesta en forma voluntaria en casos de reclamos económicos, inasistencia al trabajo o escuela, requerimiento de drogas, etcétera. Los trastornos de somatización implican cuadros de largo tiempo de evolución con antecedentes de dolores, trastornos gastrointestinales, debilidad u otros; todos, de origen no orgánico. También deben considerarse la depresión y los ataques de pánico.

Tratamiento

Es necesaria la psicoterapia o terapias conductuales. La fisioterapia y la terapia ocupacional pueden ser efectivas. En ocasiones se requerirá el uso de ansiolíticos o antidepresivos.

LECTURAS RECOMENDADAS

Albanese A, Bhatia K, Bressman S B et al. Phenomenology and classification of dystonia: A consensus update. Mov Disord 2013;28:863-73. doi: 10.1002/mds.25475.

Allen RP, Picchietti DL, Garcia-Borreguero D et al. Restless legs syndrome/Willis-Ekbom disease diagnostic criteria: updated International Restless Legs Syndrome Study Group (IRLSSG) consensus criteria--history, rationale, description, and significance. Sleep Med 2014;15:860-73.

American Psychiatric Association. DSM-5. Manual Diagnóstico y Estadístico de los Trastornos Mentales. Madrid: Editorial Médica Panamericana; 2014.

Balint B, Mencacci NE, Valente EM et al. Dystonia. Nat Rev Dis Primers 2018;4(1):25. doi: 10.1038/s41572-018-0023-6.PMID: 30237473.

D'Abreu A, Akbar U, Friedman JH. Tardive dyskinesia: Epidemiology. Journal of the Neurological Sciences 2018;389:17'20. https:/doi.org/10.1016/j.jns.2018.02.007.

Elias WJ, Shah BB. Tremor. JAMA 2014;311(9):948-54. doi: 10.1001/jama.2014.1397.

Espay A J, Aybek S, Carson A et al. Current Concepts in Diagnosis and Treatment of Functional Neurological Disorders. JAMA Neurol 2018;75(9):1132-41. doi: 10.1001/jamaneurol.2018.1264.

Fahn S, Williams DT. Psychogenic dystonia. Adv Neurol 1988;50:431-55.

Hedera P. Wilson's disease: A master of disguise. Parkinsonism Relat Disord 2019;59:140-5.

Kailash P. Bhatia, Bain P, Nin Bajaj, Elble R J, Hallett M, et al. Deuschl, and the Tremor Task Force of the International Parkinson and Movement Disorder Society. Consensus Statement on the classification of tremors. from the task force on tremor of the International Parkinson and Movement Disorder Society. Mov Disord 2018;33(1):75-87. doi: 10.1002/mds.27121.

McColgan P and Tabrizi SJ. Huntington's disease: a clinical review. Eur J Neurol 2018;25(1):24-34. doi: 10.1111/ene.13413.

Quezada J and Coffman KA. Current approaches and new developments in the pharmacologicalmanagement of Tourette syndrome. CNS Drugs 2018;32(1):33-45. doi:10.1007/s40263-0170486-0.

Stern JS. Tourette's syndrome and its borderland. Pract Neurol 2018;18(4):262-70. doi: 10.1136/practneurol-2017-001755.

van der Veen S, Zutt R, Klein C et al. Nomenclature of Genetically Determined Myoclonus Syndromes: Recommendations of the International Parkinson and Movement Disorder Society Task Force. Mov Disord 2019;34(11):1602-13.doi: 10.1002/mds.27828.

Termsarasab P. Chorea. Continuum (Minneap Minn) 2019;25:1001-35. Erratum in: Continuum (Minneap Minn). 2019;25:1834.

Ataxias

8

Sergio A. Rodríguez-Quiroga y Carolina C. Ramírez Gómez

INTRODUCCIÓN

Se define ataxia –término proveniente de dos vocablos griegos (que significan a-, sin y taxis, orden)– a un síndrome clínico caracterizado por la falta de coordinación motora.[1] De evolución aguda, subaguda, episódica o crónica es una manifestación presente en un amplio espectro de entidades neurológicas; lo que condiciona que el abordaje diagnóstico de un paciente con ataxia generalmente se constituya en un desafío clínico.

PATOGENIA

La disfunción del cerebelo o de las vías tanto aferentes como eferentes es la causa más frecuente de ataxia motora sin embargo cabe remarcar que la ataxia puede deberse al compromiso del sistema vestibular o de vías sensitivas propioceptivas (la denominada **ataxia sensorial**).

La presencia de manifestaciones clínicas tiene una relación directa con la localización de la lesión en el circuito cerebeloso. De forma general, se puede dividir al cerebelo en una región central o de línea media (vermis cerebeloso) y a ambos lados, los hemisferios cerebelosos. El compromiso cerebeloso de línea media generalmente causa afectación de tipo axial (ataxia del tronco y de la marcha) y el compromiso hemisférico causa predominantemente afectación apendicular ipsilateral al sitio de lesión (ataxia de miembros), cuando es unilateral. Una lesión difusa cerebelosa causa un compromiso generalizado simétrico. Las lesiones vestibulocerebelosas generalmente causan pérdida del equilibrio, vértigo y ataxia de la marcha.[2]

ETIOLOGÍA

Las causas de ataxia son múltiples; pueden ser lesiones estructurales, de etiología infecciosa, inmunomediadas, déficit de vitaminas, tóxicas y degenerativas; en la actualidad hay una larga lista de entidades genéticas que ha sido descritas como causantes de ataxia.[3]

MANIFESTACIONES CLÍNICAS

El primer paso en la evaluación de un paciente con ataxia es obtener una adecuada y detallada historia clínica con la cual se indague acerca de la edad de inicio de los síntomas, forma de instalación y progresión de los síntomas, historia familiar y otras condiciones médicas generales.

Desde un punto de vista práctico, el examen neurológico se puede subdividir en seis pilares de evaluación: pruebas de coordinación motora (reconocer la presencia de ataxia), evaluación de la marcha y equilibrio, lenguaje, evaluación de movimientos oculares, exploración de signos neurológicos extracerebelosos y exploración de síntomas sistémicos.

- **Pruebas de coordinación motora (reconocer la presencia de ataxia)**: existe una gran variedad de pruebas semiológicas empleadas para poner de manifiesto la presencia de ataxia axial y apendicular (**cuadro 8-1**). La dismetría es un signo cardinal de disfunción cerebelosa. Se evalúa generalmente mediante las pruebas índice-índice e índice-nariz en miembros superiores y mediante la prueba de talón-rodilla en miembros inferiores. Generalmente los pacientes

Cuadro 8-1. Principales maniobras clínicas empleadas en pacientes con ataxia		
Maniobra clínica	**Hallazgo**	**Ejemplos de patología o de tipo de ataxia**
Evaluación de movimientos oculares	Nistagmo espontáneo Intrusiones sacádicas (macroondas cuadradas)	Ataxias cerebelosas Ataxia de Friedreich
Mirada primaria		
Seguimiento de la mirada	Seguimiento fraccionado	Ataxias cerebelosas
Movimientos sacádicos	Sacádicos dismétricos Lentitud de sacádicos	SCA3 (sacádicos hipermétricos) SCA2 (sacádicos horizontales lentos)
Test de impulso cefálico	Reflejo oculovestibular alterado	Afectación de sistema vestibular
Lenguaje		
Repetición de silabas "*pa-ta-ka*"	Disartria	Ataxias cerebelosas
Miembros superiores		
Prueba de índice-nariz	Temblor de intención	Ataxias cerebelosas
Prueba de índice-índice	Dismetría	Ataxias cerebelosas
Movimientos alternantes de manos	Adiadococinesia	Ataxias cerebelosas
Maniobra de *Stewart-Holmes*	Fenómeno de rebote	Ataxias cerebelosas
Miembros inferiores		
Prueba de talón-rodilla	Dismetría	Ataxias cerebelosas
Tronco		
Paciente sentado (con brazos extendidos y pies colgando)	Aumento de oscilación del tronco	Ataxias cerebelosas
Tono muscular		
Estiramiento pasivo de articulaciones	Hipotonía	Ataxias cerebelosas
Reflejo rotuliano	Reflejo pendular (> 3 oscilaciones)	Ataxias cerebelosas
Reflejo rotuliano	Fenómeno de rebote	Ataxias cerebelosas
Maniobra de Stewart-Holmes	Fenómeno de rebote	Ataxias cerebelosas
Marcha y bipedestación		
Bipedestación en posición natural/pies juntos/en tándem	Perdida de equilibrio, lateropulsión, incapacidad de bipedestación en tándem	Ataxias cerebelosas
Maniobra de Romberg (bipedestación con pies juntos y ojos cerrados)	Pérdida de equilibrio con ojos cerrados	Ataxia sensorial o vestibular
Marcha normal	Marcha atáxica (aumento de base de sustentación, dificultad del giro)	Ataxias cerebelosas
Marcha en tándem	Incapacidad de marchar en tándem	Ataxias cerebelosas

Modificado de Bodranghien F. Consensus Paper: *Revisiting the Symptoms and Signs of Cerebellar Syndrome*. Cerebellum 2016;15(3):369-91. doi: 10.1007/s12311-015-0687-3.

atáxicos se exceden (hipermetría) o no alcanzan (hipometría) el objetivo indicado.[4] El temblor es generalmente de acción, de amplitud creciente al arribar al objetivo y predominantemente proximal.

- **Evaluación de la marcha y el equilibrio:** la marcha atáxica-cerebelosa se caracteriza por un aumento de la base de sustentación, incapacidad de una marcha en tándem, dificultad para girar.[4] El deterioro del equilibrio durante la bipedestación cuando se suprime el estímulo visual (al cerrar los ojos) es sugestivo de un componente vestibular o sensorial en las ataxias (signo de Romberg).[2]
- **Lenguaje:** el lenguaje de un paciente atáxico con afectación cerebelosa es típicamente lento, irregular, con una voz arrastrada; las palabras son pronunciadas en silabas separadas y de manera explosiva.[2] Una manera práctica de evaluar el lenguaje es mediante la repetición de las silabas "*pa-ta-ka*", en las cuales se emplean movimientos rápidos de los labios, lengua y paladar respectivamente.[4]
- **Evaluación de movimientos oculares:** es importante una adecuada y detallada evaluación de la movilidad ocular, ya que determinadas alteraciones pueden sugerir cierto tipo de etiología. El hallazgo de nistagmo horizontal o vertical, como también la presencia de sacádicos hipométricos o hipermétricos, nos indican una afectación cerebelosa. Las intrusiones sacádicas (macroondas cuadradas) son especialmente frecuentes en los pacientes que tienen ataxia de Friedreich. El seguimiento entrecortado de la mirada es correspondiente con pacientes con ataxia espinocerebelosa tipo 3 (SCA3) y la presencia de sacádicos marcadamente lentos en ataxia espinocerebelosa tipo 2 (SCA2). El hallazgo de oftalmoparesia con ptosis o sin ella es común en las ataxias asociadas a enfermedades mitocondriales.[3]
- **Signos neurológicos extracerebelosos:** una vez que el examen neurológico establece la presencia de ataxia, debe ponerse especial interés en la presencia de otros hallazgos neurológicos tales como trastornos del movimiento (parkinsonismo, distonía, corea, mioclonías), signos de disfunción piramidal, compromiso de nervios periféricos, compromiso cognitivo, entre otros.
- **Manifestaciones sistémicas:** es de gran importancia también la búsqueda de otros signos sistémicos los cuales pueden ayudar en la interpretación diagnóstica (p. ej., hipotensión ortostática en la atrofia multisistémica, pérdida de peso en la ataxia de causa paraneoplásica, pie cavo y/o escoliosis en la ataxia de Friedreich, cataratas y/o telangiectasias en el síndrome de ataxia-telangiectasia.

GENÉTICA

Las ataxias de origen genético son múltiples y existen con todos los patrones de herencia (**cuadro 8- 2**).

DIAGNÓSTICO

En el diagnóstico etiológico de una ataxia lo más importante seguirá siendo la guía clínica que nos defina si es de origen cerebeloso en cuyo caso, se continuará por establecer si la causa es adquirida (exposición a tóxicos, deficiencias nutricionales o enzimáticas, de origen autoinmune o paraneoplásico). Si existe antecedente familiar, debe encontrarse el patrón de herencia para enfocar nuestras posibilidades y solicitar el estudio genético correspondiente. Si lo anterior se ha descartado y la ataxia se presenta en un individuo mayor de 60 años, debe considerarse etiología degenerativa.

Cuando existe sospecha de causa adquirida es indispensable la medición plasmática de tóxicos o niveles de fármacos en caso de sospecha de intoxicación, o de vitamina B_{12}, vitamina E, si se considera deficiencia de ellas. Si hay fuerte evidencia clínica de origen inmunomediado, es necesario solicitar anticuerpos específicos, por ejemplo, anticuerpos contra la descarboxilasa de ácido glutámico, anticuerpos antigliadina, antitransglutaminasa, antiperoxidasa, etc.

La punción lumbar será llevada a cabo en caso de ataxia aguda o subaguda y sospecha de causa infecciosa.

En los estudios de imagen, sin duda, la resonancia magnética dará un mayor aporte, en

Cuadro 8-2. Ataxias hereditarias

AUTOSÓMICAS DOMINANTES		
Entidad	**Características adicionales**	**Gen /mutación**
SCA 1	Sacadas hipermétricas, signos del tracto corticoespinal	ATXN1/expansión CAG
SCA 2	Sacadas lentas	ATXN2/expansión CAG
SCA 3	Machado-Joseph	ATXN3/expansión CAG
SCA 5	Nistagmo con fase rápida hacia abajo	SPTBN2/deleción, mutación puntual
SCA 7	Pérdida visual por degeneración retiniana	ATXN7/expansión CAG
SCA 10	Crisis convulsivas	ATXN10/ expansión ATTCT
SCA 17	Disartria (enfermedad de Huntington o similar al Huntington [HDlike])	TBP/expansión CAG
Atrofia dentadorubro palidoluisiana	Hiperqueratosis, atrofia multisistémica tipo C, enfermedades similares al Huntington (HDlike)	ATN1/expansión CAG
Ataxia episódica tipo 1	Ataxia episódica, duración de segundos a minutos, fasciculaciones interictales	KCNA1/mutación puntual
Ataxia episódica tipo 2	Ataxia episódica, duración de horas a días, nistagmo interictal	CACNA1A/mutación puntual
Recesivas y mitocondriales		
Entidad	**Características adicionales**	**Gen/mutación**
Ataxia de Friedreich	Propiocepción disminuida, arreflexia, sacadas cuadradas, escoliosis, pie con arco alto	FXN/ expansión GAA
Abetalipoproteinemia	Retraso del desarrollo, esteatorrea	TTTP/mutación puntual
Ataxia telangiectasia	Telangiectasia en ojos y piel Riesgo de cáncer	ATM/mutación puntual
Ataxia con apraxia oculomotora tipo 1	Apraxia oculomotora	APTX/deleción
Ataxia con apraxia oculomotora tipo 2	Apraxia oculomotora	SETX/inserción
Enfermedad de Refsum	Retinitis pigmentaria, ceguera nocturna	PAHX, PEX7/ mutación puntual
Enfermedades mitocondriales (epilepsia mioclónica con fibras rojas rasgadas [MERRF]; síndrome de neuropatía, ataxia y retinitis pigmentaria [NARP]; encefalomiopatía mitocondrial, acidosis láctica y episodios similares a un ataque cerebrovascular [MELAS]; síndrome de Kearns-Sayre)	Miopatía, oftalmoplejía externa, degeneración retiniana pigmentaria	Mutación puntual
Ligadas al cromosoma X		
Gen	**Características adicionales**	**Banda**
ATP7A	Ataxia congénita no progresiva; atrofia cerebelosa, defecto del transporte de cobre	Xq21.1
FMR1	Discapacidad intelectual, hipoplasia del vermis; temblor asociado a X frágil/ataxia	Xq27.3

la búsqueda de lesiones estructurales y vasculares como tumores, abscesos, etc.; en este caso, puede encontrarse atrofia cerebelosa, en la mayoría de los casos. Algunas entidades pueden mostrar signos específicos con este método de estudio, como hiperintensidad del pedúnculo cerebeloso medio (*hot cross bun sign*) vista en la atrofia de múltiples sistemas (AMS) y en la SCA2, hiperintensidad de los cuerpos mamilares, la sustancia gris periacueductal y región paraventricular del tálamo en la encefalopatía de Wernicke, hiperintensidad en ribete cortical en la secuencia de difusión en la enfermedad de Creutzfeldt-Jakob (CJD), etcétera.

Los estudios especiales se realizarán cuando haya una fuerte evidencia de etiologías específicas, por ejemplo, polisomnografía en AMS, electroencefalograma en búsqueda de complejos periódicos punta-onda en CJD, etcétera.

DIAGNÓSTICO DIFERENCIAL

Principalmente tiene que diferenciarse la ataxia cerebelosa de otros trastornos del equilibrio como parkinsonismos, los cuales pueden tener alteraciones de la marcha pero con características distintas, además de rigidez, bradicinesia, etcétera. Alteraciones vestibulares y neuropatía sensitiva darán otro tipo de ataxia y la clave estará en los hallazgos acompañantes (náuseas, vértigo, hipoacusia, problemas sensitivos). Por otra parte, la debilidad muscular y problemas ortopédicos pueden dar descoordinación, que no debe confundirse con ataxia.

TRATAMIENTO Y PRONÓSTICO

El tratamiento y pronóstico dependen de la causa. Suelen tener un final más benigno aquellas que tienen un tratamiento modificador de la enfermedad, como la suplementación de tiamina en la encefalopatía de Wernicke, dieta libre de gluten en la enfermedad celíaca, administración de vitamina E en la ataxia por deficiencia de esa vitamina, dieta hipograsa con suplementos de triglicéridos de cadena mediana en la abetalipoproteinemia, dieta cetogénica en la deficiencia del transportador 1 de glucosa, miglustat en la enfermedad de Niemann Pick tipo C.

Sin embargo, en la mayoría de los casos se opta por un tratamiento sintomático, con peor pronóstico. Dentro de los fármacos usados se encuentra el riluzol, la amantadina, el blacofeno. La 4-aminopiridina es útil en las ataxias episódicas. La enzima Q10 parece ser una opción en la AMS y en las SCA.

La terapia física enfocada en la fuerza y equilibrio es vital en todos los pacientes.

Sin duda, el reconocimiento de una ataxia no es del todo complicado pero las cosas se tornan más detalladas cuando se busca la etiología y aún más complejas, cuando no existe un tratamiento específico.

REFERENCIAS

1. Ghizoni Teive HA. Ataxias. En: Micheli F. Movimientos Anormales: Clínica y Terapéutica. Buenos Aires: Editorial Médica; 2012. pp. 423-48.
2. Ashizawa T and Xia G. Ataxia. Continuum Minneap Minn 2016:22(4 Movement Disorders):1208-26.
3. Kuo S.H. Ataxia. Continuum Minneap Minn 2019; 25(4):1036-54.
4. Bodranghien F, Bastian A, Casali C, Hallett M, et al. Consensus Paper: Revisiting the Symptoms and Signs of Cerebellar Syndrome. Cerebellum 2016;15(3):369-91.

Trastornos de la conducta, el lenguaje y la conciencia

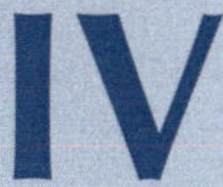

Trastornos cognitivos, demencia y otras alteraciones de las funciones cerebrales superiores

9

Pablo G. Sanz y Flavio Mercado

DETERIORO COGNITIVO LEVE Y DEMENCIA

Generalidades, antecedentes, definición y epidemiología

Hoy entendemos por **demencia** o **trastorno neurocognitivo mayor** (*American Psychiatric Association,* DSM-5®) al síndrome caracterizado por deterioro cognitivo progresivo, producido por una disfunción cerebral de etiología adquirida o genética (modificado de Méndez y Cummings, 2003). Según la *American Psychiatric Association*, para afirmar tal condición se debe establecer la ausencia de alteración en el nivel de la conciencia y la presencia de declinación cognitiva (disfunción de al menos dos dominios de la función cognitiva), que condicione una merma respecto del funcionamiento previo del sujeto, pasando a estar limitado para desarrollar sus actividades habituales (DSM-5®). Un concepto completo y más actual prevé que todo **síndrome demencial** (SD) involucra el compromiso del ánimo, las funciones cognitivas, la conducta y el desempeño funcional.

Es posible que al inicio de su expresión clínica estos cuadros se circunscriban al compromiso de una única esfera o función cerebral superior como es el caso de la memoria (síndrome amnésico o amnesia-), el lenguaje (síndrome afásico o afasia), la programación motora (síndrome apráxico o apraxia), la integración sensorial (síndrome agnósico o agnosia), habilidades ejecutivas (síndrome disejecutivo) u otra. Por otro lado, debe destacarse que afasias, apraxias o agnosias, como manifestaciones aisladas, suelen ser la manifestación de un evento clínico focal (ataque cerebrovascular o lesión ocupante de espacio, por ejemplo), cuya localización puede ser inferida a partir de la clínica. Se desarrollan más adelante. En segunda instancia, estos síndromes pueden formar parte del inicio de una demencia focal, que eventualmente condicionará el compromiso de otros dominios (cognitivos y/o conductuales).

Los SD pueden ser causados por diversas etiologías, las cuales afectan la corteza cerebral, sus conexiones subcorticales o ambas. Su identificación temprana permite corregir las formas reversibles y adecuar el manejo terapéutico en los restantes casos.

Su tasa de prevalencia varía a nivel mundial, considerando etiología, demografía local y otros factores. Dado que su incidencia general se incrementa con la edad, esta variable constituye el factor de riesgo más importante.

Se proponen distintos criterios diagnósticos para diferenciar la queja cognitiva subjetiva (habitualmente mnésica y asociable a la edad) del deterioro cognitivo, revestido de mayor valor patológico por el riesgo de evolución a demencia, al que hoy se conoce como deterioro cognitivo leve -DCL- (Petersen), o trastorno neurocognitivo menor (DSM-5®). La historia natural del DCL muestra que el 60% evoluciona a demencia (con ritmo del 15% anual), el resto permanece estable y un mínimo porcentaje se revierte. Su diagnóstico y manejo oportunamente temprano puede enlentecer el tiempo de progresión a demencia, en el caso de dicha evolución.

Clasificación

Los SD pueden clasificarse sobre la base de distintos criterios como son su etiología (degenerativa vs. no degenerativa), el pronóstico (potencialmente reversibles o irreversibles), su semiología (con o sin trastornos motores prominentes), el curso evolutivo (inicio brusco con cambios escalonados, inicio incierto con progresión gradual o curso rápido), topografía u otros atributos. Desarrollamos el criterio topográfico, que relaciona las características de expresión (síndrome), con la región donde asienta la lesión (topografía), por considerarlo de utilidad para guiar el juicio clínico y establecer la presunción diagnóstica etiológica, considerando las siguientes características:

- **SD corticales.** Disfunción mnésica (de almacenamiento, evocación y reconocimiento), afasia, apraxia, agnosia y/o alteración conductual. Sin alteraciones iniciales en el examen fisiconeurológico (tardíamente puede agregar signos focales, convulsiones y/o mioclonías). Ejemplos: enfermedad de Alzheimer (EA) y espectro de demencia frontotemporal (DFT).
- **SD subcorticales.** Suele presentarse con signos focales, de liberación piramidal (predominantemente en miembros inferiores, en casos de afección de sustancia blanca subcortical), alteraciones del tono postural o movimientos anormales. Presenta trastornos tempranos del ánimo y la conducta (labilidad emocional, síntomas depresivos, enlentecimiento psicomotor y abulia cognitiva). La memoria episódica inicialmente muestra un perfil de disfunción durante la evocación espontánea (capacidad de retención-recuperación) que mejora con la facilitación (capacidad de almacenamiento). Hay alteraciones en la memoria procedural, flexibilidad cognitiva (rigidez o incapacidad para adaptarse a cambios de estrategias), fluencia verbal. Las alteraciones cognitivoconductuales son "de tipo frontal" por lo cual también se denominan SD frontosubcorticales. Son ejemplos de este grupo los SD secundarios a la enfermedad de Parkinson (DEP), a algunas formas de coreas, degeneración corticobasal (DCB), parálisis supranuclear progresiva (PSP), atrofia multisistémica (AMS), demencia pugilística, el síndrome de Hakim-Adams. En casos de afección de sustancia blanca subcortical, son ejemplos de SD: estadios avanzados de esclerosis múltiple, demencia asociada a VIH-sida, encefalopatía vascular de Binswanger y otras.
- **Formas mixtas.** Es la combinación de signos y síntomas, relacionables con el compromiso cortical y subcortical; por ejemplo, la injuria vascular multiinfarto, neurosífilis, enfermedad de Creutzfeldt-Jakob y otras.

ENFERMEDAD DE ALZHEIMER

La enfermedad de Alzheimer (EA) es progresiva, de causa neurodegenerativa, producto de la muerte neuronal, con pérdida sináptica a partir de degeneración neurofibrilar y degeneración amiloidea.

Generalidades

Es la causa más frecuente de demencia y explica por sí misma casi la mitad de los SD y principalmente en comorbilidad, hasta dos terceras partes de los SD mixtos (hecho relevante en formas de EA de inicio tardío (EAITa). Las tasas de demencia se incrementan con la edad. El 90% de los casos responden a formas esporádicas. Las formas hereditarias son más raras; suelen ser de inicio temprano (EAITe), antes de los 65 años y responden a mutaciones presentes en el gen del péptido precursor de la proteína β-amiloide (PPBA) o las enzimas de restricción involucradas en su procesamiento (PSN1 y PSN2). La EAITa generalmente presenta un origen multicausal por lo que su propia neuropatología suele asociarse con injuria vascular u otras entidades neurodegenerativas (como esclerosis del hipocampo o cuerpos de Lewy). La EAITa demuestra mayor grado de patología neocortical (principalmente en corteza parietal), mayor taupatía que amiloidogénesis y menos compromiso de hipocampo.

Factores de riesgo

Entre los factores de riesgo (FR) la edad es el principal (su tasa de prevalencia que parte de 1% a los 60 años, se duplica cada cinco años y alcanza el 32% a los 85 años) (White y col., 1986; Gardner y col., 2013). Los factores de riesgo vascular (tabaquismo, diabetes, hipertensión, dieta grasa y otros) y el alelo 4 de la apolipoproteína E también son factores importantes en EAITa (la homocigocidad de este último incrementa ocho veces el riesgo de EA).

Fisiopatología

Los cambios neuropatológicos preceden entre quince y veinte años a los signos clínicos evidentes. El metabolismo anormal de dos proteínas -Aβ y τ (tau)- está estrechamente relacionado a la etiopatogenia de la EA. La neurodegeneración se produce por cascadas de acontecimientos intrínsecos que alteran y agregan las proteínas τ (tau) a nivel intracelular (ovillos neurofibrilares) y la amiloidea a nivel extracelular (placas neuríticas). También hay pérdida neuronal y de sinapsis, de glía y mielina. Una región especialmente vulnerable a este proceso son las neuronas colinérgicas de los núcleos basales, que produce disfunción del sistema colinérgico en las primeras etapas de la EA (relacionado con el síndrome hipomnésico). También hay afectación de las proyecciones ascendente subcorticales de los sistemas noradrenérgicos y serotoninérgicos, relacionados a cambios conductuales. Las modificaciones en el sistema glutamatérgico se manifiestan en la disminución de los receptores glutamatérgicos en las neuronas piramidales de la corteza entorrinal, especialmente. El déficit colinérgico y la disfunción glutamatérgica en la EA son las bases de los tratamientos actuales de la EA.

Clínica

La **presentación típica** de EAITa involucra alteración de la memoria de corto plazo que progresa con deterioro de otros dominios cognitivos, lo que condiciona la limitación funcional. Existen variantes de presentación no mnésicas ("atípicas" o "tipo 2"), que pueden estar presentes hasta en la mitad de los casos de EAITe, que incluyen: afasia progresiva primaria logopénica, atrofia cortical posterior, apraxia ideomotora progresiva, forma conductual disejecutiva, síndrome corticobasal y otras. Dentro de estos subtipos y variantes de presentación se diferencian dos estadios clínicos (criterios IWG 2014 Y NIA AA del 2011):

- **Estadio reclínico.** Es el período presintomático, que se extiende hasta 20 años desde el comienzo de eventos patogénicos iniciales hasta la aparición de cambios cognitivos específicos. Se caracteriza por la presencia de placas de amiloides (principalmente sobre área entorrinal e hipocampo).
- **Estadios clínicos.** La fase prodrómica es oligosintomática y consiste en DCL: en EAITa puede confundirse con declinación asociada al envejecimiento y en EAITe puede presumirse, ante la presencia de mutaciones patológicas o biomarcadores de amilodogénesis e injuria neuronal. En la fase de demencia la progresión del deterioro cognitivo limita las actividades de la vida diaria.
- **Trastornos conductuales y otras alteraciones neuropsiquiátricas en EA.** Hasta el 90% de los pacientes con EA presentarán síntomas conductuales en diferentes momentos de la evolución. Depresión y apatía coexisten con frecuencia en el estadio inicial o prodrómico. Solo la apatía persiste en todos los estadios, según suele ser referida por los cuidadores y a diferencia de la depresión, se asocia a placidez e indiferencia con ausencia de signos neurovegetativos. La ansiedad también puede ser un síntoma temprano y es probable que escale hasta llegar a la agitación y/o la agresión. Los trastornos psicomotores (hiperactividad, desasosiego, vagabundeo y agitación) ocurren independientemente del nivel de deterioro del enfermo. Los signos psicóticos (delirios, alucinaciones u otros) suelen ocurrir en etapas más avanzadas de la enfermedad. La ideación delirante aparece cuando el deterioro cognitivo interfiere con la habilidad del paciente para comprender la realidad. Las alucinaciones suelen ser menos frecuentes; las más comunes son las vi-

suales sin una clara correlación con el nivel de deterioro cognitivo.

DEMENCIA FRONTOTEMPORAL

La demencia frontotemporal (DFT) comprende un grupo de SD, genética y clínicamente heterogéneo, se relaciona con la degeneración del lóbulo frontal y/o temporal, que involucran dos síndromes o variantes diferenciables: el síndrome conductual y del lenguaje (afasias).

Generalidades

Es entre diez y quince veces menos frecuente que la EA y suele ocurrir a una edad más temprana (50-60 años); por tal razón es el trastorno cognitivo neurodegenerativo de aparición temprana más frecuente y la cuarta causa más común de demencia.

Etiopatogenia

Enfermedad neurodegenerativa. Aunque también se considera de causa esporádica e idiopática, muestra mayor relevancia causal hereditaria que la EA. Entre el 20 y 40% de los pacientes presentan antecedentes familiares. Un 10% expone patrón de herencia autosómica dominante, con mutaciones causales reportadas en más de diez genes.

Fisiopatogenia

A nivel histopatológico se informan pérdida neuronal, disfunción neuronal, gliosis e inclusiones de proteínas intracelulares características que se deben al menos a cuatro inclusiones proteicas diferentes: τ (tau), TDP43, ubicuitina y la proteína de fusión en sarcoma. Cada una de ellas pueden corresponder a distintas formas clínicas o genéticas. Además de la pérdida neuronal hay astrocitosis, con cuerpos de Pick o sin ellos. Con el tiempo se observa marcada atrofia cerebral que afecta a los lóbulos frontales y la parte anterior de los temporales. En la enfermedad de Pick se ven las inclusiones citoplasmáticas de Pick con técnicas de tinción argéntica y específicamente hay una importante pérdida neuronal y gliosis astrocitaria, en regiones hipocámpica y parahipocámpica, complejo amigdalino y núcleo caudado.

Clínica

La duración de la enfermedad es altamente variable (de dos a veinte años), lo cual es consistente con la heterogeneidad clínica del trastorno. En rango general, la alteración de la memoria es escasa y/o variable, conservando mayormente las fases de reconocimiento (netamente diferente de EA típica). Presenta tres formas clínicas distintivas que representan síndromes clínicos prototípicos de atrofia frontotemporal con una diferente distribución topográfica, de una patología común. Éstas son:

- **Variante conductual (VC-DFT).** De inicio entre los 40-60 años. Se caracteriza por cambios de comportamiento, alteración severa de la conducta personal (apatía, desinhibición, interacción interpersonal alterada, emociones embotadas y carencia de *insight* o autopercepción de enfermedad). Las alteraciones de conducta eclipsan la disfunción cognitiva (más modesta, con deterioro del juicio, falta de atención o la desorganización). La clásica enfermedad de Pick (con inclusiones de Pick) pertenece a esta variante. En ella se reconocen tres fases: inicial, moderada y final.
  - **Inicial:** predominan los trastornos de personalidad (desinhibición, indiscreción sexual e hilaridad inapropiada), apatía y conducta antisocial (exhibicionismo, cleptomanía, etc.). La desinhibición puede anteceder varios años al del deterioro cognitivo. Suelen aparecer obsesiones, compulsiones, hiperoralidad (ingesta de cualquier elemento) e hipermetamorfosis (exploración impulsiva del entorno por medio del tacto). Estas conductas pueden asociarse con placidez e hipersexualidad, que conforman el síndrome de *Klüver-Bucy*.
  - **Moderada:** trastornos del lenguaje (anomias, estereotipias y alteraciones en la comprensión). Comienzan las alteraciones cognitivas (memoria, cálculo y orientación visoespacial).

- **Final:** desarrollo de deterioro cognitivo global severo, con pérdida de lenguaje y síndrome acineto-rígido progresivo, que provoca mutismo y postración.
- **Afasia progresiva primaria no fluente (APPNF-DFT):** afasia expresiva con trastorno severo de la articulación y sintaxis, que condiciona un lenguaje telegráfico, esforzado, no fluente, carente de conectores y con muchas parafasias que conserva inicialmente la comprensión.
- **Afasia progresiva primaria fluente o demencia semántica (DS-DFT):** lenguaje fluente que pierde sentido semántico (significado), lo cual condiciona trastornos de comprensión y presencia de anomias. Preserva memoria episódica y autobiográfica.
- **Otras variantes:** involucran DFT asociadas a enfermedad de motoneurona y Parkinsonismo.

ENFERMEDAD POR DEPÓSITOS DE CUERPOS DE LEWY

Es la segunda causa de SD de origen neurodegenerativo, con inicio tardío.

Fisiopatología

DEP y enfermedad por depósitos de cuerpos de Lewy (DCL) no se pueden distinguir patológicamente. Ambas se caracterizan por la presencia de numerosas inclusiones neuronales redondas, eosinofílicas, intracitoplasmáticas (*cuerpos de Lewy*), que contienen una proteína denominada α-sinucleína, diseminadas en células de múltiples áreas del tronco encefálico (sustancia negra, locus *coeruleus*, núcleo dorsal del vago, sustancia innominata), diencéfalo (hipotálamo) y corteza cerebral o neocorteza. Estas mismas inclusiones también se encuentran presentes en la sustancia negra en la *enfermedad de Parkinson* sin demencia (EP) y por ello, ECL y EP se clasifican como sinucleinopatías.

Clínica

Cognición fluctuante, alucinaciones visuales recurrentes, parkinsonismo y trastornos de conducta del sueño REM (TCREM). En una etapa precoz suelen aparecer hiposmia y TCS-REM. Luego aparece DCL, de perfil multidominio no amnésico, que evoluciona con capacidad cognitiva fluctuante y episodios de confusión. Aparición de síntomas neuropsiquiátricos tempranos (principalmente, alucinaciones visuales y/o auditivas), delirios paranoides y/o síntomas depresivos. Antecedente de caídas frecuentes. Con un grado leve a moderado de demencia, se observan signos de parkinsonismo, que se caracterizan por hipersensibilidad a neurolépticos (con franco incremento ante dosis bajas).

ENCEFALOPATÍA TRAUMÁTICA CRÓNICA

Se debe a lesiones encefálicas graves y/o repetidas que causan disfunción cognitiva, conductual y/o del humor, asociadas o no a trastornos motores. La alteración cognitiva suele ser progresiva y puede progresar a SD. Las características histopatológicas incluyen ovillos neurofibrilares, con τ (tau) hiperfosforilada, depósitos β amiloide y cuerpos de Lewy positivos para α-sinucleína.

DEMENCIAS POTENCIALMENTE REVERSIBLES

Grupo de SD de etiología variable, que pueden estabilizarse, mejorar o revertirse, si se instaura el tratamiento oportuno. Por ello "es obligatorio descartar estas condiciones" en todo paciente con deterioro cognitivo o SD, aunque su incidencia se estime menor al 3%. Dentro de este grupo suelen distinguirse causas potencialmente quirúrgicas (hidrocefalia normotensiva, hematoma subdural, lesión ocupante de espacio u otras) y no quirúrgicas (en países en vías de desarrollo, en su mayoría infecciosas y carenciales, como déficit de vitamina B_{12}).

DETERIORO COGNITIVO VASCULAR

Se refiere a todo trastorno cognitivo de origen vascular. Constituye un grupo muy heterogéneo de entidades. Es la segunda causa más común de SD después de EA.

Fisiopatología

Requiere un volumen crítico de injuria cerebral (50-100 mL) o localización específica de la lesión (prevalecer sobre la extensión). De esta manera, la expresión clínica del DCV se relaciona con el tipo de injuria, como múltiples infartos pequeños, infartos de localización estratégica, lesiones isquémicas difusas de la substancia blanca subcortical (SD de Binswanger, por ejemplo), o una combinación de todos. Si bien el deterioro cognitivo vascular (DVC) suele ser esporádico, se reconocen causas genéticas, que incluyen angiopatía amiloide cerebral y la arteriopatía cerebral con infartos subcorticales y leucoencefalopatía, autosómica dominante (CADASIL).

Clínica

Antecedentes de enfermedad o factores de riesgo vascular, inicio definido/abrupto del déficit cognitivo, progresión escalonada y signos neurológicos focales, que incluyen: déficit motor o sensitivo, ataxia, apraxia, trastorno de la marcha u otros signos como parálisis seudobulbar (disartria, disfagia y emotividad patológica -afecto seudobulbar-). La alteración de la memoria suele ser menos prominente que en la EA. La otra presentación clínica es de un cuadro demencial posterior a un ACV, un examen neurológico anormal con signos de déficit focal y la presencia de factores de riesgo vascular. Dentro de los cuadros de deterioro están la **encefalopatía arteriosclerótica subcortical** de Binswanger (patrón por afectación de sustancia blanca) y la **vasculitis primaria del SNC** (síndrome de deterioro cognitivo de instalación subaguda). Deberán considerarse en conjunto todos los hallazgos –clínicos, de imágenes, de evolución, cognitivos– para considerar un diagnóstico de DCV probable o de una demencia mixta.

HIDROCEFALIA NORMOTENSIVA O SÍNDROME DE HAKIM-ADAMS

La hidrocefalia de cualquier etiología puede ocasionar demencia. La HNT es una causa potencialmente reversible de demencia.

Fisiopatología

Se cree que la HNT es causada por una reabsorción inadecuada del LCR.

Clínica

Se caracteriza por una tríada clínica de lenta evolución (meses), en el siguiente orden de aparición:

- **Trastorno de la marcha:** apraxia de la marcha.
- **Incontinencia.**
- **Deterioro cognitivo progresivo.**

Pronóstico

La aparición del cuadro motor previo, escaso déficit cognitivo y poco tiempo de evolución son marcadores de buen pronóstico, si se realiza la cirugía de derivación.

Manejo diagnóstico

Las neuroimágenes confirmarán hidrocefalia, comunicante. Existen distintos parámetros para su valoración. Uno de los más populares es el Índice de Evans (relación entre la distancia máxima entre las astas frontales sobre la distancia máxima entre las tablas internas) > 0,30. A estos pueden sumarse técnicas de dinámica de LCR por RM y la prueba terapéutica conocida como *test de Fisher,* que consiste en la mejoría en la alteración de la marcha que se produce luego de la extracción por punción lumbar de 40 ml de LCR.

DEMENCIAS RÁPIDAMENTE PROGRESIVAS

Algunas formas de demencia presentan rápido deterioro; se presenta en forma aguda o subaguda, en semanas a pocos meses. Algunas de estas formas pueden ser tratables y/o reversibles.

Clínica

El tiempo para considerar la presunción de demencia rápidamente progresivas (DRP) es variable entre los diversos autores pero no debe ser menor a un mes ni mayor a dos años.

Causa

Entre las causas más importantes de este grupo se incluyen: enfermedades priónicas (como *Creutzfeldt-Jakob*), encefalopatías autoinmunes (como la encefalitis límbica), causas tóxico-metabólicas, vasculares (como vasculitis), neoplásicas (particularmente linfoma intravascular), carenciales (como déficit de Vit. B_{12}), infecciosas (como enfermedad de Whipple, VIH-sida o neurosífilis) y finalmente, variantes atípicas de presentación DRP de patologías neurodegenerativa habituales (como ECL o EA).

ENFERMEDADES POR PRIONES

Generalidades

La enfermedad de Creutzfeldt-Jakob (ECJ) es el paradigma de este grupo. Su incidencia anual es de aproximadamente un caso/millón de habitantes. La enfermedad esporádica generalmente ocurre a partir de los 40 años y en promedio a los 60 años. La forma genéticamente adquirida suele iniciarse antes de los 55 años y asociarse a antecedentes familiares (entre el 5 y 10% de los casos).

Patogénesis

Es causada por una partícula proteica, que al tener un mal plegamiento pasa a transmitirse entre neuronas y genera esta enfermedad.

Clínica

Demencia progresiva de rápida evolución, con alteraciones mnésicas y del lenguaje marcadas, cambios de la personalidad (como paranoia) y excitación psicomotriz).

Movimientos anormales (mioclonías -más frecuente-, distonía, corea o atetosis), a los que suelen agregarse signos de disfunción cerebelosa (en el caso de la “nueva variante”), de los ganglios de la base (parkinsonismo) y en escaso porcentaje, lesión de motoneurona inferior.

Pronóstico

No hay tratamiento disponible actualmente por lo que su curso generalmente es letal.

DEMENCIAS AUTOINMUNES

Comprenden un amplio espectro de entidades con potencial tratable y/o reversible, dentro del que se encuentran las encefalopatías paraneoplásicas como el síndrome paraneoplásico con encefalitis límbica por anticuerpos dirigidos contra la superficie de células.

Fisiopatología

En muchos pacientes se relaciona con la producción de autoanticuerpos dirigidos contra antígenos neuronales intracelulares o de superficie celular. Puede asociarse con cáncer de células pequeñas de pulmón (puede preceder al diagnóstico del cáncer subyacente).

Los anticuerpos antineuronales (presentes en suero o LCR) son útiles como marcadores de diagnóstico. En algunos pacientes con encefalitis límbica, sin cáncer, se observan anticuerpos contra otro antígeno de la superficie celular (LGI1). Los anticuerpos anti-NMDA pueden asociarse a tumores ováricos.

Clínica

El compromiso de las estructuras límbicas explica el predominio de un síndrome amnésico, el cual puede mostrar un curso estático, progresivo o remitente. Algunos subtipos presentan hallazgos distintivos (los anticuerpos anti-NMDA suelen asociarse con cuadros psiquiátricos de tipo catatonía. La RM puede revelar una intensidad de señal anormal en los lóbulos temporales medianos y de la ínsula.

MANEJO DIAGNÓSTICO DEL PACIENTE CON SOSPECHA DE DETERIORO COGNITIVO

El diagnóstico de demencia, obtenido a partir de la evaluación del sujeto y no sólo a través de estudios complementarios, elementos de apoyo y utilidad para el diagnóstico diferencial y la presunción etiológica, se basa en la clínica si son guiados desde el juicio clínico. La estrategia para el manejo diagnóstico del paciente con sospecha de deterioro cognitivo involucra:

- **Anamnesis.** Debe ser exhaustiva e involucrar al paciente y al menos un informante para indagar sobre la forma de inicio, tiempo de evolución, progresión del cuadro, diferencias de desempeño previo al mismo, grado de impacto funcional, autopercepción del paciente sobre sus déficits y antecedentes médicos personales y familiares.
- **Examen físico general.** Para buscar signos de posibles enfermedades sistémicas causales.
- **Examen físico-neurológico.** Para pesquisar signos que orienten hacia una presunción sindromática, topográfica y eventualmente etiológica.
- **Evaluación del rendimiento cognitivo general.** La presunción de deterioro cognitivo debe ser establecida y documentada a partir de la administración de pruebas de tamizaje de funcionamiento cognitivo general, como la de Estado Mínimo Mental de Folstein (MMSE), la del Reloj a la Orden, MOCA y otras. El MMSE es una prueba diseñada por Folstein y McHung en 1975, que permite evaluar rendimiento cognitivo general y/o detectar alteraciones en el rendimiento de forma rápida y estandarizada. Se trata de una sencilla escala estructurada, que se realiza en no más de 5 a 10 minutos. Evalúa la orientación temporal y espacial, la fijación de tres palabras que se mencionan, la atención y el cálculo, el recuerdo de las tres palabras, el lenguaje (repetición, comprensión, lectura, escritura, denominación) y la copia de un dibujo. Con el punto de corte de 24/30, recomendado para el MMSE para pacientes geriátricos, se documenta una sensibilidad del 89,8% y una especificidad del 75,1%. Una versión de esta prueba adaptada por la Sociedad Neurológica Argentina, para su aplicación local a la población rioplatense presenta puntajes de corte y baremos estratificados por edad y nivel educativo.
  Cabe recordar que estas pruebas no determinan el perfil de disfunción y pueden no detectar DCL.

Estudios complementarios de rutina

Siempre se incluirán los siguientes procedimientos:

- **Laboratorio con:** hemograma, glucemia, función renal, hepatograma, electrolitos, hormonas tiroideas, dosaje de vitamina del grupo B y D, ácido fólico, homocisteína y orina completa. Según aspectos epidemiológicos y presunción deberá valorarse VDRL, serología para VIH y otros.
- **Neuroimágenes estructurales de encéfalo**, por resonancia magnética (RM) preferentemente o tomografía computada (TC) como alternativa ante contraindicación o falta de disponibilidad de RM, para pesquisa o descarte de causas de demencia secundaria (tumores, abscesos, infartos, hemorragias, hidrocefalia y otras) y valoración del patrón de atrofia, que ayuden a establecer presunciones diagnósticas (p. ej., predominio temporomedial en EA y frontal en DFT).
- **Evaluación neurocognitiva.** Pruebas neuropsicológicas para determinar el rendimiento cognitivo general y perfil de disfunción cognitiva (específica de dominio).
- **Escalas de depresión.** Para descartar seudodemencia asociada a depresión.
- **Valoración de la repercusión funcional.** Anamnesis dirigida y administración de escalas a informante, objetivo para determinar el grado de limitación funcional del cuadro, sobre la base de las actividades de la vida diaria (AVD) y funcionamiento previo del paciente.

Estudios complementarios no rutinarios

Restringidos a presunciones diagnósticas específicas:

- **Punción lumbar.** Indispensable ante la sospecha de procesos infecciosos, ECJ, encefalopatías autoinmunes paraneoplásicas (encefalitis límbica).
- **Electroencefalograma (EEG).** Con patrones característicos en enfermedad priónica, encefalitis o estado de mal epiléptico no convulsivo.
- **Neuroimágenes funcionales.** Revelan alteraciones más tempranas que los métodos estructurales
- **Tomografía por emisión simple de fotones (SPECT).** Valora perfusión tisu-

lar cerebral y patrones de alteración que orientan al diagnóstico etiológico diferencial (por ejemplo, hipoperfusión temporoparietal, en EA y frontal, en demencia frontotemporal).

- **Tomografía por emisión de positrones (PET) con fluordesoxiglucosa:** Más moderna y sensible que la anterior, valora el metabolismo cerebral, la actividad sináptica (por ejemplo, el hipometabolismo del lóbulo occipital o menor densidad de terminales dopaminérgicas en los ganglios basales, desde proyecciones de la sustancia negra en ECL).
- **PET con ligandos para proteínas anormales.** Permite demostrar depósitos de amiloide (**PIB, florbetapir**), proteína τ (tau) anormal o ambas. Ofrecen una posibilidad de diagnóstico temprano en estadios iniciales de EA temprana.
- **Gammagrafía con metayodobencil guanidina.** Detecta denervación cardíaca simpática periférica presente en ECL.

TRATAMIENTO

No se dispone hasta el momento de tratamiento etiológico que permita revertir o detener el curso natural de las enfermedades neurodegenerativas causales de las formas de demencia antes descritas (EA, ECL, DFT). Los objetivos terapéuticos alternativos radican en disminuir los factores comórbidos (enfermedad cerebrovascular, fármacos con efectos cognitivos adversos y otros), adecuar el entorno a las necesidades del paciente e instaurar tratamiento para manejo de los síntomas y eventual enlentecimiento de la progresión. La mejor modalidad para lograr estos objetivos es la transdisciplinaria. Este manejo terapéutico involucra:

Tratamiento no farmacológico

Incluye la psicoeducación (contención, entrenamiento de convivientes, cuidadores y manejo del entorno), la rehabilitación neurocognitiva, fonoaudiológica y fisio-kinesiomotora.

Tratamiento farmacológico sintomático

- **Potenciadores/amplificadores cognitivos.** Los únicos probados con evidencia experimental hasta la fecha (criterio Ia para EA) son los que actúan sobre la neurotransmisión colinérgica y glutamatérgica.
- **Inhibidores de la acetilcolinesterasa (IA-CE).** Tratamiento sintomático de primera línea para la disfunción cognitiva. Su objetivo es la desaceleración de la disminución cognitiva en EA leve a moderado (evidencia grado Ia), el tratamiento de los déficits cognitivos en DTV y DCL (en este último caso también muestra beneficio para el manejo de las alucinaciones). Los tres fármacos inhibidores de la acetilcolinesterasa disponibles hoy son el donepecilo, la rivastigmina y la galantamina. Los efectos adversos comunes a esta familia de drogas son los derivados de su acción colinérgica y pueden ser minimizados si se incrementa la dosis en forma lenta y escalonada. Se debe tener precaución en pacientes con alteraciones cardíacas, gastrointestinales y respiratorias. No está probada su utilidad en DFT, donde su uso puede asociarse al incremento de las alteraciones conductuales.
- **Moduladores del receptor de glutamato.** La estimulación persistente de los receptores del glutamato N-metil-D-aspartato (NMDA) a nivel del sistema nervioso central contribuye con excitotoxicidad, muerte neuronal y otros fenómenos neurodegenerativos. La memantina es un fármaco antagonista no competitivo y de moderada afinidad regulado por voltaje del receptor NMDA que bloquea los efectos de los niveles tónicamente elevados de glutamato y preserva la actividad fisiológica. Su uso como terapia aislada en EA moderada a grave (MMSE 5 a 15) posee nivel de evidencia Ia. Principales efectos adversos: excitación, irritabilidad, mareos, confusión, cefaleas y constipación; con menor frecuencia se observa hipertensión, somnolencia y alucinaciones visuales.

  Existe una tendencia universal al uso **combinado de anticolinesterásicos y moduladores glutaminérgicos**, con el fin de encontrar una potenciación, aunque dicha indicación cuenta con un grado de evidencia Ib para su aplicación en EA.

- **Conductual.** De no tratarse de síntomas conductuales mayores, inicialmente debe buscarse implementar técnicas no farmacológicas.
- **De los delirios, alucinaciones y trastornos graves de la conducta.** Ante la aparición súbita de estos síntomas, primero deberá descartarse la presencia de un síndrome confusional agudo. En el caso de decidir comenzar tratamiento farmacológico, iniciar con anticolinesterásicos y/o memantina (para EA o ECL). Si se requieren sicofármacos, **priorizar** antidepresivos o estabilizantes del ánimo. Los antipsicóticos se consideran solamente para el control de síntomas mayores que impliquen riesgo para sí o terceros, evitando los antipsicóticos típicos (neurolépticos), debido a sus severos efectos extrapiramidales (más evidentes en ECL).
- **De la depresión y la apatía.** Para la depresión pueden utilizarse inhibidores específicos de la recaptación de serotonina o antidepresivos duales. La apatía responde pobremente a la terapia farmacológica por lo que se desaconseja el uso de estimulantes. Es conveniente aplicación de estrategias conductuales de estimulación (psicoeducación de convivientes/cuidadores).
- **Tratamientos en prevención primaria y secundaria.** Los tratamientos antipatogénicos pensados para el largo período preclínico están en plena investigación.

AFASIA

Se entiende por afasia a todo trastorno con las siguientes características:

- De la comprensión y/o producción del lenguaje verbal (no suele utilizarse este término alteraciones de la comunicación no verbal -gestual o emocional-), que incluye compromiso de la escritura (disgrafia) o la lectura (dislexia).
- Secundario a una lesión adquirida del sistema nervioso central (descartando así alteraciones de su adquisición).
- No generado por un trastorno de la articulación del habla (disartria o disfonía).
- No debido a un defecto sensorial (sordera o ceguera).

Las áreas cerebrales involucradas en el lenguaje son múltiples y poseen funciones específicas por lo que su lesión puede inferirse a partir de la manifestación clínica que son los síndromes afásicos (SA), según se esquematiza en el **cuadro 9-1**.

APRAXIA

Se denomina apraxia a la alteración de la actividad motora voluntaria no relacionada con debilidad motora, incoordinación, alteración del tono muscular, velocidad u otra alteración de movimientos (como movimientos anormales). No es infrecuente que los pacientes con apraxia padezcan afasia, lo cual puede entorpecer la exploración de la praxis del paciente. Algunas de las principales formas de síndromes apráxicos se sintetizan en el **cuadro 9-2**.

AGNOSIA

Es la falla del reconocimiento en ausencia de compromiso sensorial primario táctil, visual o auditivo; también puede involucrar modalidades olfatoria o gustativa. A diferencia de la **anomia**, el paciente no sólo no puede nombrar el objeto sino tampoco reconocerlo dentro un grupo de objetos. El **cuadro 9-3** resume algunos de los principales trastornos de la cognición sensorial. A grandes rasgos, el correlato topográfico o anatomo-clínico de las agnosias puede involucrar:

- Déficits del procesamiento periférico sensorial con repercusión a nivel perceptivo.
- Alteraciones perceptivas que respetan las funciones visuales elementales (agnosias aperceptivas).
- Trastornos centrales del reconocimiento de objetos, que preservan el funcionamiento perceptivo (agnosias asociativas).

Cuadro 9-1. Características de los síndromes afásicos (SA) y su correlato anatómico

Tipo de afasia	De Broca	De Wernicke	De conducción	Global	Transcortical			Anómica
					Motora	Sensorial	Mixta	
Sinónimos	Motora/ de expresión/ verbal/anartria	De compren- sión/sensorial/ sintáctica	Central		Dinámica/ a espontaneidad	Nominativa/ de Wernicke tipo II	Aislamiento del área del lenguaje	Semántica/ amnésica
Localización (hemisferio dominante)	Frontal anterior, área de Broca (AB 44 y 45), porción inferior de corteza premotora y motora (AB 6 y 4), ínsula y sust. B blanca adyacente	Región perisilviana posterior, porción superior del lóbulo temporal, área de Wernicke (AB 22), área auditiva primaria (AB 41 y 42), extensión al lóbulo parietal	Giro supramarginal de lóbulo parietal, hasta corteza temporal superior, áreas auditivas primarias (AB 41 y 42) y de Wernicke	Lesiones extensas de todo el territorio silviano del hemisferio dominante, con extensión por fuera de regiones frontales y temporoparietales	Área motora suplementaria (AB 6) y otras áreas premotoras o prefrontales (AB 8, 10, 46), por delante del área de Broca (indemne)	Detrás y debajo del área de Wernicke, giro angular del lóbulo parietal (AB 39), parte posterior de la segunda y tercera circunvolución temporal (AB 37, 20 y 21)	Territorios vasculares limítrofes anterior y posterior, con compromiso de la corteza que rodea las áreas silvianas del lenguaje	Todas las localizaciones del hemisferio dominante pueden producir este SA (también las del no dominante)
Habla	No fluente	Fluente	Fluente	Mutismo	No fluente	Fluente	Muy reducida	Pausas anómicas
Repetición	Repetición	Afectada	Alterada		Muy buena A veces ecolálica	Buena, pero servil	Ecolálica	Normal
Comprensión	Conservada (raramente normal)	Alterada	Conservada	Severamente alterada	Conservado (no para oraciones complejas)	Alterada	Muy alterada	Normal
Denomi- nación	Dificulta des que mejoran con claves	Muy afectada	Errores fonémicos	Ausente	Muy afectada	Muy afectada	Imposible	Alterada (parafasias)
Lectura	Puede comprender sustantivos	Afectada	Alterada en voz alta	Ausente	Poco alterada	Afectada	Muy alterada	Normal

Continúa

Cuadro 9-1. Características de los síndromes afásicos (SA) y su correlato anatómico *(Cont.)*

Tipo de afasia	De Broca	De Wernicke	De conducción	Global	Transcortical			Anómica
Escritura	Siempre alterada	Dibuja letras, aragrafías	Afectada	Ausente	Más afectada que la lectura	Muy afectada	Muy alterada	Dificultades en la escritura espontánea
Otros signos	Paresia facio-braquial derecha y apraxia ideomotora izquierda	Hemianopsia homónima, apraxia para imitación de gestos o utilización de objetos. Es raro el déficit motor Posible hemihipoestesia, hemianopsia homónima derecha y apraxia de miembros	Es raro el déficit motor. Posible hemihipoestesia, hemianopsia homónima derecha y apraxia de miembros	Hemiplejía, hemianestesia, y hemianopsia homónima derecha	Hemiparesia a predominio inferior con apraxia ideomotriz	Posible hemianopsia o cuadrantopsia homónima	Posible déficit sensitivo-motor y hemianopsia	Ausentes

Cuadro 9-2. Principales tipos de apraxia

Apraxia	Déficit
Ideomotora (área frontal y parietal izquierda)	Déficit en la mímica o pantomima del uso de un instrumento y también de gestos específicos. El conocimiento de la tarea está preservado
Cinética del miembro	Pérdida de la destreza de la mano y los dedos generalmente contralateral al lado de la lesión. Principalmente afecta los movimientos de manipulación
Ideacional (lesiones bilaterales)	Falla en llevar a cabo una serie de tareas usando múltiples objetos para un movimiento intencionado. Las herramientas son identificadas, pero falla en el correcto uso de ellas; no hay movimientos coherentes. Hay un déficit en la secuenciación en tareas múltiples
Conceptual	Pérdida del conocimiento del instrumento con inapropiado uso de las herramientas y objetos
Disociación verbal motora	Incapacidad para responder apropiadamente a los comandos verbales para hacer determinados movimientos
Táctil	Alteración del uso de la mano como un órgano sensitivo, en la cual la exploración del objeto y la manipulación están alterada
De la mirada	Déficit en movimientos de músculos extraoculares voluntarios de los ojos. Los involuntarios o por orden verbal, conservados
Del habla	Déficit en el habla, con distorsiones
De la marcha (lesión frontal bilateral)	En la marcha
De conducción	No pueden imitar gestos
Constructiva (lesión hemisférica derecha)	Incapacidad de realizar tareas de ensamblaje bidimensional o tridimensional y de copiar dibujos.
Del vestir (lesión parietooccipital derecha o bilateral)	Déficit de relacionar partes del cuerpo con las distintas partes de las vestimentas
Bucofacial	Déficit de movimientos voluntarios bucofaciales, con movimientos automáticos conservados
Troncopedal	Déficit de movimientos axiales como sentarse o pararse

Cuadro 9-3. Trastornos en la cognición sensorial

Agnosia visual	Incapacidad para reconocer objetos usando la guía visual, a pesar de la visión normal y que la naturaleza del objeto puede ser reconocida por otras vías
Prosopoagnosia	Incapacidad para reconocer caras a pesar de una visión normal
Asomatognosia	Incapacidad para reconocer la mitad de su propio cuerpo (usualmente el lado izquierdo)
Agnosia auditiva	Incapacidad para percibir el habla (escucho que hablas, pero no sé qué dices)
Agnosia auditiva verbal (sordera verbal)	Incapacidad para comprender palabras habladas. La percepción de los sonidos no verbales está intacta (tonos musicales; p. ej., del sonido de un vidrio que se rompe o de un perro que ladra
Agnosia táctil	Incapacidad de reconocer un objeto por el tacto. La percepción del peso y la textura están intactas

LECTURAS RECOMENDADAS

Allegri RF, Arizaga RL, Bavec CV, Colli LP, et al. Enfermedad de Alzheimer. Guía de práctica clínica. Neurol Arg 2011;3:120-37.

American Psychiatric Association (APA). Manual diagnóstico y estadístico de los trastornos mentales DSM-5®. Madrid: Editorial Médica Panamericana; 2014.

Apostolova LG. Alzheimer Disease. Continuum (Minneap Minn) 2016;22:419-34.

Bang J, Spina S and Miller BL. Frontotemporal dementia. Lancet 2015;386(10004):1672-82.

Dubois B, Hampel H, Feldman HH. et al. Preclinical Alzheimer's disease: Definition, natural history, and diagnostic criteria. Alzheimers Dement 2016; 12 (3):292-323.

McKeith IG, Boeve BF, Dickson DW, et al. Diagnosis and management of dementia with Lewy bodies: Fourth consensus report of the DLB Consortium. Neurology 2017;89 (1):88-100.

O'Brien JT and Thomas A. Vascular dementia. Lancet 2015;386 (10004):1698-706.

Petersen R, Stevens J, Ganguli M, et al. Practice parameter: early detection of dementia: Mild cognitive impairment (an evidence-based review). Report of the Quality Standards Subcommittee of the American Academy of Neurology. Neurology 2001;56:1133-42.

Walker Z, Possin KL, Boeve BF and Aarsland D. Lewy body dementias. Lancet 2015;386(10004):1683-97. doi: 10.1016/S0140-6736(15)00462-6.

Williams MA and Malm J. Diagnosis and Treatment of Idiopathic Normal Pressure Hydrocephalus. Continuum (Minneap Minn) 2016;22: 579-99. doi: 10.1212/CON.0000000000000305. PMID: 27042909.

Coma y otras alteraciones de la conciencia 10

José Santiago Bestoso y Juan Carlos Giugni

INTRODUCCIÓN

La conciencia es la capacidad del sistema nervioso central que permite el conocimiento de uno mismo y del medio exterior.

La conciencia presenta dos dominios: el nivel y el contenido. El nivel es la capacidad de estar despierto (*arousal*) y el contenido es la suma de las funciones cognitivas y afectivas. Ambas funciones nos permitirán interactuar con el entorno en forma adecuada (conducta consciente).

Estas funciones son producto de la actividad interconectada de la corteza cerebral, del tálamo y del tronco encefálico a través del sistema reticular activador ascendente (SARA) localizado en el tronco cerebral, así como del sistema talamocortical, que conecta el tálamo y la corteza.

Diferentes etiologías pueden alterar la conciencia, algunas por compromiso focal sobre el tronco cerebral, otras por compromiso difuso sobre los hemisferios cerebrales; pueden ser sospechadas a través de la evaluación del "**escenario clínico**" de cada caso, por medio del interrogatorio y del examen físico y confirmadas con los exámenes complementarios, según corresponda.

Para determinar la topografía y eventual etiología del coma, se evaluarán los diferentes grados de respuesta motriz ante los estímulos provocados, las anormalidades pupilares, oculomotoras, respiratorias y la indemnidad de los reflejos del tronco cerebral.

Topográficamente, las alteraciones de la conciencia serán provocadas por lesiones que comprometen el tronco cerebral (localización infratentorial) o los hemisferios cerebrales (localización supratentorial).

DEFINICIONES

Alteraciones en el nivel de conciencia: se caracterizan por una menor reactividad a los estímulos externos. Según el grado de reactividad a los estímulos, se categorizan en:

- **Somnolencia:** reactividad fácil a estímulos externos.
- **Estupor:** reactividad ante estímulos externos vigorosos.
- **Coma:** trastorno de la conciencia en el cual el individuo no puede ser despertado ante la orden o maniobras de estimulación (dolor). Este estado debe durar por lo menos una hora. El paciente se encuentra con los ojos cerrados. No hay ciclos de sueño vigilia.

ESTADOS QUE SE ASEMEJAN AL COMA

Síndrome del cautiverio (*lock-in*): no hay respuesta motora en las extremidades, sólo movimientos oculares y palpebrales. El paciente comprende órdenes y se comunica a través de los ojos. Es producto de lesiones anteriores, sobre todo pontinas, que desconecten las vías motoras de las sensitivas.

Estado mínimo de conciencia: el paciente se encuentra con los ojos abiertos y presenta una respuesta mínima en lo que respecta a su función motora (localizar estímulos o manipular objetos) y visual (seguimiento). Si presenta una respuesta mínima del lenguaje se lo denomina estado mínimo de conciencia plus; si no presenta respuesta de lenguaje se lo denomina estado mínimo de conciencia minus. Hay ciclos de sueño y vigilia.

Estado vegetativo: el paciente está con los ojos abiertos. No presenta respuestas motoras con propósito, pero podría tener de retirada ante los estímulos. No hay seguimiento visual ni lenguaje alguno. Hay ciclos de sueño vigilia.

Estos dos últimos estados pueden ser producto de la evolución de comas prolongados.

En los cuadros psiquiátricos graves puede producirse un estado de inconsciencia asociado a posturas corporales anormales (catalepsia, flexibilidad cérea) conocido como catatonía.

Asimismo, algunos cuadros de inconsciencia pueden producirse por fenómenos psicógenos (se prefiere el termino de funcional) los cuales se infieren por la incongruencia de las respuestas motoras, verbales, oculomotoras y reflejas con normalidad del examen neurológico y complementarios.

EVALUACIÓN DEL PACIENTE CON ALTERACIÓN DE LA CONCIENCIA

Antes de la evaluación neurológica en si misma debe constatarse el ABC de los cuidados vitales (vía aérea, oxigenación, circulación), que comprenden los cuidados de soporte vital para asegurar la vida y que son ejecutados por el equipo de salud.

El escenario clínico más probable para la evaluación de un paciente en coma es el ámbito hospitalario (terapia intensiva). Allí el paciente en muchos casos estará bajo los efectos de drogas sedativas y relajantes musculares necesarias para la intubación endotraqueal. Es importante conocer que estas drogas pueden alterar las respuestas pupilares y motoras afectando los resultados del examen neurológico.

La evaluación será clínica y neurológica y deberá incluir diferentes parámetros, a saber:

- Interrogatorio del perfil temporal y de las condiciones asociadas: un inicio súbito o precedido de un déficit neurológico focal (disartria, diplopía, debilidad craneal o de los miembros, etc.) o cefalea, nos hará sospechar cuadros vasculares. Interrogar sobre trauma e historia de sincopes. Interrogar sobre antecedentes de anormalidades endócrinas y metabólicas (diabetes, trastornos tiroideos), sobre consumo o retirada de fármacos y drogas ilícitas. Interrogar sobre enfermedades neurológicas y psiquiátricas previas (cirugías, epilepsia, tumores, psicosis).
- Examen físico/signos vitales: la hipertensión grave debe hacer pensar en encefalopatía hipertensiva y la hipotensión severa, en shock. La asistolia o la presencia de arritmias, puede indicar encefalopatía hipóxica isquémica. La fiebre, cuadros infecciosos. Asimismo, el examen general puede dar pistas diagnósticas relevantes, como lesiones cutáneas, oftalmológicas o cardíacas (petequias, hemorragias en astilla, soplos: pensar en meningitis o endocarditis,).
- Examen neurológico: tendrá un enfoque inicial con el cual se evaluarán los signos que permitan determinar el nivel de conciencia y un abordaje de segundo nivel para observar el compromiso anatómico (tronco o hemisferios cerebrales).

Nivel 1. Determinar el nivel de conciencia

Escalas para estadificar y seguir evolutivamente el coma

La más usada es la **Escala de Coma de Glasgow (GCS)** la cual fue ideada hace más de 40 años para la evaluación hospitalaria del trauma craneal; es fácil y rápida de aplicar. Actualmente se utiliza también para evaluar comas de otras etiologías. Considera la respuesta motora, ocular y verbal. Tiene un valor máximo de 15 y un mínimo de 3 (**cuadro 10-1**).

Su principal ventaja fue la de permitir hacer un seguimiento del nivel de conciencia en forma numérica, como así también para la toma de decisiones, imponiéndose por su pragmatismo en esta frase: **todo individuo con GCS < 8 está en coma y debe ser intubado**.

En repetidas ocasiones se ha demostrado que la puntuación de la GCS es un buen indicador pronóstico de gravedad del traumatismo craneoencefálico y de la mortalidad posterior. Además, una caída en la puntuación de solo 1 o 2 puntos podría representar deterioro neurológico y requerir la realización urgente de imágenes cerebrales.

Si el paciente está intubado, se pierde el parámetro del lenguaje y en los casos con

Cuadro 10- 1. Escala de Coma de Glasgow y Escala FOUR

Escala de Glasgow	Escala FOUR
Respuesta ocular	**Respuesta ocular**
4 Apertura ocular espontánea 3 Apertura ocular ante órdenes 2 Apertura ocular ante el dolor 1 Sin apertura ocular	4 Apertura ocular espontánea, sigue con la mirada o parpadea ante órdenes 3 Apertura ocular espontánea, pero no sigue con la mirada 2 Apertura ocular ante sonidos 1 Apertura ocular ante el dolor 0 Sin apertura ocular
Respuesta motora	**Respuesta motora**
6 Responde a órdenes simples 5 Localiza el dolor 4 Flexión/retira ante el dolor 3 Postura de decorticación ante el dolor 2 Postura de descerebración ante el dolor 1 Sin respuesta motora	4 Pulgar hacia arriba o gesto de aprobación 3 Localiza el dolor 2 Respuesta de flexión al dolor 1 Respuesta de extensión al dolor 0 Sin respuesta motora o mioclonía generalizada
Respuesta verbal	**Reflejos de tronco**
5 Orientada 4 Desorientada 3 Uso de palabras inapropiadas 2 Sonidos incomprensibles 1 Sin respuesta verbal	4 Reflejos pupilar y corneal presentes 3 Una pupila dilatada y fija 2 Reflejo pupilar o corneal ausente 1 Reflejo pupilar y corneal ausentes 0 Reflejos pupilar, corneal y tusígeno, ausentes
	Respiración
	4 Paciente no intubado con, patrón respiratorio regular 3 Paciente no intubado, con patrón respiratorio de Cheyne-Stokes 2 Paciente no intubado, con patrón respiratorio irregular 1 Respira por sobre el respirador 0 Utiliza respirador o está en apnea

lesión facial, los parámetros ocular y facial (situaciones comunes en el traumatismo craneoencefálico). Para resolver este inconveniente se ha desarrollado la **Escala FOUR** (**cuadro 10-1**), la cual incorpora reflejos del tronco en ambos ojos (pupilar y corneal) además de evaluar la respuesta motora y la respiración (**cuadro 10-1**). Su valor va de 0 a 16. Las puntuaciones muy bajas se asocian con mal pronóstico con respecto a la mortalidad hospitalaria (1 punto: 84% de mortalidad; 2 puntos: 44%)

Es posible, que esta última escala dé más información, pero requiere de conocimiento más especializado para su interpretación.

Nivel 2. Evaluación topográfica del coma

Aquí es donde el neurólogo pone su habilidad al servicio del diagnóstico diferencial y en el pronóstico del caso.

Es importante haber descartado todas las anormalidades metabólicas y toxico farmacológicas reversibles antes de su realización, ya que el examen tendrá poco valor localizador.

Desde un punto de vista práctico podemos dividir anatómicamente las causas de coma estructural en dos tipos de lesiones:

Lesiones supratentoriales

Por lesiones hemisféricas estructurales extensas con desplazamiento y herniaciones de tejido (**fig. 10-1** y reseña clínica correspondiente).

Por daños hemisféricos difusos bilaterales.

Lesiones infratentoriales

- Lesiones diencefálicas (tálamo, hipotálamo).
- Lesiones que afectan mesencéfalo protuberancia o bulbo (**fig. 10-2** y reseña clínica correspondiente).

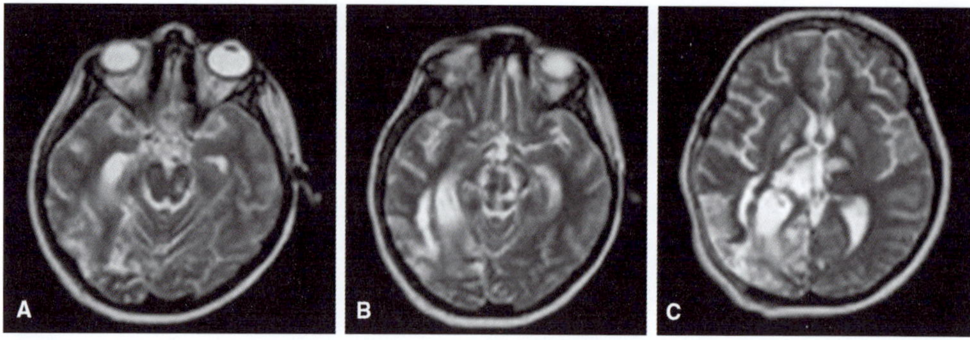

Fig. 10-1. Coma por lesión tálamo-mesencefálica con herniación transtentorial. **A-C.** Resonancia magnética (RM) encefálica que muestra una lesión en el mesencéfalo y en los ganglios basales por herniación transtentorial del lóbulo occipital. **Reseña clínica:** el paciente presentó cefalea en estallido secundaria a hemorragia intracraneal espontánea a nivel occipital. Evolucionó con rápido deterioro del nivel de conciencia (puntuación en la Escala de Coma de Glasgow [GCS]: 7/15), midriasis arreactiva y ptosis palpebral derecha, con respuestas motoras extensoras al dolor.

El tronco cerebral puede afectarse de manera directa (trauma, infección, hemorragia o isquemia) o de manera indirecta, por el desplazamiento de estructuras supratentoriales (hernias cerebrales). Estas pueden ser en sentido lateral, a través de la hoz cerebral (hernia subfalcial), o en sentido vertical a través de la escotadura del tentorio (hernia transtentorial). Esto se manifestará por una serie de fenómenos clínicos (anormalidades de la conciencia, pupilares, respiratorias y posturales) que afectarán progresiva y rápidamente las funciones del tronco cerebral, conocidos como deterioro rostrocaudal, los que deben identificarse en forma urgente para evitar un desenlace fatal (muerte o estado vegetativo) (véase **fig. 10-1** y reseña clínica correspondiente).

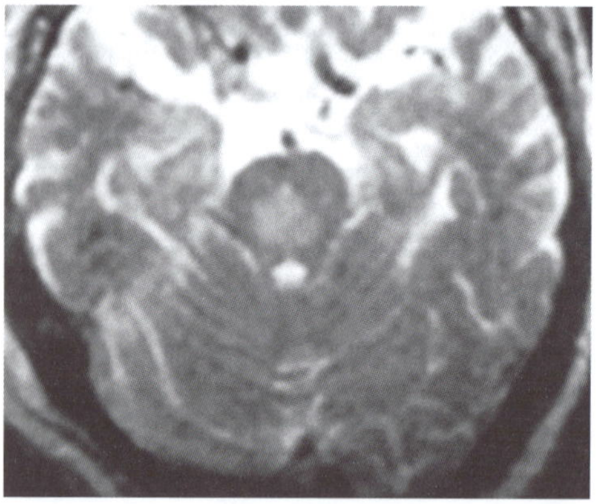

Fig. 10-2. RM encefálica de una lesión de tronco cerebral por cambios osmóticos. **Reseña clínica:** mujer de 78 años en coma que durante el posoperatorio de una lesión selar había presentado hiponatremia grave (natremia 113 mg/dL) y que recibió una corrección rápida. El examen mostró una puntuación en la GCS: 7, pupilas mióticas, reflejos oculocefálicos y oculovestibulares alterados, respuesta extensora al estímulo doloroso.

Exámenes de evaluación de la función del tronco cerebral

Diámetro pupilar y respuesta a la luz

El equilibrio entre el sistema autonómico parasimpático (contracción pupilar) y simpático (dilatación pupilar) determinará la respuesta pupilar a la luz. Las lesiones del tronco encefálico que comprometen las zonas anatómicas vinculadas con el control pupilar generan alteraciones pupilares por inhibición simpática (miosis) o parasimpática (midriasis). La zona lesionada se puede sospechar según los siguientes hallazgos pupilares:

- **Tálamo o hipotálamo (diencéfalo):** miosis bilateral reactivas (lesión vía simpáticas).
- **Mesencéfalo:** midriasis hipo o arre activas por lesión de vías parasimpáticas (núcleo de Edinger Westphal y zonas adyacentes).

Protuberancia: pupilas puntiformes por lesión simpática. (**cuadro 10-2**, A).

Cuadro 10-2. Evaluación de la función del tronco cerebral

A. Respuesta pupilar según la topografía lesional	B. Reflejos oculocefálicos	A. Reflejos oculovestibulares
Diencefálicas: miosis, recreativas Mesencefálicas: intermedias, fijas Protuberanciales: puntiformes	Tronco cerebral indemne	Agua fría → / ← Agua fría
Bulbo: midriáticas paralíticas bilaterales Hernia del uncus (III par): pupila dilatada, fija	Lesión de tronco encefálico	Agua fría → / ← Agua fría

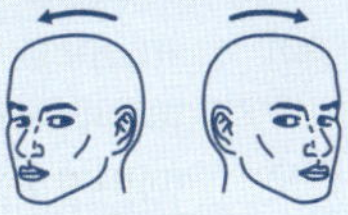

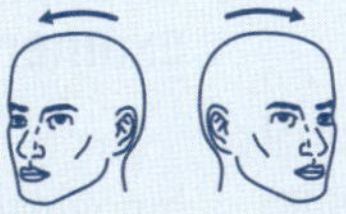

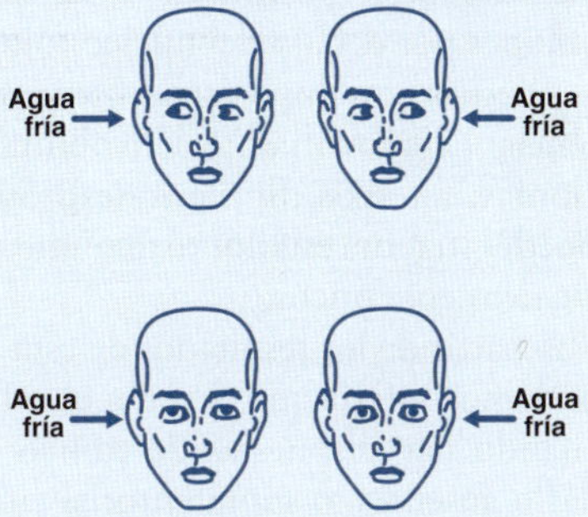

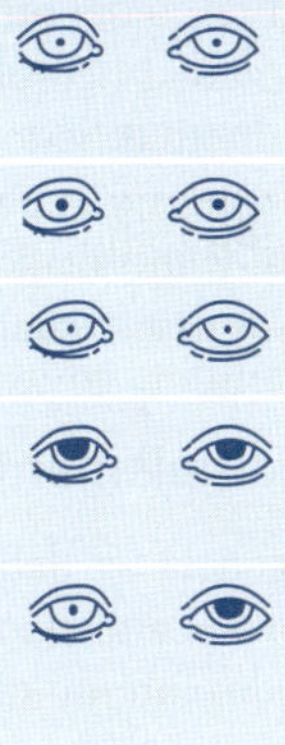

En ocasiones, las lesiones unilaterales generan cuadros que cursan con ptosis palpebral y los siguientes hallazgos pupilares:

- Ptosis palpebral y pupila dilatada: por lesión del III par, típica de hernia del uncus (véase **fig. 10-1** y la descripción de la reseña clínica correspondiente.
- Ptosis y miosis unilateral: diferenciar síndrome de Horner central de compromiso periférico.

Por otra parte, los cuadros tóxico-metabólicos en general cursan con pupilas pequeñas y reactivas.

Oculomotricidad

Espontánea: se observará si existen desviaciones oculares unilaterales (no conjugadas) o bilaterales (conjugadas), o movimientos oculares anormales (nistagmo, *bobbing*, opsoclonía) que sugieran compromiso de los pares craneales.

Refleja: a través de los **reflejos oculocefálicos**, normalmente se observará desviación ocular al movilizar el cuello en sentido lateral o vertical (en caso de que se puede movilizar el cuello). La ausencia de éstos se relaciona con compromiso del tronco encefálico (véase **cuadro 10-2**, B). Los **reflejos oculovestibulares** (en caso de que los tímpanos estén intactos), se realizan inoculando entre 50 a 200 cc de agua fría en el conducto auditivo con la cabeza a 30 grados del nivel horizontal. La respuesta normal es el desvío tónico de los ojos hacia el oído inoculado y su ausencia nos orienta a daño de tronco (véase **cuadro 10-2**, C). En el paciente sano se produce una desviación hacia el estímulo con nistagmus de fase rápida hacia el lado contralateral (útil en casos de "coma" funcional).

Reflejo corneal: instilando 2 gotas de solución salina a nivel corneal. Evalúa la vía trigémino facial (protuberancia).

Patrón respiratorio

Existen diferentes patrones respiratorios. Se enumeran los siguientes:

- **Respiración de Cheyne-Stokes:** se caracteriza por periodos de incremento y decremento tanto del volumen como de la frecuencia respiratoria, se asocia a trastornos metabólicos, así como daños cerebrales difusos.
- **La hiperventilación neurógena central:** se asocia a lesiones mesencefálicas.
- **Patrón atáxico o irregular:** no debe generar sospechas de lesiones bulbares.
- **Patrón aupnéustico:** lesiones bulbares.

Evaluación de la respuesta motora

Se provocará dolor en forma suave en diferentes zonas corporales (región supraciliar, pecho o región estilomastoidea) en busca de signos de déficit focal en extremidades.

Se observarán respuestas de localización o retirada (normales), respuestas de flexión (postura de decorticación a causa de lesiones por encima del núcleo rojo) o extensión de los miembros (postura de descerebración por lesiones por debajo del núcleo rojo).

Además, es importante consignar la presencia de movimientos involuntarios (mioclonias, asterixis, fibrilaciones). Su presencia puede sugerir estado tóxico metabólicos o cuadros epilépticos.

A partir de los resultados de esta evaluación podemos inferir que el coma es infratentorial cuando hay respuestas de tronco inapropiadas o ausentes, o supratentorial cuando están indemnes.

Recordemos que pequeñas lesiones focales en el tronco cerebral (mesencéfalo, protuberancia o bulbo) pueden producir coma por lesión del SARA y que solo lesiones difusas supratentoriales afectarán la conciencia.

En el **cuadro 10-3** se resumen los hallazgos más representativos, según su topografía lesional.

DIAGNÓSTICO DE LA ETIOLOGÍA DEL COMA

Las principales pistas sobre la etiología del coma a menudo pueden ser obtenidas mediante una historia enfocada y un examen físico. De forma general pueden ser no estructurales; las cuales generarán alteración de la conciencia por interrupción del aporte de sustratos energéticos (hipoxia, hipoglucemia) o por alteración del equilibrio de las membranas neuronales (alteraciones iónicas, desequilibrio bioeléctrico, acumulación de sustancias endógenas y/o exógenas neurotóxicas). Suelen presentarse con respuesta pupilar conservada y ausencia de focalidad neurológica. Las estructurales son producto de lesiones cerebrales primarias o secundarias y presentarán signos de disfunción focal y anormalidades pupilares en la mayoría de los casos (**cuadro 10-4**).

Exámenes complementarios

En la emergencia se deberán descartar la hipoglucemia y las alteraciones hidroelectrolíticas y del medio interno más frecuentes. De existir deberán corregirse en forma apropiada. El resto de las investigaciones de laboratorio pueden individualizarse según el caso.

Las imágenes de cerebro (tomografía computarizada o resonancia magnética de cerebro) son absolutamente necesarias en caso de trauma, signos de disfunción focal, convulsiones, sospecha de tumores o hemorragia cerebral. El tipo de neuroimagen estará supeditada a la estabilidad hemodinámica del paciente, al diagnóstico topográfico neurológico y al método disponible.

La tomografía computarizada (TC) es un método rápido y permitirá descartar lesiones hemorrágicas, lesiones óseas y anormalidades del estado ventricular (hidrocefalia). Su uso es fundamental en la emergencia.

La resonancia magnética (RM) presenta una mayor sensibilidad y especificidad diagnóstica para las lesiones troncoencefálicas

Cuadro 10-3. Hallazgos neurológicos según la topografía, en comas estructurales

Topografía	Pupilas	ROC	ROV	Respiración	Reflejo corneal	Postura
Hemisferios cerebrales	Normales	Presentes	Presentes	De Cheynes-Stokes	Presente	Flaccidez hemiplejia
Tálamo/hipotálamo	Miosis	Presentes	Presentes	De Cheynes-Stokes	Presente	Flexión
Mesencéfalo	Midriasis	Alterados	Alterados	Hiperventilación neurógena	Presente	Extensión
Protuberancia	Puntiformes	Alterados	Alterados	Apnéustica	Alterado	Extensión
Bulbo raquídeo	Midriasis	Alterados	Alterados	Atáxica	Alterado	Flaccidez

ROC: reflejos oculocefálicos. ROV: reflejos oculovestibulares.

Cuadro 10-4. Diagnóstico de la etiología del coma. Causas más comunes

Alteraciones no estructurales	Alteraciones estructurales
Mecanismo hipóxico isquémico difuso Obstrucción de vía aérea Depresión respiratoria Paro cardiorrespiratorio	Neurológicas primarias Hipertensión intracraneal (tumores, metástasis hemorragias, edema cerebral) Hemorragia subaracnoidea Meningitis/encefalitis Enfermedad cerebrovascular isquémica de territorio vertebro basilar Estado de mal epiléptico
Hipoperfusión Hipovolemia Arritmias cardíacas Sepsis	Neurológicas secundarias Traumatismo craneoencefálico grave (lesión axonal difusa, contusión, hemorragia) Encefalopatía hipertensiva
Alteraciones metabólicas Hipoglucemia o hiperglucemia Hipotiroidismo Hiponatremia	
Tóxicas Sobredosis de fármacos o intoxicación por drogas Exceso de alcohol Envenenamiento por monóxido de carbono Quimioterapia	

pero requiere de tiempo y estabilidad clínica para su realización.

El electroencefalograma (EEG) se considerará en el diagnóstico diferencial del estado de mal epiléptico no convulsivo y en el de muerte cerebral.

La punción lumbar será necesaria cuando se sospeche un cuadro infeccioso-inflamatorio (meningitis, encefalitis) y en caso de sospecha de hemorragia subaracnoidea no traumática. (véase un algoritmo diagnóstico del paciente en coma en la **fig. 10-3**).

PRONÓSTICO DEL COMA

En algunos pacientes luego de cierto período de tiempo el estado de coma puede prolongarse por lo que el neurólogo puede ser consultado sobre las expectativas de su recuperación.

Siempre es muy difícil dar un pronóstico absoluto y muchos de estos pacientes evolucionarán a estado vegetativo o a un estado mínimo de conciencia pero, en líneas generales las expectativas dependerán de las características del cuadro:

- **No traumático:** en el cual es indispensable el tiempo que haya transcurrido en coma y la etiología. Los que se asocian a lesiones focales de tronco por herniaciones transtentoriales son de mal pronóstico. Los producidos por hipoxia anoxia son de pronóstico intermedio Los tóxicometabólicos son los de mejor evolución.
- **Traumáticos:** estos suelen tener peor evolución que los no traumáticos. Los que están entre 2 y 4 semanas en coma evolucionarán a otro estado clínico o fallecerán. El estado vegetativo postraumático por más de un año tiene pocas posibilidades de recuperación.

Trastornos de la conciencia crónicos y prolongados

Los pacientes con alteraciones de la conciencia que duran más de 28 días son operacionalmente categorizados por tener un trastorno prolongado de la conciencia. Estos pacientes típicamente tienen daño cerebral generalizado y desarrollan atrofia cerebral con el tiempo. Dependiendo de la gravedad, el trastorno puede clasificarse como estado vegetativo o estado mínimo de conciencia.

Muerte cerebral

Comprende al cuadro en el que hay un cese de las funciones de la corteza y el tronco

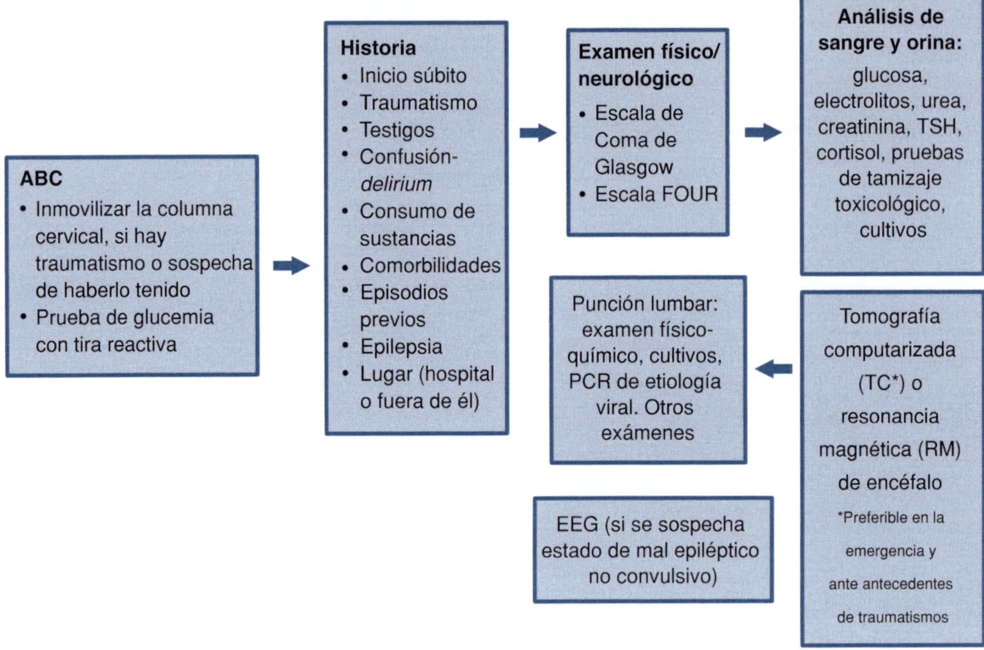

Fig. 10-3. Algoritmo diagnóstico para el paciente en coma.

cerebral producido por un daño irreversible. Se requiere del examen de un neurólogo, ausencia de actividad eléctrica en el EEG y ausencia de reflejos respiratorios medidos por prueba de hipercapnia.

Existen criterios definidos por ley debido a que son pacientes candidatos a ser donantes de órganos. En Argentina está contemplada por la ley N27.447 y protocolizado en la resolución 2019.716 APN.SGS.

LECTURAS RECOMENDADAS

Cambra F J., Lasuen N y Palomeque A. Coma: etiología, fisiopatología y diagnóstico. An Pediatr Contin 2008;6(4):191-202.

Cooksley T, Rose S and Holland M. A systematic approach to unconscious patient. Clinical Medicine 2018;18(1):88-92.

Merchut MP. Approach to the Comatose Patient. En: Biller J. Practical Neurology. 5th Edition 2017; Philadelphia: Wolters Kluwer 2017;I(5):52-8.

Laureys S, Bodart O and Gosseries O. The Glasgow Coma Scale: time for critical reappraisal? Lancet Neurol 2014;13:755-7. 10.1016/S1474-4422(14)70152-8 25030507.

Teasdale G, Maas A, Lecky F, et al. The Glasgow Coma Scale at 40 years: standing the test of time. Lancet Neurol2014;13:844-54.10.1016/S1474-4422(14)70120-6 25030516.

Posner JB, Sapper CB and Schiff N. Fred Plum. Plum an d Posner's diagnosis of stupor and coma. 4.th Edition. Oxford: University press; 2007.

Rabinstein AA. Coma and Brain Death. Continuum (Minneap Minn) 2018;24(6):1708-31.

Trastornos de los nervios craneales y periféricos

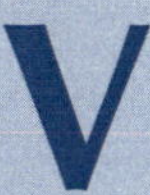

Trastornos de los nervios craneales

11

Rolando J. Giannaula y Alejandra Alfonso

INTRODUCCIÓN

En el presente capítulo se abordará el estudio de los nervios craneales. Se hará un resumen anatómico, semiológico y de la patología más frecuente o relevante de cada uno de ellos. Cuando sea necesario se indicarán los capítulos que complementan el tema.

I PAR (OLFATORIO)

Anatomía

Los receptores olfatorios se ubican en la mucosa olfatoria. Sus prolongaciones centrales (nervio olfatorio) atraviesan la lámina cribosa e ingresan en el bulbo olfatorio (base del lóbulo frontal). Desde allí se forma la cintilla y luego las estrías olfatorias, hasta la corteza olfatoria.

Semiología

Se indica al paciente oler y reconocer distintas sustancias, previa obstrucción de cada fosa nasal. Anosmia es la pérdida de la agudeza olfatoria, hiposmia su disminución e hiperosmia, su incremento.

Patología

Las causas más frecuentes de alteración olfatoria son las lesiones de la mucosa olfatoria: rinitis alérgica, congestión, etc. La hiposmia y anosmia de origen neurológico suelen producirse por compresión tumoral de la vía olfatoria, meningitis, fracturas de la base del cráneo, estadios iniciales de las enfermedades de Parkinson y Alzheimer, infección por infección por SARS-CoV-2 (COVID-19). Otras causas son: hipotiroidismo, diabetes, cocaína, déficit de cinc, abetalipoproteinemia, etcétera.

La sensación de percibir olores desagradables (cacosmia) o la percepción alterada de aromas (parosmia) paroxística ocurre en las lesiones irritativas del lóbulo temporal.

II PAR (ÓPTICO)

Anatomía

Los receptores visuales (conos y bastones) en la retina hacen sinapsis con células bipolares y estas, con las células ganglionares, cuyos axones forman los nervios ópticos; atraviesan el agujero óptico y se unen en el quiasma. Desde allí parte a cada lado la cintilla óptica hasta el cuerpo geniculado externo. Desde este las radiaciones ópticas se dirigen a la corteza (cisura calcarina).

Cada nervio óptico lleva fibras de la mitad externa de la retina llamadas fibras temporales (siguen un trayecto homolateral, sin decusación). Las fibras internas llamadas nasales se cruzan en el quiasma y se incorporan a la cintilla óptica contralateral. En la decusación, las fibras nasales inferiores ingresan ligeramente en el nervio óptico contralateral (rodilla de von Willebrand) y luego se dirigen a la cintilla.

Las fibras temporales llevan información del campo nasal; las fibras nasales, la del campo temporal. Las fibras superiores transmiten las del campo inferior y las fibras inferiores, del superior.

Semiología

- **Agudeza visual:** se indica la lectura o descripción de objetos alejados y cercanos.
- **Reconocimiento de los colores:** se muestran y reconocen objetos de colores diversos.

- **Campo visual por confrontación:** se compara cada cuadrante con el del examinador.
- **Fondo de ojo:** con el oftalmoscopio se observan: la papila, los vasos retinianos y la mácula.

Patología

- **Escotoma:** pérdida de visión en una parte del campo visual.
- **Cuadrantopsia:** pérdida de visión en un cuadrante.
- **Hemianopsia:** pérdida de visión en la mitad del campo visual.
  - Homónima: afecta hemicampos derechos o izquierdos equivalentes de ambos ojos.
  - Heterónima: afecta hemicampos no equivalentes.
  - Altitudinal: afecta hemicampos superiores o inferiores.
  - Hemianopsia o cuadrantopsia congruente: compromiso simétrico de ambos hemicampos o cuadrantes.
  - Hemianopsia o cuadrantopsia no congruente: compromiso asimétrico de ambos hemicampos o cuadrantes.

Alteraciones del campo visual

Las distintas alteraciones se ilustran en la **figura 11-1** y se enumeran a continuación.

1. Lesión de un nervio óptico. 1a: completa, 1b: unión con el quiasma, 1c: parcial. Causas: fracturas, gliomas, neuritis óptica, neuritis por alcohol metílico, arsénico, papiledema etcétera.

2 y 3. Lesión quiasmática: fibras nasales (2a: completa, 2b: inferiores, 2c: superiores); nasales y temporales (3a: inferiores, 3b: superiores). Causas: tumores de hipófisis o tercer ventrículo.

4. Lesión de la cintilla óptica. Causas: aneurismas, tumores, otras.

5. Lesión de las radiaciones ópticas (5a parcial, 5b inferior; 5c superior). Causas: tumores, infartos isquémicos, hematomas, etcétera.

6 y 7. Lesión de la corteza calcarina. Unilateral (6a polo occipital indemne y 6d con lesión; 6b labio inferior y 6c superior); 7 bilateral (ceguera cortical: reflejos pupilares normales y el de amenaza ausente. Síndrome de Anton: agnosia de la ceguera y fabulación). Causas: vasculares, tumorales, otras.

Alteraciones del fondo de ojo

- **Edema de papila mecánico:** papila elevada, bordes borrosos; ausencia de excavación fisiológica; venas ingurgitadas; hemorragias y exudados. No altera la visión, salvo cuando es crónico. Se debe a alteración del retorno venoso y del transporte axoplasmático retrógrado. Causas: hipertensión intracraneal, seudotumor cerebral, trombosis venosa cerebral, meningitis, Addison, otras.
- **Edema de papila inflamatorio; afección de la papila:** papilitis, edema del nervio sin compromiso de la papila: neuritis óptica retrobulbar (fondo de ojo normal). Disminuye la visión, se alteran la percepción de colores y el campo visual (escotoma central). Dolor con el movimiento ocular. Puede ser aislada (idiopática) o secundaria (esclerosis múltiple, trastornos del espectro de la neuromielitis óptica [NMO], infecciones, etcétera).
- **Atrofia de papila:** papila blanco-nacarada y de bordes nítidos. Primaria: atrofia progresiva sin cambio fundoscópico previo; se produce por compresión del nervio óptico, intoxicación por alcohol metílico, deficiencias de vitamina B_1 y B_{12}, enfermedad de Leber (hereditaria). Secundaria: a neuritis o edema de papila crónico.
- **Neuropatía óptica isquémica anterior:** pérdida aguda de la visión, generalmente altitudinal, sin dolor. Papila: tumefacción superior o inferior. Puede ser: No arterítica: asociada a factores de riesgo vascular y propias del nervio; arterítica: vinculada con arteritis de células gigantes.
- **Obstrucción de la arteria central de la retina:** déficit visual agudo, sin dolor. Retina opaca, arterias finas y mancha rojo cereza en la mácula. Causas: ateromatosis, embolias carotídeas, entre otras.

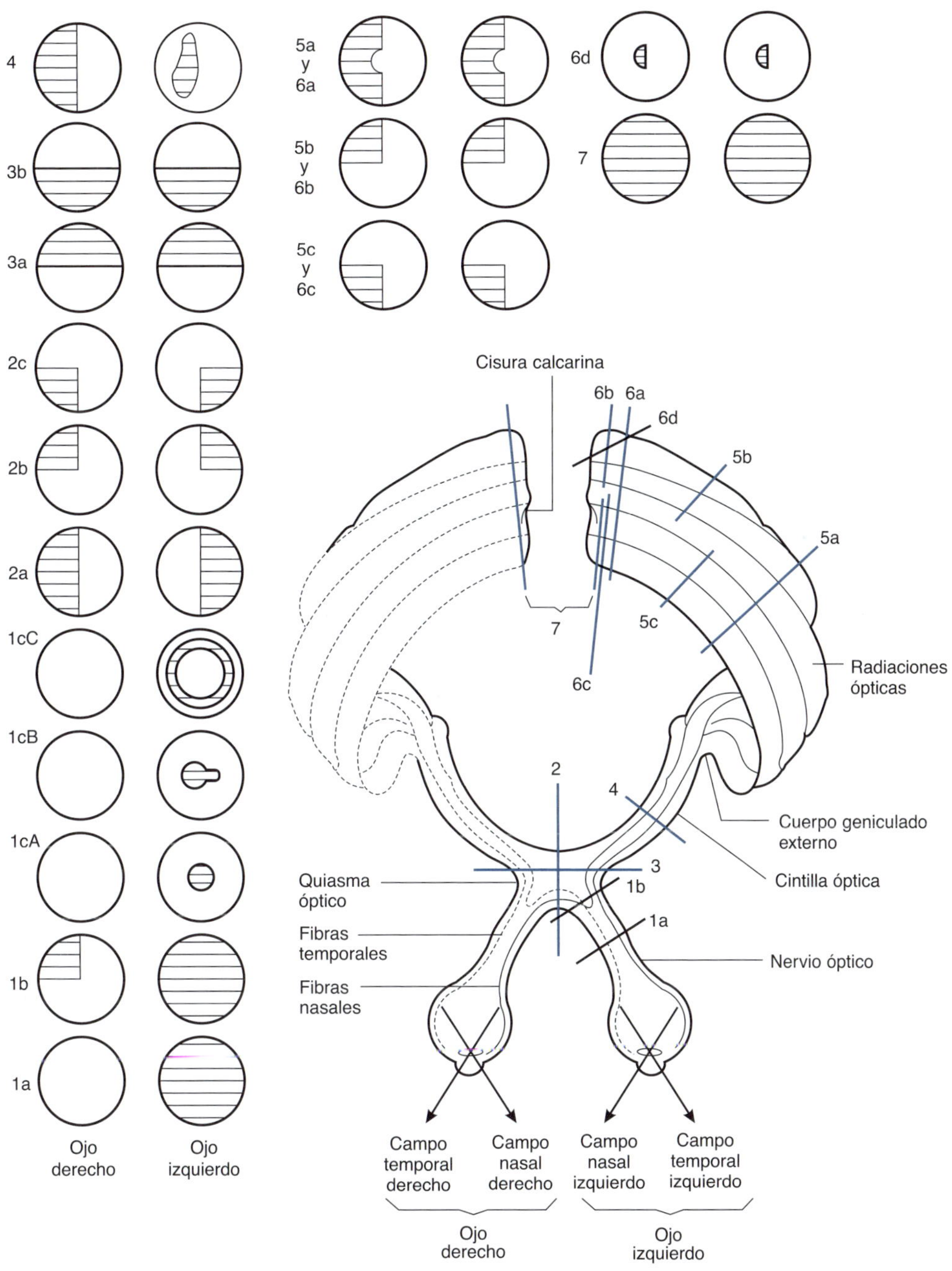

Fig. 11-1. Vía óptica. Alteraciones del campo visual. Véase descripción de lesiones (líneas azules) en el texto. Fuente: Giannaula R y Sanz AA. Trastornos de los pares craneales. En: Micheli F y Fernández Pardal M. (eds.). Neurología. 3.ª ed. Buenos Aires: Ed. Médica Panamericana; 2019. p. 7.

III PAR (OCULOMOTOR O MOTOR OCULAR COMÚN), IV PAR (TROCLEAR O PATÉTICO), VI PAR (ABDUCENS O MOTOR OCULAR EXTERNO)

Anatomía

- **III par.** Origen real: complejo nuclear mesencefálico: a) una columna impar formada por: el núcleo parasimpático de Edinger-Westphal (inerva el cuerpo ciliar y el esfínter constrictor de la pupila) y el subnúcleo del elevador del párpado superior que inervan ambos ojos; b) cuatro subnúcleos pares bilaterales para la inervación del músculo oblicuo menor (asciende el ojo aducido) y rectos: interno (aduce el ojo), inferior (desciende el ojo abducido) y superior (asciende el ojo abducido). Origen aparente: espacio interpeduncular.
- **IV par.** Núcleo de origen: mesencefálico. Se dirige hacia atrás, cruza con el opuesto e inerva al oblicuo mayor contralateral. Origen aparente: debajo del tubérculo cuadrigémino inferior.
- **VI par.** Núcleo de origen: pontino, en la parte lateral de la eminencia media. Inerva al músculo recto externo homolateral (abduce el ojo). Origen aparente: surco bulboprotuberancial.
- **Pares III, IV y VI.** Aferencias*:* corteza frontal, tubérculo cuadrigémino superior, fascículo longitudinal medio (FLM). Trayecto periférico*:* el III y IV par (pared externa del seno cavernoso); el VI par (dentro del seno cavernoso, junto a la carótida interna). Salida del cráneo: hendidura esfenoidal (con rama oftálmica del V par, vena oftálmica y raíz oftálmica del ganglio oftálmico).

Semiología

- **Motilidad ocular extrínseca:** el paciente sigue con la mirada un objeto desplazado, dibujando una H. Cada músculo tiene acciones primarias, secundarias y terciarias. (**cuadro 11- 1**).
- **Pupilas:** se evalúa la forma, posición y tamaño. (miosis, menor tamaño; midriasis, mayor tamaño; anisocoria, diferente tamaño de ambas pupilas). La contracción se lleva a cabo por acción parasimpática y la dilatación, por acción simpática.
- **Motilidad ocular intrínseca:**
  - Reflejos fotomotor (contrae la pupila estimulada) y consensual (contrae la pupila contalateral). El estímulo luminoso llega a los cuerpos geniculados externos y desde allí a los núcleos pretectales y al de Edinger-Westphal).
  - Reflejo de acomodación-convergencia (contracción pupilar ante la convergencia ocular al observar un objeto cercano). El estímulo visual sigue hasta la corteza occipital, los tubérculos cuadrigéminos superiores y el núcleo de Edinger-Westphal).

Patología

Parálisis del III par

- Completa: ptosis, midriasis con reflejos pupilares abolidos, desviación ocular externa, movimientos oculares imposibilitados (salvo los del recto externo y oblicuo mayor). Sus causas pueden ser:
  - Mesencefálicas: desmielinización, encefalitis, infartos.
  - Trayecto periférico: isquemia, aneurismas (comunicante posterior), carcinomatosis meníngea, meningitis, etcétera.
- Incompleta:
  - Sin alteración pupilar (causado por neuropatía isquémica que afecta las fibras centrales. Las fibras parasimpáticas son periféricas).
  - Solo alteración pupilar (causada por herniación temporal).
  - Parálisis de un músculo por la lesión nuclear correspondiente.

Parálisis del IV par

Imposibilidad de descender el ojo aducido y tendencia a la abducción con el ojo, mirando adelante (dificultad para bajar escaleras y leer). La lesión nuclear afecta al oblicuo mayor contralateral, y la periférica, el homolateral. Causas: las mismas que para el III par.

Cuadro 11-1. Motilidad ocular extrínseca

Músculo	Acción primaria	Acción secundaria	Acción terciaria
Recto interno	Aducción del ojo		
Recto externo	Abducción del ojo		
Recto superior	Elevación del ojo (intensidad máxima: ojo abducido)	Aducción	Torsión interna
Recto inferior	Descenso del ojo (intensidad máxima: ojo abducido)	Aducción	Torsión externa
Oblicuo mayor	Descenso del ojo (intensidad máxima: ojo aducido)	Abducción	Torsión interna
Oblicuo menor	Elevación del ojo (intensidad máxima: ojo aducido)	Abducción	Torsión externa

Motilidad ocular extrínseca. Acción primaria: se desarrolla con más intensidad cuando el músculo se contrae estando el ojo orientado con su línea de inserción. Acción secundaria: lleva el ojo a la posición opuesta a la que debe llevarse para realizar su acción primaria. Acción secundaria y terciaria: se desarrollan fundamentalmente cuando el ojo está dirigido hacia adelante.

Parálisis del VI par

Estrabismo convergente; se pierde la abducción. Las causas son iguales que el III par. Puede ser bilateral en la hipertensión intracraneal. En la lesión nuclear, asocia alteración de la mirada conjugada horizontal homolateral. Puede afectarse el VII par (por relación anatómica). Asocia hipoestesia y dolor en el territorio de la primera rama del V par, en el síndrome del vértice del peñasco (síndrome de Gradenigo).

Diplopía

Visión doble por parálisis de la musculatura ocular. Al evaluar la motilidad ocular extrínseca se identifica el músculo parético (puede inferirse usando las "leyes de la diplopía").

Alteraciones de los movimientos oculares conjugados

Vías de la mirada conjugada: a) Lateral: las fibras descienden desde el lóbulo frontal y cruzan al "centro de la mirada conjugada" opuesto en la formación reticular paramediana pontina (FRPP) de la protuberancia. Desde allí se estimula el núcleo del VI par homolateral (abducción) desde donde las fibras cruzan y ascienden por el fascículo longitudinal medio (FLM) al núcleo del III par opuesto (aducción). b) Vertical: las fibras viajan desde los lóbulos frontales y occipitales a los tubérculos cuadrigéminos superiores y luego a los núcleos del III y IV par bilateral.

- **Parálisis de la mirada conjugada lateral:** a) Lesión frontal o proyecciones: los ojos no se dirigen hacia el lado opuesto (desviados hacia la lesión). Las lesiones irritativas desvían los ojos hacia el lado opuesto (crisis epilépticas versivas). b) Lesión pontina: los ojos no se dirigen hacia el lado de la lesión (desviados hacia el lado opuesto). Causas: hematomas, tumores, infartos, otras.
- **Parálisis de la mirada conjugada vertical:** lo más frecuente es la alteración de la elevación de la mirada (síndrome de Parinaud). Causas: tumores pineales, esclerosis múltiple, infartos.
- **Parálisis internuclear:** contracción del recto externo sin contracción del recto interno contralateral al realizar la mirada conjugada lateral, con nistagmo del ojo abductor. Convergencia normal. Causas: Lesión del FLM (esclerosis múltiple, infartos, etc.).
- **Síndrome del uno y medio:** homolateral a la lesión, no se abduce ni aduce el ojo. Del lado contrario, no se aduce el ojo. Lesión del FLM y de la FRPP homolaterales.

Pérdida de los reflejos fotomotor, consensual y de acomodación-convergencia

- **Pupila de Argyll-Robertson:** miosis con reflejos fotomotor y consensual ausentes; reflejo de acomodación, normal. Puede deberse a una lesión en el techo mesencefálico por neurosífilis, enfermedad vascular o encefalitis.
- **Pupila tónica de Adie:** midriasis leve, con contracción y dilatación lenta. Lesión del ganglio ciliar o fibras posganglionares por sífilis, traumatismo o infecciones orbitarias, polineuropatías.
- **Síndrome de Horner:** miosis, ptosis leve, anhidrosis facial e inyección conjuntival. Causas: compromiso de la vía simpática en el tronco, médula cervical, vértice pulmonar, entre otras (p. ej., el hipotálamo).

Parálisis asociada de los oculomotores (III, IV y VI par)

Se observan en los síndromes de Tolosa-Hunt, del seno cavernoso y de la hendidura esfenoidal, y en el síndrome del vértice de la órbita (agrega compromiso del II par), etcétera.

V PAR (TRIGÉMINO)

Anatomía

Vías sensitivas: las prolongaciones periféricas del ganglio de Gasser. Forman las ramas oftálmica, maxilar y mandibular. La raíz sensitiva principal ingresa en la protuberancia. Sus fibras se dirigen al núcleo sensitivo principal (táctil), núcleo mesencefálico (propiocepción) y al haz y núcleo trigeminoespinal (termoalgesia), según la sensibilidad que llevan. El núcleo trigeminoespinal tiene una porción oral (protuberancia), interpolar (bulbo) y caudal (médula cervical) (**fig. 11-2**).

Vía motora: el núcleo es medial al núcleo sensitivo principal. Origen aparente: por dentro de la raíz sensitiva. Inerva los músculos de la masticación.

Semiología

Se evalúan a) la sensibilidad en las regiones de las tres ramas b) la termoalgesia en la región peribucal y en semicírculos sucesivos, c) función motora: contracción de músculos temporales y maseteros, movimientos de la boca y mandíbula (músculos pterigoideos externos e internos).

Patología

La lesión de una rama altera todas las formas de sensibilidad en la región correspondiente (la tercera rama agrega debilidad masticatoria por llevar fibras motoras). Causas*:* conectivopatías, fracturas, tumores, etc. La afección de la raíz sensitiva y/o el ganglio de Gasser produce hipoestesia en la cara homolateral (puede afectarse la raíz motora por contigüidad). Causas*:* tumores, fracturas, herpes zóster etc. La lesión nuclear causa hipoestesia táctil o debilidad masticatoria homolateral. El daño en el haz y núcleo trigeminoespinal origina una disociación termoalgésica (distribución en catáfila de cebolla, de tipo peribucal, si es pontina; más externa y concéntrica, si es bulbar o medular). Causas*:* tumores, metástasis, infartos, siringomielia, etc. (**fig. 11-3**).

Neuralgia del trigémino clásica: se manifiesta por dolor paroxístico intenso que dura segundos y que se localiza en el territorio de

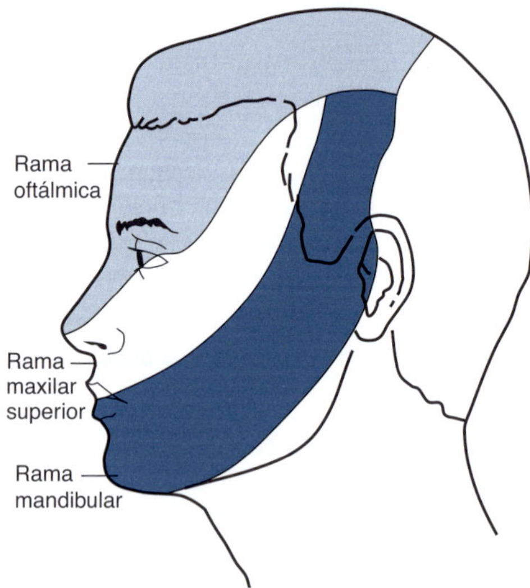

Fig.11-2. Territorio inervado por las tres ramas del V par craneal. Fuente: Giannaula R, Alfonso A, Sanz. Trastornos de los pares craneales en: Micheli F, Fernández Pardal M. (eds.). Neurología. 3.ª ed. Buenos Aires: Ed. Médica Panamericana; 2019. p. 27.

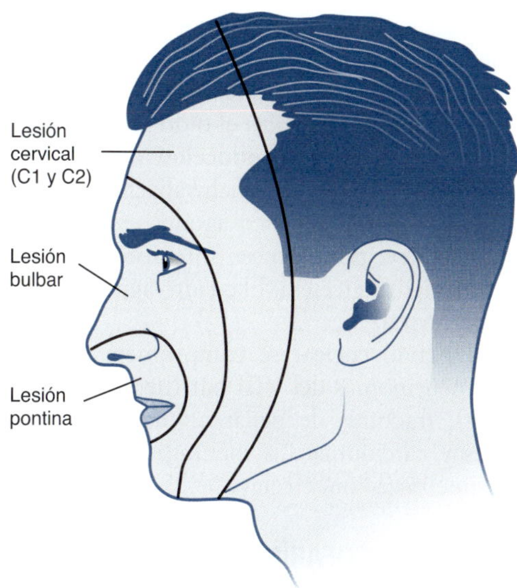

Fig. 11-3. Distribución concéntrica (en catáfilas de cebolla) de la termoalgesia en las lesiones del haz y del núcleo trigeminoespinal. Fuente: Giannaula R y Sanz AA. Trastornos de los pares craneales. En: Micheli F y Fernández Pardal M (eds.). Neurología. 3.ª ed. Buenos Aires: Ed. Médica Panamericana; 2019. p. 27.

una o dos de las ramas del nervio. El examen es normal y las zonas "gatillo" desencadenan el dolor. La resonancia magnética puede poner en evidencia una compresión neurovascular del nervio por arterias tortuosas o aberrantes. En la forma **sintomática** se puede detectar una causa, como la esclerosis múltiple, tumores, etc., que suele provocar dolor permanente e hipoestesia.

VII PAR (FACIAL)

Anatomía

El núcleo motor (protuberancia) recibe información cortical bilateral correspondiente a músculos faciales superiores. El nervio sale por el surco bulboprotuberancial. Ingresa al conducto auditivo interno junto al VIII par, sigue por el acueducto de Falopio (ganglio geniculado), da ramos al músculo del estribo y sale del cráneo por el agujero estilomastoideo. Inerva los músculos de la expresión facial (orbicular de los párpados, de los labios, etcétera).

Intermediario de Wrisberg (acompaña al facial). Fibras: a) Parasimpáticas. Inervan las glándulas lagrimales y salivales (glándulas submaxilar y sublingual) b) Sensitivas: conducto auditivo externo y dorso de la oreja. c) Gustativas: dos tercios anteriores de la lengua (cuerda del tímpano).

Semiología

Se evalúan la simetría y motilidad facial, la sensibilidad y el gusto en los dos tercios anteriores de la lengua.

Patología

Parálisis facial periférica. Lesión del núcleo facial y sus eferencias (homolateral a la parálisis):

- En el agujero estilomastoideo: no se puede arrugar la frente ni ocluir el ojo (se observa la rotación del ojo hacia arriba: signo de Bell; mayor hendidura palpebral, parpadeo abolido, epifora, boca desviada hacia el lado sano.
- Parálisis de Bell: similar a la previa, se vincula al virus del herpes simple tipo 1 (VHS-1) y es precedida por dolor mastoideo. Otras causas: tumor de parótida, traumatismos, neuropatía diabética.
- Distal al ganglio geniculado:
  - Proximal a la cuerda del tímpano: agrega ageusia y boca seca.
  - Proximal al N. del músculo del estribo: Agrega hiperacusia y/o algiacusia. Causas: traumatismos, mastoiditis, colesteatomas, etcétera.
- En el ganglio geniculado y proximal a él: agrega secreción lagrimal disminuida. Causas: meningitis, tumores pontocerebelosos, síndrome de Guillain-Barré, herpes zóster (síndrome de Ramsay-Hunt).
- Lesión pontina: parálisis facial periférica solo motora. Puede asociar paresia del VI par. Causas: tumores, infartos, hematomas, esclerosis múltiple.

Parálisis facial central: afección cortical o de las vías de proyección. La lesión es contralateral a la parálisis. Afecta la parte inferior de la cara. Los movimientos gestuales, involuntarios, se encuentran respetados (la región facial superior recibe inervación cortical bilateral).

VIII PAR (VESTIBULOCOCLEAR)

Anatomía

Nervio coclear (auditivo): las prolongaciones periféricas del ganglio espiral (oído interno) recogen la información del órgano de Corti (receptor). Las prolongaciones centrales forman el nervio coclear, el cual se une al ramo vestibular y viaja por el conducto auditivo interno y se dirige al bulbo, a los núcleos cocleares, que envían fibras a la corteza temporal bilateral.

Nervio vestibular: la información generada por los conductos semicirculares, el utrículo y el sáculo es recogida por el ganglio de Scarpa, desde el que se forma el nervio vestibular que se dirige a los cuatro núcleos vestibulares del tronco del encéfalo.

La semiología y patología vestibular se detalla en el **capítulo 5, Mareos**.

Semiología

Nervio coclear: se evalúa la conducción aérea (conducto auditivo externo y oído medio) mediante la estimulación sonora en cada oído, y la ósea mediante el empleo del diapasón para las pruebas de Weber (para evaluar la conducción ósea), de Rinne (en la que se compara la conducción área con la ósea) y de Schwabach (para evaluar también la conducción ósea).

Patología

Nervio coclear: las hipoacusias o sorderas por afección del oído externo o medio se denominan de transmisión. Las secundarias a afección del oído interno o nervio coclear, neurosensoriales, o de percepción. La lesión de núcleos cocleares o sus proyecciones corticales es infrecuente que causen hipoacusia. La sordera cortical por daño bilateral es excepcional.

Hipoacusia de transmisión: prueba de Weber lateralizada al oído enfermo, prueba de Rinne negativa, y de Schwabach alargada. Causas: tapones de cera, otoesclerosis, otitis medias.

Hipoacusia neurosensorial: prueba de Weber lateralizada hacia el oído sano; prueba de Rinne positiva (conducción aérea mejor que la ósea); prueba de Schwabach acortada. Causas: trauma acústico agudo, enfermedad de Ménière; presbiacusia; intoxicaciones por gentamicina, etcétera. El cuadro agudo es vascular o viral.

El nervio coclear se compromete además por neurinomas del VIII par (neurofibromatosis), fracturas de peñasco, meningitis basales y carcinomatosis meníngeas, placas de desmielinización, etcétera.

IX PAR (GLOSOFARÍNGEO)

Anatomía

Núcleo motor*:* ambiguo (compartido con los pares X y XI). Origen aparente*:* surco lateral del bulbo. Salida del cráneo: agujero rasgado posterior (junto a los pares X y XI, la vena yugular, el seno petroso inferior). Inerva*:* músculo estilofaríngeo. Con él viajan fibras parasimpáticas (parótida), sensitivas (oreja, pared posterior de la faringe, etc.) y gustativas (tercio posterior lingual).

Semiología

Función motora*:* se evalúa junto con el X par. Función sensitiva y sensorial*:* reflejos nauseoso y palatino; gusto en el tercio posterior de cada hemilengua.

Patología

Rara vez se lesiona solo. Origina homolateralmente pérdida de la sensibilidad en la pared posterior de la faringe, reflejo nauseoso abolido y pérdida del gusto en el tercio posterior de la lengua. Causas: similares a la que afectan el X par.

Neuralgia del glosofaríngeo: dolor paroxístico, intenso, breve, en la pared posterior de la faringe, base de la lengua, amígdalas, irradiado al trago. Suele darse durante la deglución o protrusión lingual. Puede asociarse a síncope. Causas: idiopático o sintomático a abscesos, osificación del ligamento estilohioideo, compresión neurovascular.

X PAR (VAGO O NEUMOGÁSTRICO)

Anatomía

Núcleo motor: ambiguo. Origen aparente: surco lateral del bulbo. Salida del cráneo: agujero rasgado posterior. Inerva: músculos faríngeos (excepto el estilofaríngeo), laríngeos y del velo del paladar. Con él viajan fibras: parasimpáticas (vísceras toracoabdominales), sensitivas (dorso de la oreja, conducto auditivo externo, mucosas faríngeas, laríngeas, etc.) y gustativas (papilas gustativas epiglóticas).

Semiología

Se evalúa a) el velo del paladar (en la fonación y deglución; reflejo palatino: aferencia: IX par, eferencia: X par); b) músculos faríngeos (en fonación; reflejo nauseoso); c) músculos laríngeos (características de la voz); d) sensibilidad (conducto auditivo externo, pabellón auricular).

Patología

Lesión del tronco del X par: parálisis unilateral del velo del paladar, se desvía al lado sano en la fonación; voz nasal; reflujo de líquidos a la nariz; reflejos palatino y nauseoso ausentes del lado lesionado; voz bitonal. Causas: aneurismas, tumores (*glomus*), meningitis de la base del cráneo, etcétera.

Trayecto extracraneal. Lesión: a) nervio recurrente (laríngeo inferior): La lesión unilateral origina voz ronca o bitonal. La bilateral, afonía y disnea. Causas: aneurismas de aorta, tumores, adenomegalias, traumatismos de cuello b) nervio laríngeo superior: voz velada por compromiso del músculo cricotiroideo.

Lesión nuclear. Se agrega el compromiso de músculos inervados por el IX par. Causas: tumorales, vasculares (síndrome de Wallenberg), infecciosas, degenerativas (parálisis bulbar progresiva), siringomielia.

Lesión supranuclear. Solo son sintomáticas las lesiones bilaterales. Semeja a la parálisis bulbar (sin atrofia ni fasciculaciones linguales). Causas: tumores, vasculares, infecciosas, otras.

XI PAR (ACCESORIO)

Anatomía

Está formado por dos raíces: a) craneal (origen: núcleo ambiguo), y b) espinal (origen: 5 primeros segmentos cervicales). Ambas llevan información cortical bilateral. Las raíces espinales ingresan por el agujero occipital, se unen a la raíz craneal y salen por el agujero rasgado posterior. Consta de dos ramas: una interna (origen craneal), se une al nervio laríngeo inferior, y otra externa (origen espinal), inerva los músculos esternocleidomastoideos (ECM) y trapecio.

Semiología

Se evalúan en reposo y acción contra resistencia, el ECM (rota la cabeza hacia el lado opuesto, la inclina hacia el mismo lado y ambos la flexionan) y el trapecio (eleva los hombros).

Patología

La lesión unilateral causa debilidad en la rotación de la cabeza hacia el lado opuesto, en la inclinación de esta y menor protrusión del ECM. Al flexionar la cabeza, el mentón se inclina al lado enfermo (predomina el ECM sano). El trapecio se hipotrofia, el hombro cae y al elevarlo se evidencia menor fuerza. Causas: a) Origen medular: lesiones de motoneurona o siringomielia; b) Intracraneal o salida: mismas que para IX y X; c) Cuello: tumores, adenomegalias, trauma.

XII PAR (HIPOGLOSO)

Anatomía

Núcleo principal y accesorio: bulbar (sustancia gris central). Conexiones supranucleares: ambos núcleos reciben información cortical bilateral. Origen aparente: surco preolivar. Salida del cráneo: agujero condíleo anterior. Inerva: músculos de la hemilengua homolateral.

Semiología

Se observa la lengua dentro de la boca, se hace protruir y mover. Se repiten sílabas linguales (la, te, de, na).

Patología

Lesiones nucleares e infranucleares: producen parálisis de la hemilengua homolateral, que se desvía al lado enfermo por predominio del músculo geniogloso contralateral, sin disartria. Se observan hipotrofia y fasciculaciones (lesión nuclear). La lesión bilateral no genera desviación lingual y produce disartria. Causas: iguales que para IX y X.

Lesiones supranucleares: originan paresia de la hemilengua contralateral, que eventualmente se desvía hacia el lado opuesto a la lesión. No se observan atrofia ni fasciculaciones. La lesión bilateral da debilidad lingual global y disartria. Las lesiones corticales pueden dar apraxia lingual.

Los pares IX, X, XI y XII pueden afectarse en forma conjunta en el síndrome del agujero rasgado posterior o de Vernet, el síndrome del agujero rasgado posterior-condíleo anterior o de Collet-Sicard y el síndrome del espacio retroparotídeo o de Villaret.

Los pares craneales bajos y altos pueden afectarse simultáneamente en trastornos que provocan polineuropatía craneal múltiple (meningitis tuberculosa, carcinomatosis meníngea, etc.).

BIBLIOGRAFÍA

Binder DK, Sonne DC and Fischbein NJ. Cranial Nerves: Anatomy, Pathology, Imaging. New York: Thieme; 2010.

Brazis PW, Masdeu JC and Biller J (eds). Localization in Clinical Neurology. 6th ed. Philadelphia: Lippincott Williams and Wilkins; 2011.

Campbell and William W. DeJong's The Neurologic Examination. 7.ª ed. The Cranial Nerves, Philadelphia: Lippincott Williams & Wilkins; 2013:123-356.

Giannaula RJ, Alfonso A y Sanz PG. Trastornos de los pares craneales. En: Micheli F, Fernández Pardal M. (eds.). Neurología. 3.ª ed. Buenos Aires: Editorial Médica Panamericana; 2019. pp. 3-53.

Richards BW, Jones FR and Younge BR. Causes and prognosis in 4.278 cases of paralysis of the oculomotor, throclear, and abducens cranial nerves. Am J Ophtalmol 1992;113:489-96.

Ropper AH and Samuels MA. (eds). Adams and Victor`s Principles of Neurology. 9th Ed. New York: McGraw-Hill; 2009:1326-40.

Enfermedades de los nervios periféricos 12

Florencia Aguirre

INTRODUCCIÓN

Las neuropatías periféricas (NP) representan una de las afecciones neurológicas más frecuentes en la consulta médica. Se conocen centenares de causas de NP por lo que será necesario un enfoque diagnóstico minucioso para determinar su etiología en cada caso.

EPIDEMIOLOGÍA

La prevalencia de NP en la población general está estimada entre el 2 y el 8% dependiendo del grupo etario considerado. Es más común en pacientes con diabetes *mellitus*, infección por el virus de la inmunodeficiencia humana (VIH), disproteinemias y en aquellos quienes estén bajo tratamiento quimioterápico.

MANIFESTACIONES CLINICAS

De acuerdo al tipo de fibras nerviosas involucradas los síntomas serán de tipo sensitivos, motores o autonómicos.

Los **síntomas sensitivos** pueden ser negativos como hipoestesia (sensación de anestesia o adormecimiento) o positivos como parestesias (sensación de pinchazos u hormigueos), dolor o disestesias (sensación displacentera ante estímulos no dolorosos).

La pérdida de la sensibilidad térmica y la presencia de dolor neuropático podrían indicar afectación de la función de las fibras finas, mientras que el compromiso de la sensibilidad vibratoria o de posición evidencia el compromiso de fibras sensitivas gruesas. La alteración de la sensibilidad propioceptiva puede conllevar a síntomas atáxicos y movimientos seudoatetósicos distales en los miembros.

Los **síntomas motores** están representados por debilidad muscular de frecuente predominio distal. La presencia de atrofia y contractura de las articulaciones implican claves de cronicidad de la debilidad muscular.

Los **síntomas autonómicos** incluyen hipotensión ortostática, saciedad precoz, constipación o diarrea, cambios vasomotores con cianosis o palidez distales, trastornos del ritmo cardíaco, alteración de la sudoración y disfunción sexual, entre otros.

Un examen neurológico detallado que incluya la evaluación de la fuerza por grupos musculares de las distintas modalidades de la sensibilidad, de la marcha y de los reflejos osteotendinosos (ROT), permitirá establecer la topografía lesional en el nervio periférico y contribuirá a caracterizar la NP.

Formas clínicas

Las NP pueden ser divididas de acuerdo a su distribución en el sistema nervioso periférico en focales o multifocales/generalizadas (**fig. 12-1**).

Compromiso focal: el término mononeuropatía se refiere a la condición en la cual un único nervio se encuentra comprometido. Las causas más comunes se deben a compresiones externas, típicamente en sitios de entrampamiento, donde nervios específicos se encuentran relativamente desprotegidos y son susceptibles a daños por trauma repetitivo. Los entrampamientos más comunes se dan en el nervio mediano a nivel del túnel carpiano, en el nervio cubital en su pasaje por el codo, la compresión del nervio peroneo en relación a la cabeza del peroné y la neuropatía del nervio femorocutáneo en el muslo

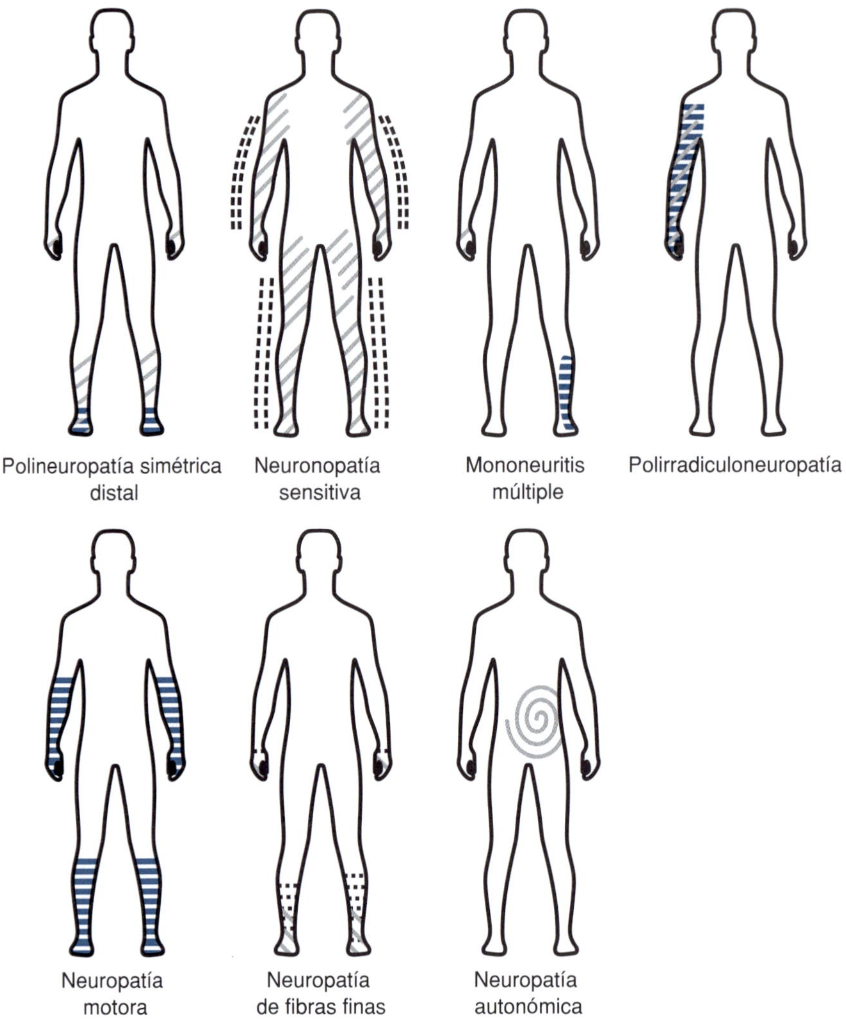

Fig. 12-1. Patrones clínicos de neuropatías, manifestadas por déficit sensitivo (rayas grises oblicuas), déficit motor (rayas horizontales), ataxia (líneas negras entrecortadas) y dolor (punteado). Véase también esta figura en **Láminas en color**.

(meralgia parestésica). Otras causas incluyen compresiones internas (gangliomas o lipomas), traumatismos agudos y causas inflamatorias o infecciosas. La mononeuropatía más común de los nervios craneales es la parálisis de Bell, una neuropatía idiopática del nervio facial.

Compromiso generalizado o multifocal: las afecciones generalizadas de los nervios periféricos se clasifican en mononeuritis múltiples o polineuropatías. La mononeuritis múltiple (MNM) implica la afección de múltiples nervios en forma secuencial y asimétrica, a diferencia de los que ocurre en las polineuropatías, en cuya situación el compromiso es difuso y simétrico. En su evolución, las MNM pueden afectar tantos troncos nerviosos que el patrón puede volverse simétrico, indistinguible del de las polineuropatías (MNM confluente).

A su vez, reconocer distintos patrones es importante pues permite reducir el universo diagnóstico en cada categoría.

- **Polineuropatía simétrica distal:** es la forma de presentación más frecuente. Los signos y síntomas comienzan distalmente en miembros inferiores y siguen un patrón que es dependiente de la extensión (cuando los síntomas sensitivos se extienden más allá de las rodillas, las áreas distales de miembros superiores comienzan a afectarse). El examen neurológico revela hipostesia distal y simétrica con distribución en "bota y guante", disminución o ausencia de los ROT y compromiso motor ausente o de grado leve.
- **Neuronopatías sensitivas:** la lesión primaria se encuentra en las neuronas sensitivas. Se caracteriza por la afectación de todas las modalidades sensitivas con un patrón asimétrico, no dependiente de la extensión. La presencia de ataxia sensitiva y arreflexia generalizada completan el cuadro clínico.
- **Polirradiculoneuropatías:** este patrón se presenta con debilidad y parestesias de compromiso proximal y distal.
- **Neuropatías motoras:** neuropatías con síntomas motores exclusivos o predominantes.
- **Neuropatías de fibras finas:** presentan compromiso predominante de las fibras finas, causando dolor y disestesias como síntomas destacados. Si la NP compromete las fibras finas en forma exclusiva, la fuerza muscular y los ROT estarán preservados.
- **Neuropatías autonómicas:** neuropatías con síntomas autonómicos predominates.

ETIOPATOGENIA

Debido a su larga extensión y compleja estructura, los nervios periféricos se encuentran expuestos a numerosas injurias de diverso origen (ambiental, metabólico, genético) y afectados por una gran cantidad de enfermedades.

Para identificar la etiología, además del enfoque a partir del reconocimiento de patrones (**cuadro 12-1**) las NP pueden ser divididas en **desmielinizantes o axonales** de acuerdo con el compromiso inicial o predominante de su cubierta de mielina o de las fibras axonales, respectivamente. Esta clasificación se basa en criterios neurofisiológicos o patológicos. Las NP más comunes son de tipo primariamente axonal, donde la DBT y otros desórdenes metabólicos y tóxicos son su principal origen. La etiología de las NP desmielinizantes incluye enfermedades hereditarias (enfermedad de Charcot-Marie-Tooth [CMT], polineuropatía hereditaria por parálisis sensible a la presión [HNPP], enfermedad de Refsum, leucodistrofia metacromática) o adquiridas (síndrome de Guillain-Barré [SGB], polineuropatía desmielinizante inflamatoria crónica [CIDP], NMM, neuropatías asociadas a paraproteinemias, difteria).

Finalmente, considerar la **duración y el curso evolutivo** de la NP, además de ser un elemento clave en el diagnóstico diferencial, permite estratificar a los pacientes según necesidad de consulta especializada temprana.

Por su frecuencia y potencial gravedad el SGB es la NP aguda más importante. Se trata de una neuropatía aguda inflamatoria de curso monofásico que ocurre con una incidencia anual aproximada de 1-2/100 000 personas/año. Su fisiopatología se relaciona con una respuesta inmunitaria aberrante a infecciones que resulta en daño a los nervios periféricos; en 2/3 partes de los pacientes es posible recabar el antecedente infeccioso 4-6 semanas previo al inicio de los síntomas. Típicamente se presenta con debilidad muscular y alteraciones sensitivas que progresan en sentido ascendente sin embargo su presentación es heterogénea y existen distintas variantes clínicas. El diagnóstico se basa en: 1) el cuadro clínico, 2) los estudios neurofisiológicos, que en su forma clásica (polineuropatías desmielinizantes idiopáticas agudas [AIDP]) muestran una NP desmielinizante, aunque las formas axonales no son infrecuentes y 3) el líquido cefalorraquídeo (LCR) con disociación albumino-citológica (aumento de las proteínas, con recuento celular normal) presente en la mayoría de los casos. El cuadro evoluciona y alcanza su máxima gravedad en las primeras dos semanas, luego se estabiliza para posteriormente iniciar la fase de mejoría que puede ser total o parcial. El 20-30% de los pacientes sufren complicaciones que inclu-

Cuadro 12-1. Etiología de las neuropatías periféricas, según su presentación clínica

Polineuropatía simétrica distal	• Neuropatía diabética • Neuropatías metabólicas (urémica, asociada a hipotiroidismo, enfermedad celíaca) • Neuropatías tóxicas y nutricionales (alcohol, fármacos, déficit de vitaminas B_{12}, B_1, B_6, E y cobre) • Neuropatía asociada a gammapatía monoclonal • Neuropatías hereditarias (CMT, DHMN) • Neuropatía periférica criptogénica
Neuronopatías sensitivas	• Origen paraneoplásico • Origen inmunomediado (síndrome de Sjögren, LES, enfermedad celíaca) • Origen infeccioso (VIH, EBV, VZV, HTLV-1) • Idiopáticas
Mononeuritis múltiple	• Neuropatía vasculítica • Neuropatías infecciosas (VIH, lepra, HCV) • Neuropatías inflamatorias (MADSAM variante CIDP, NMM) • Neuropatía hereditaria (HNPP)
Polirradiculoneuropatías	• Síndrome de Guillain-Barré (SGB) • Polineuropatía desmielinizante crónica (CIDP) • Radiculoplexoneuropatía diabética (DLRPN)
Neuropatías motoras	• Neuropatía motora multifocal (NMM) • Neuropatía porfírica • SGB variante AMAN • CIDP variante motora
Neuropatías de fibras finas	• Neuropatia diabética • Neuropatía amioloidótica • Neuropatías asociadas a colagenopatías • Neuropatías hereditarias (PAF, enfermedad de Fabry, canalopatías) • Neuropatía por VIH
Neuropatías autonómicas	• Neuropatía diabética • Neuropatía amiloidótica • Neuropatía paraneoplásica • Neuropatía tóxica (plomo) • Neuropatía hereditaria (HSAN)

CMT: Charcot-Marie-Tooth; DHMN: neuropatía hereditaria distal motora; HNPP: neuropatía hereditaria con predisposición a la parálisis por presión, HSAN: neuropatía sensitiva autonómica hereditaria, PAF: polineuropatía amiloide familiar; VIH: virus de la inmunodeficiencia humana; EBV: virus de Epstein-Baar; HCV: virus de la hepatitis C; HTLV-1: virus linfotrópicos de células T humanas tipo 1; AMAN: neuropatía motora axonal aguda; LES: lupus eritematoso sistémico.

yen insuficiencia respiratoria o disautonomía. Su tratamiento requiere medidas de sostén y terapéutica inmunomoduladora (la inmunoglobulina intravenosa o la plasmaféresis mostraron una eficacia comparable).

DIAGNÓSTICO DIFERENCIAL

A diferencia de la signo-sintomatología ocasionado por lesiones con topografía en SNC, algunas características de las afecciones de los nervios periféricos incluyen:

- Compromiso sensitivo que compromete los miembros, pero respeta el tronco.
- Disminución o abolición de los ROT.
- Presencia de dolor de tipo neuropático.
- Compromiso motor y sensitivo coexisten en un mismo miembro (diferente de mielopatías).

Dentro de las afecciones del SNP puede ser necesario diferenciar las NP con patrones focales o asimétricos de radiculopatías o plexopatías, en cuyo caso la presencia de dolor y la distribución de la debilidad y el déficit sensitivo son la clave.

Si se trata de un síndrome motor puro, el diagnóstico diferencial que cabe considerar será con enfermedades de motoneurona, miopatías o trastornos de la transmisión neuromuscular.

DIAGNÓSTICO

Una vez identificado el diagnóstico topográfico (nervio periférico) y delimitado el patrón de la NP, el siguiente paso es intentar establecer el diagnóstico etiológico en cada caso. Si el patrón corresponde al de una polineuropatía simétrica distal, debe ser solicitada una batería de estudios standard que incluya hemograma, funcional renal y hepática, laboratorio tiroideo, glucemia, vitamina B_{12} y proteinograma inmunoelectroforético.

El estudio de electromiografía y conducción nerviosa es el eje de la evaluación diagnóstica en las neuropatías de fibras gruesas: permite no solo confirmar la NP si no también determinar su naturaleza axonal o desmielinizante.

En pacientes con sospecha de neuropatía de fibra fina la biopsia de piel para evaluar la densidad de fibras intraepidérmicas es útil para confirmar el diagnóstico. Para evaluar el compromiso de fibras autonómicas, la prueba cualitativa del reflejo axónico sudomotor (QSART), representa el estudio de elección. Con el corriente avance de estudios neurofisiológicos, inmunológicos y estudios genéticos en neuropatías periféricas, la biopsia de nervio es principalmente relegada al estudio de pacientes con sospecha de neuropatía vasculítica, pacientes seleccionados con posible neuropatía amiloide y formas atípicas de CIDP.

PRONÓSTICO Y TRATAMIENTO

El pronóstico y tratamiento requerido varían según el tipo de neuropatía considerada.

LECTURAS RECOMENDADAS

Hanewinckel R, Ikram MA and Van Doorn PA. Peripheral Neuropathies. Handbook of Clinical Neurology 2016;138:263-82.

London ZN. A structured approach to the diagnosis of peripheral nervous system disorders. Continnum (Minneap Minn) 2020;26(5):1130-60.

Micheli F, Fernández Pardal. Neurología. MM; 3.ª ed. Buenos Aires: Editorial Médica Panamericana; 2019.

Siao P and Kaku M. A clinician s approach to pheripheral neuropathy. Semin Neurol 2019;39:519-30.

Watson JC and Dyck JB. Peripheral Neuropathy: A practical approach to diagnosis and symptom management. Mayo Clin Proc 2015;90(7):940-51.

Enfermedades de la motoneurona, la unión neuromuscular y el músculo

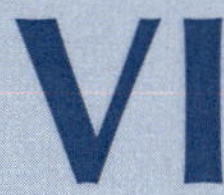

Enfermedades de la neurona motora 13

María Eugenia Conti

Las enfermedades de la neurona motora son un grupo heterogéneo de enfermedades que pueden clasificarse dentro de un espectro clínico, según estén afectadas la neurona motora superior (NMS) y/o la neurona motora inferior (NMI). A su vez, se diferencian en esporádicas y hereditarias. Entre las esporádicas, en los extremos se encuentran la esclerosis lateral primaria (que solo afecta la NMS) y en el otro, la atrofia muscular progresiva (que solo afecta la NMI). La esclerosis lateral amiotrófica (ELA) requiere que ambas neuronas motoras estén afectadas. En las hereditarias con compromiso puro de NMI, la enfermedad más frecuente es la atrofia muscular espinal (AME) y en segundo lugar se presenta la enfermedad de Kennedy o atrofia bulboespinal.

Las manifestaciones clínicas según la región y motoneurona afectada se describen en el **cuadro 13-1**.

ESCLEROSIS LATERAL AMIOTRÓFICA

La ELA es la enfermedad degenerativa de la neurona motora más frecuente en adultos. Es de causa desconocida y descrita por primera vez por Aran en 1850 y con posterioridad por Charcot en 1873, quien enfatizó en el compromiso de los tractos corticoespinales.

El espectro clínico que describimos previamente explica los diferentes fenotipos de presentación, entre los cuales la presentación espinal o de miembros es la más frecuente. Los otros fenotipos menos frecuentes son *flail arm* u "hombre en el barril", *flail leg*, bulbar, seudopolineurítica, variante hemipléjica y en sus extremos la atrofia muscular progresiva con afectación de NMI pura y la esclerosis lateral primaria (ELP) que afecta solo la NMS. La expectativa de vida promedio en estos pacientes es de tres a cinco años desde el inicio de los síntomas pero las diferentes formas de presentación podrían predecir una expectativa de vida mayor, como en la ELP o un peor pronóstico como en el inicio bulbar.

Patogenia

Si bien la patogenia permanece incierta, las mutaciones genéticas asociadas a ELA y los hallazgos neuropatológicos han permitido un gran avance en su conocimiento. Se postula

Cuadro 13-1. Manifestaciones clínicas, según la región y la motoneurona afectadas

	NMI	NMS
Cervical	Debilidad, atrofia segmentaria, calambres, fasciculaciones, hiporreflexia o arreflexia en MM. SS., cuello y diafragma	Signo de Hoffmann, espasticidad, hiperreflexia
Torácico	Fasciculaciones en abdomen y dorso	Reflejos cutáneo- abdominales ausentes
Lumbosacro	Debilidad y atrofia segmentaria, fasciculaciones, hipoarreflexia y calambres en MM. II.	Signo de Babinski, clono (*clonus*), espasticidad, hiperreflexia
Bulbar	Disartria flácida, atrofia y fasciculaciones en lengua, Reflejo maseterino disminuido o ausente	Disartria espástica, reflejo maseterino aumentado, parálisis seudobulbar

NMI: neurona motora inferior; NMS: neurona motora superior; MM. SS.: miembros superiores; MM. II.: miembros inferiores.

que hay un componente multigénico y/o existe una modificación epigenética y/o una alteración en la reparación del ADN, factores de riesgo ambientales o infecciones virales. Todo esto generaría disfunción celular tanto de la NM como de las células adyacentes (evidenciado por agregación proteica, disregulación del ARN, secreción de vesículas neurotóxicas por astrocitos, excitotoxicidad del glutamato, disfunción mitocondrial y de la microglía, aumento del estrés oxidativo) y como consecuencia, la muerte neuronal.

Epidemiología

Existe un discreto predominio masculino (1,5-2:1). Su incidencia es de 2/100 000/año y su prevalencia es 4-8 / 100 000 personas. Ambas aumentan con la edad. La edad promedio al inicio es de 58-63 años en la ELA esporádica (ELAe) y de 47 a 52 años en la ELA familiar (ELAf). El 90% son esporádicas y el 10% hereditarias, de tipo autosómico dominante, lo más frecuente.

Genética

La mutación en el gen de la superóxido dismutasa (SOD1) del cobre y cinc en el cromosoma 21 fue la primera asociada a la ELAf, descrita en 1993. Desde entonces más de 30 nuevos genes causales se han identificado, los cuales podrían justificar el 50% de las ELAf. Entre los más frecuentes se encuentran: C9orf72 (33,7%), SOD1 (1,8%), TARDBP (4,2%) y FUS (2,8%). Cabe destacar una superposición clínica, genética y anatomopatológica entre ELAf y demencia frontotemporal (DFT). Comparten la presencia de una expansión patológica del hexanucleotido en el gen *C9orf72*. Un 15% de pacientes con DFT cumplen criterios para ELA y un 15% de pacientes con diagnóstico de ELA cumplen criterios para DFT.

Diagnóstico

El diagnóstico de ELA se basa en la detección clínica y/o electromiográfica (EMG) del compromiso de las neuronas motoras en diferentes regiones.

Los criterios del Escorial, creados en 1990 y revisados por última vez en el año 2008 en la isla Awaji-Shima en Japón son los utilizados para el diagnóstico de ELA. Son clínicos y se basan en tres niveles de certeza diagnóstica: ELA definitiva, cuyo compromiso de NMS/NMI es en tres regiones; ELA probable, con NMS/NMI dos regiones, donde el compromiso de NMS debe ser rostral a NMI (previamente estaba dividida en ELA clínicamente probable y ELA probable apoyada por laboratorio, detección de MNI por EMG); o ELA posible, NMS/NMI en una región.

En el **recuadro 13-1** se presenta un caso clínico ilustrativo.

Diagnóstico diferencial

La estrategia diagnóstica se basa principalmente en la clínica y en los métodos complementarios para descartar los diagnósticos diferenciales. Siempre se debe solicitar una resonancia magnética (RM) de encéfalo y de columna cervical para descartar lesión central o un canal estrecho cervical (diagnóstico diferencial más frecuentes en adultos mayores). También se debe hacer un EMG con estudio

Recuadro 13-1. Caso clínico

Presentación: paciente de 54 años sin antecedentes de relevancia presenta cuadro de 2 años de evolución de debilidad asimétrica y progresiva y disfagia.
Examen físico: disartria espástica, atrofia muscular, fasciculaciones en miembros superiores (MM. SS.) y lengua, hiperreflexia generalizada, signo de Babinski.
EMG: signos de NMI en miembros inferiores (MM. II.).
Interpretación: signos de NMS en las regiones bulbar (disartria espástica), cervical y lumbar (hiperreflexia, signo de Babinski) y signos de NMI en región bulbar (fasciculaciones en lengua), cervical y lumbar (fasciculaciones en MM. SS. y EMG patológico en MM. II.).
Diagnóstico: ELA definitiva: compromiso de tres regiones NMS y NMI.

de neuroconducción para descartar polineuropatía y/o confirmar compromiso de NMI donde no es clínicamente evidente. Los estudios de laboratorio incluyen: dosaje de vitamina B_{12}, para el diagnóstico diferencial con degeneración combinada subaguda; la inmunofijación en suero y orina, para descartar gammapatía monoclonal; la investigación de anticuerpos anti-GM1 tendría utilidad cuando solo hay compromiso de la NMI, porque podría apoyar el diagnóstico de neuropatía motora multifocal.

Tratamiento

El manejo actual de pacientes con ELA se basa en la formación de equipos multidisciplinarios (neurólogo, neumonólogo, gastroenterólogo, fisiatra, kinesiólogo motor y respiratorio, fonoaudiólogo, psicólogo) lo cual demostró beneficio tanto para el paciente como para los familiares en relación a la calidad de vida y mejorar la sobrevida.

- Tratamiento modificador de la evolución de la enfermedad:
  - Farmacológico: el riluzol (disponible desde 1996), un inhibidor de la liberación de glutamato que difiere la necesidad de respirador unos 90 días, y la edaravona, recientemente aprobada en la Argentina, un radical libre que reduce el estrés oxidativo y que en un subgrupo de pacientes mostró enlentecimiento de la progresión de la escala funcional de ELA (ALSFRS) en alrededor de 33%.
  - No farmacológico: la ventilación no invasiva binivelada (BIPAP) mostró diferir alrededor de 200 días la necesidad del respirador en pacientes que no presentan signos bulbares.
- Tratamiento sintomático. Para las fasciculaciones y los calambres: quinina, carbamazepina. Para la espasticidad: diazepán, baclofeno. En el trastorno seudobulbar: amitriptilina, dextrometorfano/quinidina. Para mejorar la sialorrea: amitriptilina, toxina botulínica.

Si bien en las últimas décadas hubo múltiples estudios fallidos en busca de la cura, los estudios actuales han redireccionado el foco apuntando a nuevas hipótesis causales que no habían sido consideradas previamente y mantienen la esperanza de los pacientes que sufren esta terrible e implacable enfermedad.

OTRAS ENFERMEDADES DE LA MOTONEURONA

Atrofia muscular espinal

El AME se refiere a un grupo de trastornos genéticos diversos que afectan la NMI bulbar y espinal. Se han descrito diversas formas de AME asociadas a diferentes mutaciones genéticas con variabilidad fenotípica. La forma más frecuente es la AME autosómica recesiva proximal asociada a la deleción o mutación del gen "de supervivencia de la motoneurona 1" (gen SMN1).

Las AME asociadas a la mutación del gen SMN1 se clasifican según fenotipos clínicos distintivos basados en el nivel de función motora alcanzado y la edad de inicio. El espectro cínico varía desde la forma más severa y frecuente; en el caso de la AME tipo I (inicio de 0 a 6 meses), los pacientes no adquieren pautas neuromadurativas y fallecen antes de los 2 años; AME tipo II o intermedia (inicio 6 a 18 meses), tipo III o juvenil (18 meses a 18 años) y las formas más leves y menos frecuentes: AME tipo IV, inician luego de los 18 años, y los pacientes son ambulantes hasta la adultez.

Si bien hasta el momento no hay cura, recientemente se aprobaron dos medicamentos modificadores de la evolución de la enfermedad: el nusinersén (oligonucleótido antisentido), utilizado en todos los tipos de AME y el onasemnogén abeparvovec (terapia de reemplazo génico) para la AME tipo I. Estos tratamientos mostraron prevenir el desarrollo de la enfermedad o enlentecerlo y su eficacia mejora, si el tratamiento es iniciado previo al inicio de los síntomas.

Atrofia bulboespinal o enfermedad de Kennedy

La atrofia bulboespinal es la segunda enfermedad de origen genético más frecuente de la

NMI, su herencia es ligada al cromosoma X y es de inicio tardío. La edad de inicio puede variar desde los 30 hasta los 70 años. Los síntomas de inicio más frecuentes son debilidad en miembros inferiores, temblor en manos y calambres. El compromiso bulbar no suele ser grave y generalmente se manifiesta con disartria y disfagia. El examen clínico muestra signos de NMI y de insensibilidad androgénica, que se manifiesta con ginecomastia, infertilidad y atrofia testicular. Un signo característico es la presencia de fasciculaciones en la lengua con atrofia desproporcionada a la debilidad que esta presenta.

BIBLIOGRAFÍA

Brown R, Phil D and Al-Chalabi. A Amyotrophic Lateral Sclerosis. New England Journal of Medicine 2017;377:162-72.

Goutman S. Diagnosis and Clinical Management of Amyotrophic Lateral Sclerosis and Other Motor Neuron Disorders. Continuum (Minneap Minn) 2017;23(5):1332-59.

Mejzini Rita, Flynn Loren L, Pitout Ianthe L et al. ALS Genetics, Mechanisms and Therapeutics: Where Are We Now? Review. Frontiers in Neuroscience 2019;13:1310.

Micheli F y Fernández Pardal M. Capítulo: Enfermedades de la neurona motora. En: Neurología 3.ª ed. Buenos Aires: Editorial Médica Panamericana; 2019.

Pinto WBVR, Debona R, Nunes PP et al. Atypical Motor Neuron Disease variants: Still a diagnostic challenge in Neurology Revue Neurologique 2019;175(4):221-32.

Enfermedades de la placa neuromuscular 14

Marcelo Rugiero

En la actualidad, se reconocen diversas enfermedades inmunomediadas o genéticamente determinadas que afectan a las distintas estructuras o funciones de la placa neuromuscular (PNM). Sin dudas, la más frecuente (y la más conocida por su mayor incidencia) es la miastenia grave (MG) autoinmune, que va a ser el foco principal de este capítulo. También se describen aquí brevemente las miastenias congénitas, el síndrome miasteniforme de Lambert-Eaton y los síndromes de hiperexcitabilidad asociados a anticuerpos contra los canales del potasio, como el síndrome de Isaac (también llamado neuromiotonía) y el síndrome de Morvan (**fig. 14-1**).

MIASTENIA GRAVE

La MG es una enfermedad autoinmune de la PNM asociada a autoanticuerpos contra moléculas clave de la PNM, como contra el receptor nicotínico de la acetilcolina (ACRA), contra la cinasa específica del músculo (anti-MuSK) y contra la proteína 4 relacionada con el recep-

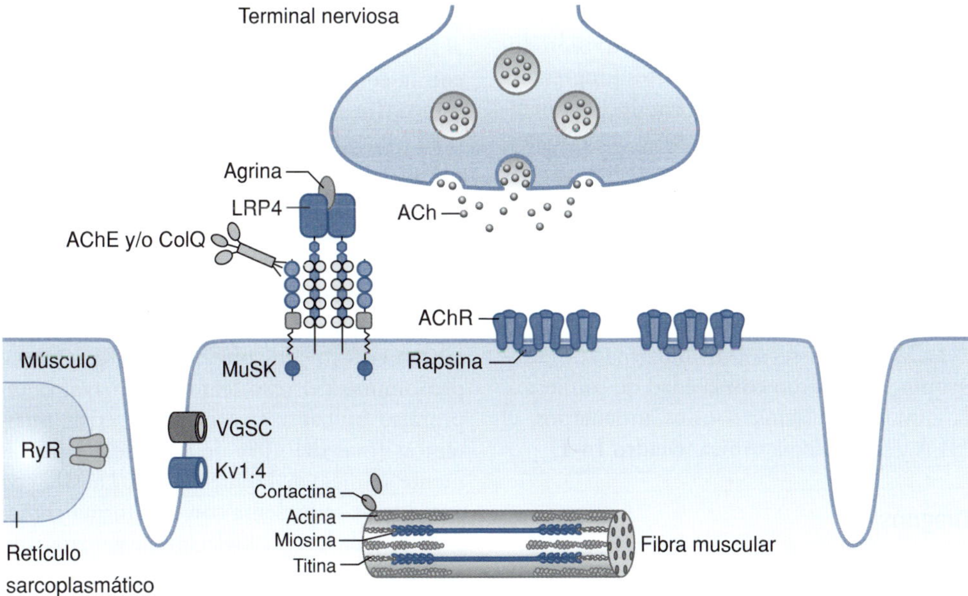

Fig. 14-1. Estructura de la unión neuromuscular, que comprende la terminal nerviosa presináptica y la célula muscular postsináptica. La agrina liberada en la terminal nerviosa se une a la proteína 4, relacionada con el receptor de lipoproteínas (LRP4), y a la cinasa específica del músculo (MuSK). Esto lleva a la activación de MuSK, que a su vez provoca la agrupación de los receptores de acetilcolina (ACh), necesarios para el mantenimiento de las estructuras postsinápticas. AChE: acetilcolinesterasa; ColQ: colágeno Q; Kv1.4: canal del potasio regulado por voltaje; RyR: receptor de rianodina; VGSC: canal del sodio regulado por voltaje. Adaptado de: Gilhus NE, Tzartos S, Evoli A, et al. Nat Rev Dis Primers 2019;5(1):30.

tor de la lipoproteína de baja densidad (anti-Lrp4) que, por diversos mecanismos patogénicos que alteran la citoarquitectura tisular, la densidad o funcionalidad de los receptores de acetilcolina (RAC), afectan la transmisión neuromuscular y generan un cuadro clínico de debilidad muscular fatigable.

La MG es una enfermedad heterogénea, con diferencias en los mecanismos inmunopatológicos involucrados, perfil autoinmunitario y respuesta a la inmunoterapia.

Clínica

La MG es una enfermedad rara, con una prevalencia estimada de 70-163 por millón en MG con ACRA (ACRA+) y de 1,9-2,9 por millón en MG con anti-MuSK (anti-MusK+). Las mujeres se afectan más que los hombres en una proporción de 3:1 en MG ACRA+ y 9:1 en MG anti-MuSK+. El síntoma cardinal de la MG es la debilidad muscular fatigable.

Los síntomas iniciales más frecuentes comprometen los músculos oculares, con ptosis (caída de los párpados) o diplopía (visión doble). La mayoría de los pacientes progresan a debilidad generalizada, ya sea de los miembros o de otros músculos, como los bulbares, que provocan dificultad para hablar (disartria), masticar o tragar (disfagia).

Un 20% de los casos con MG ACRA+ presenta compromiso grave de los músculos respiratorios y requiere asistencia ventilatoria, lo que se conoce como crisis miasténica.

La MG puede ser subdividida en varios subgrupos, de acuerdo con la edad de comienzo, la clínica, la relación con los anticuerpos, el HLA y la patología tímica (**cuadro 14-1**).

Diagnóstico

El diagnóstico de la MG se basa fundamentalmente en la observación clínica o sea en la debilidad muscular fluctuante que aparece con el ejercicio y que mejora con el reposo, y en la búsqueda en el examen clínico de este fenómeno. Inicialmente, el 50% de los pacientes presenta ptosis y diplopía que no se asocia con síntomas sensitivos.

El diagnóstico se confirma en primer lugar con la determinación de anticuerpos en suero de los pacientes en su mayoría ACRA+ y anti-MuSK+; en segundo término, mediante estudios electrofisiológicos que ponen en evidencia la alteración de la transmisión neuromuscular en la PNM: la electromiografía de fibra única (EMG-FU) y la estimulación repetitiva del nervio (ERN) y, en tercer lugar, por la mejoría transitoria que se logra con la administración de inhibidores de la acetilcolinesterasa (ACEI), como la piridostigmina o el edrofonio, o la prueba del hielo.

La fisiopatología básica de la enfermedad se relaciona con la alteración de los mecanismos de transmisión neuromuscular eficaz, y la detección de esas alteraciones es la base en el que se sustentan los estudios electrofisiológicos.

La MG y las demás enfermedades de la PNM afectan negativamente a la transmisión neuromuscular, disminuyendo la amplitud de los potenciales de fin de placa miniatura (mEPP) y potencial de fin de placa (EPP) lo cual genera EPP por debajo del umbral. Esto lleva al fracaso de la excitación de la fibra muscular con la consiguiente debilidad fluctuante que caracteriza a este grupo de enfermedades.

La MG -al menos la relacionada con ACRA y MuSK- cumple con todos los criterios para considerarla una enfermedad autoinmune. En la MG con autoanticuerpos anti-Lrp4, anti-agrina o anti-Col Q, los mecanismos patogénicos no están todavía dilucidados del todo.

Los pacientes con MG anti-MuSK+ presentan un cuadro clínico más severo, con franco predominio del sexo femenino, mayor compromiso bulbar y frecuencia de crisis miasténicas (más del 40% de los casos) especialmente al inicio de la enfermedad. La MG con anti-Lrp4+ se presenta con una forma clínica generalizada leve y su relación de géneros mujer-hombre (F:M) es de 2,5:1.

Diagnósticos diferenciales

De acuerdo con la predominancia de determinados signos y síntomas, los diagnósticos diferenciales más importantes se enumeran a continuación.

Cuadro 14-1. Subgrupos clínicos de la miastenia grave

Subgrupo MG	Características clínicas	Antígeno	Patología tímico	Subtipo IgG
MG de comienzo temprano (MGCTe)	Edad de comienzo ≤ 50 años Sexo (F:M) 3:1 Asociación genética con HLA-B8, A1 y DRw3	ACRA	Hiperplasia linfo-folicular tímica	IgG1, IgG3
MG de comienzo tardío (MGCTa)	Edad de comienzo ≥ 50 años Sexo (F:M) 1:1,5 Asociación genética con HLA-B8, A3, B7 y DRw2	ACRA	Timo normal (atrofia tímica)	IgG1, IgG3
MG asociada a timoma (MGAT)	MG paraneoplásica, anticuerpos antititina, contra el músculo estriado, anti-rianodina	ACRA	Timoma	IgG1, IgG3
MG ocular	Síntomas restringidos a músculos oculares Edad > 2 años	ACRA	Variable, sin folículos linfoideos	IgG1, IgG3
MG MuSK	Fenotipo bulbar, respiratorio grave, atrofia muscular Sexo (F:M) 9:1, asociación genética con HLA-DR14-DQ5	MuSK	Timo normal	IgG4
MG Lrp4	Fenotipo leve Sexo (F:M) 2.5:1	Lrp4	Variable (normal, timoma, hiperplasia)	IgG, IgG2
MG agrina	Debilidad generalizada grave asociada a anticuerpos ACRA, anti-MuSK, anti-Lrp4	Agrina	No timo	ND
MG neonatal transitoria	Síntomas leves desde el nacimiento: hijo de madres con MG Remisión en días o meses	ACRA MuSK		IgG materna
MG fetal	Reducción de la motilidad fetal Artrogrifosis congénita, muy grave; riesgo de muerte fetal	ACRA fetal subunidad gamma		IgG materna

F:M: correlación entre sexo femenino/masculino; MG: miastenia grave; ACRA: anticuerpo antirreceptor nicotínico de acetil-

- Si hay signos predominantemente oculares (ptosis/diplopía):
  - Miopatías mitocondriales (OEPC)
  - Distrofia oculofaríngea
  - Tumor intracraneal
  - Ptosis senil
- Con disfunción bulbar (disartria/disfagia):
  - Enfermedades de la motoneurona
  - Polimiositis
  - Tiroideopatía
  - Distrofia oculofaríngea
- En MG generalizada:
  - Síndrome de Lambert-Eaton
  - Miastenias congénitas
  - Botulismo
  - Miopatías hereditarias o adquiridas
  - Enfermedad de Pompe

Patogenia

En la MG se produce una alteración en la regulación de la respuesta inmunitaria que puede interferir con la tolerancia tanto de las células B como las células T en el timo, lo que ocasiona una respuesta intensa contra los receptores de acetilcolina (RAC).

Quizá uno de los hallazgos más importantes es la presencia de células mioides en las glándulas tímicas que expresan en su superficie a los RAC y funcionan como presentadores antigénicos; sin embargo, el mecanismo por el cual se produce esta desregulación se desconoce; aunque podría desencadenarse por una infección viral o bacteriana.

Los pacientes con MG con ACRA+ presentan hiperplasia tímica (sobre todo en pacientes de inicio temprano) o timoma. El papel de esta glándula es clave en la patogénesis de la enfermedad y su exptirpación es parte del arsenal terapéutico. Los pacientes con MG con anti-MuSK+ no se relacionan con el timo y no se benefician con la timectomía.

Hay ACRA de varias subclases, pero predominan los de tipo IgG3 (anticuerpo específico contra los RAC) y los IgG1 (generador de la fijación de complemento) que interfieren con la transmisión neuromuscular y gatilla tres mecanismos:

- Bloquean la unión de la acetilcolina con su receptor o inhibe la apertura de los canales iónicos.
- Generan la formación de complejos de ataque de membrana.
- Incrementan la endocitosis y degradación del receptor de acetilcolina; estos dos últimos mecanismos conducen a su vez al daño de la membrana postsináptica, la remodelación de los receptores y la remoción de proteínas asociadas a los RAC.

A pesar de ello, un 12 a 26% de los pacientes con MG generalizada tienen anticuerpos ACRA negativos. También existen otros anticuerpos como el anti-MuSK (IgG4) no fijador de complemento que bloquea la transmisión neuromuscular e interfiere la interacción de LRP4/MuSK, cuya función es el agrupamiento de los RAC durante el desarrollo de la PNM.

Recientemente se han descrito anticuerpos anti-LRP4 tipo IgG1, que tienen la capacidad de inhibir la interacción de la proteína derivada de la motoneurona agrina y la porción extracelular de la LRP4, activadora directa de MuSK.

Factores hereditarios y medioambientales

Estudios demuestran la presencia de diferentes antígenos leucocitarios en los subgrupos de MG. En aquellos de inicio temprano se ha identificado los HLA-DR3 y HLA-B8, y en los de inicio tardío, los HLA-DR2, HLA-B7 y HLA-DRB1 15.01. Además, cerca del 3-5% de los pacientes tendrá un miembro de su familia con MG o con otras patologías autoinmunitarias, como los trastornos tiroideos, el lupus eritematoso sistémico (LES), trastornos del espectro de la neuromielitis óptica, etc., con lo que su influencia genética queda demostrada. Los informes clínicos muestran el desarrollo de MG después de la administración de fármacos como el interferón beta 1a o b , D-penicilamina, antibióticos (aminoglucósidos, quinolonas, macrólidos), antiepilépticos (fenitoína, carbamazepina), antipsicóticos (clorpromazina, proclorperazina), fármacos cardiovasculares (betabloqueantes, bloqueantes cálcicos, lidocaína y procainamida), bloqueantes neuromusculares (succinilcolina), relajantes neuromusculares (baclofeno, benzodiazepinas), sulfato de magnesio, carbonato de litio, contrastes yodados, estatinas e inhibidores de puntos de control inmunitario.

Tratamiento

El manejo del paciente con MG abarca medidas generales y preventivas, tratamiento sintomático, inmunoterapia, recambio plasmático o con inmunoglobulinas, además del tratamiento quirúrgico.

Dado lo complejo que resulta el manejo de cada uno de los pacientes, se recomienda que el tratamiento sea personalizado, "a medida".

Tratamiento sintomático

Los inhibidores de la colinesterasa (enzima que inactiva la acetilcolina) aumentan su biodisponibilidad en el espacio sináptico y alivian los síntomas. El bromuro de piridostigmina es el preferido para el tratamiento oral y es usualmente la medicación de primera línea para el tratamiento de la MG.

Los efectos adversos son causados por el aumento de la concentración de acetilcolina, tanto en las sinapsis nicotínicas como muscarínicas. Los más frecuentes son: hipermovilidad gastrointestinal (cólicos abdominales, diarrea), hipersudoración, aumento de las secreciones respiratorias y gastrointestinales, y bradicardia. Los efectos nicotínicos más comunes son: fasciculaciones y calambres musculares. Los pacientes con anticuerpos anti-MuSK que no responden a la piridostigmina y que presentan mala tolerancia a este fármaco suelen presentar calambres, fasciculaciones y crisis colinérgica con su administración.

Inmunoterapia

El objetivo de la inmunoterapia es inducir y mantener la remisión de los síntomas. Se considera el tratamiento definitivo de la MG y está dirigido a suprimir la producción de anticuerpos patogénicos o del daño inducido por dichos anticuerpos.

Corticoesteroides

Dado que los estudios retrospectivos mostraron una tasa de respuesta de 70-80%, el uso de corticosteroides tendría prioridad, pero deberían emplearse en combinación con un agente ahorrador de corticoides si no se observa mejoría clínica o para reducir los efectos adversos.

Algunos pacientes pueden experimentar un empeoramiento temporal de la MG cuando se inicia el corticosteroide en dosis altas. De todos modos, el escalamiento y el descenso de las dosis depende de la estrategia que siga cada especialista o cada centro.

El tratamiento prolongado con corticosteroides se asocia con efectos adversos graves como osteoporosis, aumento de peso, trastornos dermatológicos, intolerancia a la glucosa, glaucoma, trastornos de la personalidad y aumento del riesgo de infecciones.

En la práctica, la mayoría de los pacientes reciben corticosteroides en combinación con otro inmunosupresor no esteroide para prevenir los efectos adversos y optimizar la respuesta clínica.

En el tratamiento de la MG ocular los corticosteroides han demostrado una clara superioridad respecto a los otros inmunosupresores.

Inmunosupresores no esteroides

La respuesta a los inmunosupresores no esteroides es más tardía que la de los esteroides. La de la azatioprina es muy tardía (9-12 meses), mientras que la de la ciclosporina es más temprana (1-2 meses). Estos fármacos pueden usarse como monoterapia o, como antes se mencionó, en combinación con los corticosteroides.

Se inician a dosis bajas y, si no presentan toxicidad temprana, se ajusta la dosis hasta lograr un régimen de inducción. Son terapias de largo plazo y la reducción paulatina se dispone cuando se llega a la remisión estable de los síntomas. Los mecanismos de acción y los efectos adversos de los agentes más usados se observan en el **cuadro 14-2**.

La elección de la medicación se basa en la relación riego/beneficio de cada paciente individual y la accesibilidad del fármaco en cada país. La azatioprina es el medicamento más usado como inmunosupresor no esteroide en los centros de Europa y de América, mientras que el micofenolato de mofetilo es el más empleado en los Estados Unidos.

El uso de la azatioprina en mujeres en edad fértil y embarazadas es seguro, no así el micofenolato de mofetilo, que debe evitarse en estos grupos.

Se considera que entre 10 y 30% de los pacientes con MG son refractarios a la terapia inmunosupresora convencional por debilidad muscular persistente, recaídas o efectos adversos graves del tratamiento.

Si bien la definición de paciente refractario sigue siendo un tema controversial, se puede decir que es más frecuente en pacientes con MG ACRA+ asociado a timoma y en pacientes con MG anti-MuSK+.

El desarrollo de fármacos nuevos que actúan en distintos niveles fisiopatológicos de la MG se ha incorporado al arsenal terapéutico de la MG para los pacientes con MG refractaria. De ellos, el más usado es el rituximab, un anticuerpo monoclonal anti-CD20 que provoca disminución importante de los linfocitos B. En estudios controlados y abiertos, el rituximab fue eficaz en todos los subgrupos de MG, pero con una respuesta clínica variable.

Cuadro 14-2. Inmunosupresores no esteroides: mecanismos de acción, efectos adversos y contraindicaciones

Fármaco	Mecanismos de acción	Efectos adversos	Contraindicaciones
Azatioprina	• Análogo de las purinas • Interfiere la síntesis • Reduce la proliferación de los linfocitos T y B	Elevación de enzimas hepáticas, náuseas, macrocitosis, leucopenia, tromboccitopenia, caída del cabello, pancreatitis, idiosincrasia	Alteración hepática, leucopenia, enfermedades hematológicas, baja actividad de TPMP
Micofenolato mofetilo	• Prodroga • Inhibe la síntesis de purinas • Reduce la proliferación T y B	Náuseas, diarrea, leucopenia, elevación de enzimas hepáticas, hipertensión	Cáncer, leucopenia, concepción, embarazo
Ciclosporina	• Inhibidor de la calcineurina • Reduce la transcripción de la IL-2 • Bloqueante de la activación de los linfocitos T	HTA, temblor, DBT, nefrotoxicidad, hipertrofia miocárdica, encefalopatía	Insuficiencia renal, HTA severa y cáncer congénita
Tacrolimus	• Inhibidor de la calcineurina • Reduce la transcripción de la IL-2 • Bloqueante de la activación de los linfocitos T	HTA, temblor, DBT, nefrotoxicidad, hipertrofia miocárdica, encefalopatía	Insuficiencia renal, HTA grave, alteración congénita del intervalo QT, cáncer
Metrotexato	• Análogo del folato • Interfiere con la síntesis de ADN • Reduce la proliferación de los linfocitos T y B	Estomatitis, náuseas, alopecia, anemia macrocítica, trombocitopenia, oligospermia, elevación de enzimas hepáticas	Alteración de la función hepática, disfunción de la médula ósea, edad fértil, embarazo
Ciclofosfamida	• Agente alquilante • Interfiere la replicación del ADN • Supresión de linfocitos B, más que de linfocitos T	Náuseas, vómitos, fiebre, caída del cabello, disfunción hepática, elevación de enzimas hepáticas, cistitis oligospermia, mielosupresión	Disfunción hepática, disfunción de medula ósea, edad fértil, embarazo
Rituximab	• Anti-CD-20 • Depleción por citotoxicidad de los linfocitos B e inducción de apoptosis	Reacciones por infusión, hipotensión, leucopenia, infecciones menores, arritmia, disnea, reactivación del VIH, JCV y VHC e insuficiencia cardíaca	Neutropenia, insuficiencia e isquemia cardíaca, edad fértil, embarazo

TPMP: tiopurina metiltransferasa; DBT: diabetes; HTA: hipertensión; VIH: virus de la inmunodeficiencia humana; JVC: virus JV; VHC: virus de la hepatitis C.

En los pacientes con MG anti-MuSK+, una forma mediada por la IgG4, la respuesta al rituximab es significativa y persiste en el tiempo.

Otro grupo de fármacos son los inhibidores del complemento, como el eculizumab y el zilucoplán, usados en pacientes con MG ACRA+. El efgartigimod es un anticuerpo monoclonal que bloquea el receptor Fc neonatal (FcRn); tiene un papel fundamental en la homeostasis de la IgG, ya que mostró mejoría clínica de los pacientes con MG.

Tratamientos inmunomoduladores y de corto plazo

El recambio plasmático o plasmaféresis (PF) y la administración de inmunoglobulina intravenosa (IVIG) son tratamientos de acción rápida y se usan especialmente en las formas agudas graves o en las exacerbaciones de la MG, cuando se requiere una respuesta rápida.

Ambos tratamientos tienen la misma eficacia en las crisis miasténicas, las exacerbaciones y en algunos casos en las fluctuaciones clínicas que ocurren al comienzo del tratamiento inmunosupresor. En pacientes con MG MuSK+, la PF tiene mejor respuesta clínica. En los últimos años, un ensayo clínico aleatorizado demostró que no es necesaria la inmunomodulación prequirúrgica en quienes se indica la timectomía.

Timectomía

La timectomía está indicada para casi todos los pacientes con timoma y en muchos otros pacientes con MG ACRA+. Un ensayo controlado reciente en pacientes con MG sin timoma mostró una mejoría clínica significativa, menores requerimientos de prednisona en días alternos y mejoras en varios resultados con timectomía sumada a prednisona más que con prednisona sola.

Crisis miasténica

La crisis miasténica es la manifestación clínica máxima y potencialmente mortal de la miastenia grave. La disfagia grave y la insuficiencia respiratoria son indicaciones obligadas de internación en una unidad de cuidados intensivos (UCI).

Por el contrario, el reconocimiento y el tratamiento oportuno de una exacerbación miasténica puede prevenir la manifestación de una crisis que, según las definiciones de la *Myasthenia Gravis Foundation* (MGFA) requiera intubación endotraqueal

SÍNDROMES MIASTÉNICOS CONGÉNITOS

Los síndromes miasténicos congénitos (SMC) son un grupo heterogéneo de trastornos genéticos de la transmisión neuromuscular de inicio generalmente temprano debido a mutaciones en proteínas involucradas en la organización, mantenimiento, función o modificación de la placa neuromuscular. El inicio puede ser intrauterino, congénito, en la infancia o la niñez y menos frecuentemente en la adolescencia y adultez. La gravedad varía desde una debilidad leve y fluctuante hasta debilidad muscular permanente, insuficiencia respiratoria y muerte prematura. Todos los subtipos de SMC presinápticos, sinápticos y postsinápticos comparten las características clínicas de fatiga y debilidad muscular pero la edad de inicio, los síntomas de presentación y la respuesta al tratamiento varían según el mecanismo molecular que resulta del defecto genético subyacente. En la actualidad es de vital importancia conocer la mutación y el mecanismo involucrado para diseñar un tratamiento específico. En los últimos años el fenotipo clínico se ha expandido como las formas de cinturas y se han descrito hasta la fecha cerca de 30 SMC.

SÍNDROME DE LAMBERT-EATON

El síndrome miasténico de Lambert-Eaton (LEMS) causa debilidad debido a la disfunción de la unión neuromuscular y se asocia con anticuerpos contra los canales del calcio presinápticos regulados por voltaje en > 90% de los casos. Aproximadamente, el 60% de los pacientes tienen una neoplasia maligna, habitualmente carcinoma de pulmón microcítico.

La debilidad muscular ocurre principalmente en los miembros, con mayor debilidad en las piernas, es relativamente moderado en los músculos oculares y produce menos fatiga y fluctuaciones que en la MG. La tríada clínica se completa con arreflexia y trastornos autonómicos.

SÍNDROME DE ISAAC O NEUROMIOTONÍA

El síndrome de Isaac (SI) o neuromiotonía adquirida, es un síndrome de hiperexcitabilidad de los nervios periféricos (HNP) que se presenta con actividad motora continua. Los hallazgos clínicos incluyen calambres, fasciculaciones y mioquimias.

La etiopatogenia implica la interacción de factores genéticos, autoinmunitnarios (anticuerpos contra los canales del potasio regulados por voltaje) y paraneoplásicos, y se requiere una evaluación exhaustiva para detectar las causas. El tratamiento inicial es sintomático, pero a menudo se utiliza la inmunoterapia, porque puede resultar eficaz.

Existen otros síndromes de hiperexcitabilidad, pero el SI es el más frecuente. Su asociación con encefalopatía y trastornos autonómicos se conoce como síndrome de Morvan.

BIBLIOGRAFÍA

Berrih-Aknin S and Le Panse R. Myasthenia gravis: a comprehensive review of immune dysregulation and etiological mechanisms. J. Autoimmun 2014;52:90-100.

Binks S, Vincent A and Palace JJ. Myasthenia gravis: a clinical-immunological update. Neurol 2016;263(4):826-34. doi: 10.1007/s00415-015-7963-5. Epub 2015.

Engel AG, Shen XM, Selcen D and Sine SM. Congenital myasthenic syndromes: pathogenesis, diagnosis, and treatment. Lancet Neurol 2015;14(4):420-34.

Evoli A et al. Myasthenia gravis with antibodies to MuSK: an update. Ann. NY Acad Sci 2018;1412:82-9.

Gilhus NE, Verschuuren JJ. Myasthenia gravis: subgroup classification and therapeutic strategies. Lancet Neurol 2015;14(10):1023-36. doi: 10.1016/S1474-4422(15)00145-3.

Gilhus NE, Tzartos S, Evoli A et al. Myasthenia gravis. Nat Rev Dis Primers 2019;5(1):30.

Neuromuscular junction disorders: Handb Clin Neurol 2014:201.

Sanders DB, Wolfe GI, Benatar M, Evoli A et al. International consensus guidance for management of myasthenia gravis: Executive summary. Neurology 2016;87(4):419-25.

Enfermedades musculares

15

Alberto Rivero

INTRODUCCIÓN Y ENFOQUE CLÍNICO

Si bien las enfermedades del músculo estriado son muy diversas, suelen compartir signos, síntomas y aún síndromes.

Clasificación

Se agrupan en enfermedades musculares hereditarias y adquiridas.

- Hereditarias:
  - Distrofia muscular
  - Distrofia miotónica
  - Miopatías congénitas
  - Canalopatías
  - Miopatías mitocondriales
  - Miopatías metabólicas
- Adquiridas:
  - Miopatías inflamatorias
  - Miopatías metabólicas
  - Miopatías endocrinas
  - Miopatías tóxicas o inducidas por medicamentos

Manifestaciones clínicas

La debilidad se inscribe como un síntoma dominante en las miopatías. En su mayoría se halla presente el compromiso de las cinturas escapular y pélvica, y los músculos flexores y extensores del cuello suelen estar afectados.

Es común que el paciente exprese dificultad para incorporarse de una silla, subir escaleras, levantar los brazos para cepillarse los dientes o alcanzar objetos en altura.

La debilidad distal no es infrecuente de observar y se presenta en entidades como la distrofia miotónica tipo 1, miopatía de Miyoshi.

La Debilidad puede mostrar distribución combinada afectando los grupos musculares proximales de los miembros superiores y los distal de las miembros inferiores.

Ejemplos de este tipo son la distrofia muscular facioescapulohumeral (DFEH), distrofia de Emery-Dreifuss, a través de la cual se ven comprometidos los músculos periescapulares de los dedos y el territorio distal del compartimento anterior de la pierna, con escápula alada.

La debilidad en la musculatura distal de los miembros superiores y proximal de las inferiores puede observarse en la miopatía por cuerpos de inclusión (MCI) donde se observa inicialmente compromiso de los músculos flexores de la muñeca, de la mano y cuádriceps. No afecta los músculos faciales y puede cursar con disartria y disfagia; suele ser de curso asimétrico.

La distrofia muscular oculofaríngea (DMOF) el síndrome de Kearns-Sayre son ejemplos de debilidad con oftalmoplejía, los cuales pueden no presentar diplopía.

La debilidad facial suele observarse en DFEH y en la distrofia miotónica por lo que debe establecerse el diagnóstico diferencial con enfermedad de motoneurona (EMN), polirradiculoneuropatía desmielinizante inflamatoria aguda (PDIA o AIDP, por sus siglas en inglés) y miastenia grave (MG).

Síntomas relacionados

A la debilidad se suma fatiga, intolerancia al ejercicio físico, atrofia.

Las mialgias pueden presentarse en las miopatías inflamatorias y metabólicas.

En las distrofias de Duchenne, Becker y Emery-Dreifuss y en la paramiotonía congénita se observa contracción persistente de los músculos y tendones que suelen ser silentes a los estudios de electromiografía. La miotonía (incapacidad de relación muscular) se observa en la distrofia miotónica, la miotonía congénita, la paramiotonía congénita y la parálisis periódica hipercaliémica. La mioglobinuria es un hallazgo común en las miopatías metabólicas.

La seudohipertrofia gemelar es propia de la enfermedad de Duchenne, enfermedad de Becker y en algunas distrofias musculares de cinturas.

- Edad de aparición:
  - Niños: miopatías congénitas, distrofia de Duchenne, dermatomiositis.
  - Jóvenes o adultos: DFEH, miopatías inflamatorias.
  - Adultos mayores: MCI, DMOF.
- Evolución en el tiempo y factores desencadenantes:
  - Aguda o subagudas: miopatía tóxica e inflamatoria.
  - La mayoría de las miopatías son crónicas.
  - Episódicas: parálisis periódica.
  - Inducidas por el ejercicio físico: miopatía metabólica.
  - Ante la exposición al frío: distrofia miotónica, paramiotonía congénita.
  - Post ejercicio físico seguido de descanso: parálisis periódica, miopatía metabólica.
  - Inducida por comida rica en hidratos de carbono: parálisis periódica.
- Hereditarias:
  - Autosómica dominante.
  - DFEH.
  - Distrofia miotónica.
  - Distrofias de cinturas (tipo 1B).
  - DMOF.
  - Parálisis periódica.
- Ligada al cromosoma X, recesiva:
  - Distrofia muscular de Duchenne.
  - Distrofia muscular de Becker.
  - Distrofia muscular de Emery-Dreifuss.
- Autosómica recesiva:
  - Distrofias de las cinturas (tipo 2A).
  - Miopatías metabólicas.
- Herencia materna: miopatías mitocondriales.

Signos relacionados

- Insuficiencia cardíaca congestiva: en las distrofias miotónica, de Duchenne, de Becker, de Pompe.
- Alopecia frontal, atrofia de músculos temporales, cataratas: distrofia miotónica.
- Erupción cutánea: dermatomiositis.
- Dismorfias: miopatía congénita.
- Insuficiencia respiratoria: distrofias de Pompe, de Duchenne, miopatías congénitas.
- Arritmia: en las distrofias de Emery-Dreifuss, de Steinert, en el síndrome de Kearns-Sayre.

LABORATORIO

Los **niveles de creatina fosfocinasa sérica (CPK)** suelen estar elevados en las miopatías inflamatorias, la rabdomiólisis aguda, al inicio de la distrofia de Duchenne; en tanto que las miopatías congénitas, síndromes miotónicos, miopatías tirotóxicas o inducidas por corticosteroides suelen cursar con niveles normales, incluso se observan niveles bajos de CPK en miopatías de progresión muy lenta. Los niveles elevados de CPK en personas asintomáticas puede indicar una predisposición a la hipertermia maligna, enfermedad de Mac Ardle, miopatía inflamatoria en estadio tempranos o hallarse en portadores de distrofia muscular de Duchenne o distrofia muscular de Becker.

Los niveles elevados de CPK en pacientes sin miopatía pueden observarse también en las enfermedades de la motoneurona, personas que han hecho ejercicio físico intenso (traumatismo muscular reciente), después de una convulsión y en infecciones virales.

Mioglobinuria

Se observa en miopatías inflamatorias y tóxicas, hiperlipemia, glucogenosis, distrofias de cintura, luego del ejercicio físico prolongado, infecciones virales, traumatismos, o alteraciones metabólicas serias

Prueba de la isquemia del antebrazo

Se evalúa en sangre venosa el nivel de lactato y amonio en reposo, a los 1, 2, 4, 6 y 10 minutos después de un minuto de contracción isométrica repetitiva de los músculos flexores del antebrazo. Normalmente, la concentración de lactato aumenta 2-3 veces, dentro de los primeros dos minutos posteriores al ejercicio. El nivel de lactato disminuirá o no se detectará en algunas miopatías metabólicas.

ESTUDIOS DE ELECTRODIAGNÓSTICO

Electromiografía: Per se no permite diagnosticar una miopatía específica a través de ella se podrá inferir si hay necrosis de las fibras musculares, como en las miopatías inflamatorias, miopatías tóxicas y algunas distrofias musculares.

La presencia de descargas miotónicas permite inferir miotonía clínica.

El reclutamiento precoz de unidades motoras con potencial polifásico de corta duración y baja amplitud es indicativo de miopatía sin especificar cual.

BIOPSIA MUSCULAR

La biopsia muscular ha ido perdiendo sustento como test diagnóstico bajo la mirada de los test genéticos en gran parte de las miopatías, ya que solo permitirá diagnosticarla en el 2% de los casos. El análisis patológico puede diferenciar tejido muscular normal, del denervado en los casos de miopatías inflamatorias y distrofia muscular de Duchenne

La microscopia electrónica resulta útil para el diagnóstico de miopatías mitocondriales y MCI

ESTUDIOS DE GENÉTICA MUSCULAR

Permiten detectar mutaciones ya conocidas y constituyen un método de diagnóstico y confirmatorio. Muchas veces son útiles para evitar la biopsia muscular. A continuación, se enumeran los casos donde se indican estos estudios.

Distrofias musculares:

- Distrofia muscular de Duchenne (gen de la distrofina).
- Distrofia muscular de Becker (gen de la distrofina).
- Emery-Dreifuss (gen EMD que codifica emerina o gen LMNA que codifica las proteínas laminas A y C).
- Distrofia miotónica 1 y 2.
- DFEH (deleción en la región 4q).
- DMOF (gen PABP2).
- Distrofias de cinturas-extremidades (mutaciones que codifican disferlina, FKRP, miotilina, laminas A/C, caveolina 3, calpaína 3, sarcoglucanos).

Trastornos mitocondriales:

- Síndrome de Kearns-Sayre.
- Oftalmoplejía externa progresiva crónica (OEPC).
- Encefalomiopatía mitocondrial con acidosis láctica y episodios similares a accidentes cerebrovasculares (MELAS), *myoclonic epilepsy and ragged-red fibers* (MERRF), NARP.

Miopatías congénitas:

- Miopatía centronuclear (gen RYR1).
- Miopatía multimininuclear (genes SEPN1 y RYR1).
  - Miopatía miotubular.

Otros casos:

- Miotonía congénita.
- Parálisis periódica.
- Miopatía miofibrilar (gen desmina).

MIOPATÍAS INFLAMATORIAS

Dermatomiositis y polimiositis

Las características más relevantes de la dermatomiositis (DM) y la polimiositis (PM) se presentan en el **cuadro 15-1**.

La terapéutica de estas enfermedades incluye la administración de:

- Corticosteroides
  - El inicio temprano e intensivo está asociado a mejores resultados.
  - Considerar la terapia de inducción con metilprednisolona intravenosa 500 mg durante 5 días/prednisona oral 1 mg/kg por día.
- Otros inmunosupresores
  - Azatioprina 2,5 mg/kg/día (controlar los niveles de TPMT).
  - Metotrexato (hasta 30 mg/semana).
  - Ciclosporina hasta 5 mg/kg/día.
  - Ciclofosfamida oral 2 mg/kg/día.
  - Micofenolato 1 g dos veces al día.
- Inmunoglobulina intravenosa
  - 2 g/kg administrados una vez al mes.

Cuadro 15-1. Características más destacadas de las miopatías inflamatorias

Características	Polimiositis	Dermatomiositis	Miositis por cuerpos de inclusión
Edad de aparición	> 18 años	Cualquier edad, con 2 picos: 5-15 y 45-60	> 50 años
Tasa mujeres: hombres (F:M)	2:1	2:1	1:3
Asociación familiar	No	No	Muy poco frecuente
Asociación con enfermedades del tejido conectivo	Sí (enfermedad pulmonar intersticial)	Esclerodermia, enfermedad mixta del tejido conectivo	Sí
Otras enfermedades autoinmunitarias sistémicas	Sí	No	No
Cáncer	++	+++ en adultos	+
Virus	No	VIH, HTLV-1	No
Compromiso muscular	Proximal simétrico Músculos cervicales Región bulbar	Proximal simétrico, músculos cervicales, región bulbar	Distal proximal, asimétrico, flexores de los dedos, cuádriceps
Atrofia	+	+	++
CPK en sangre	Hasta 50 veces	Hasta 50 veces	Normal hasta 10 veces
EMG	Miopática	Miopática	Miopática + grandes unidades mixtas: 30% presentan signos de neuropatía axónica
Biopsia muscular	Infiltrado perimisial y endomisial, infiltrado inflamatorio	Atrofia perifascicular Infiltrado perivascular y perifascicular inflamatorio	Infiltrado endomisial, vacuolas *rimmed*
Células	CD8 + células T, macrófagos	Linfocitos B, CD4 + Células T, macrófagos	CD8 + células T, cuerpos de inclusión eosinofílica
Microscopia electrónica		Inclusiones de estructuras túbulo-vesiculares en el endotelio vascular	Filamentos helicoidales, fibrillas

CPK: creatina fosfocinasa; EMG: electromiograma; ×: número de veces que aumenta sobre los límites superiores normales; VIH: virus de la inmunodeficiencia humana; HTLV: linfotrópico de células T humanas.

Miositis por cuerpos de inclusión

Las características clínicas de la miositis por cuerpos de inclusión (MCI) se presentan en el **cuadro 15-1**.

En la actualidad no se dispone de un tratamiento efectivo determinado para esta enfermedad.

MIOPATÍAS HEREDITARIAS

Distrofia muscular de Duchenne y distrofia muscular de Becker

Manifestaciones clínicas

La distrofia muscular de Duchenne (DMD) se expresa en la primera infancia con dificultades para caminar, haciéndolo en puntas de pie. La distrofia muscular de Becker (DMB) es la forma más leve y tiene mejor pronóstico; al momento del examen, presentan maniobra de Gower positiva, cursan con contracturas y seudohipertrofia gemelar. La escoliosis compromete la función respiratoria. Suelen tener cardiomiopatía y alteraciones de la conducción cardíaca.

Laboratorio

Se registran elevados niveles de CPK > 10 000. Presentan mutación del gen de la distrofina en un 70%.

Tratamiento

No tiene cura. La fisioterapia y los corticosteroides pueden controlar los síntomas y mejorar la calidad de vida.

Distrofias musculares de las cinturas-extremidades

En el **cuadro 15-2** se presentan las características genéticas y las proteínas relacionadas con estas enfermedades.

Manifestaciones clínicas

Se manifiestan desde la debilidad inespecífica de cinturas-extremidades hasta cuadros similares a las distrofias musculares ligadas al cromosoma X.

Presentan distintas complicaciones cardíacas y respiratorias

Distrofia facioescapulohumeral

Manifestaciones clínicas

La distrofia facioescapulohumeral (DFEH) es autosómica dominante y de inicio en la adolescencia. Presenta debilidad facial, seguida de pérdida de la fijación escapular (escapula alata) en triceps y biceps; en miembros inferiores se ven comprometidos los flexores de la cadera, cuádriceps y tibial anterior. Suele ser asimétrica.

Laboratorio: creatina fosfocinasa (CPK) en forma significativa.

Genética: anomalía en el cromosoma 4q35. 10/30% de los casos los padres no portan el gen.

Miopatías distales

Miopatía de Miyoshi

Autosómica recesiva de aparición en la adolescencia, presenta debilidad y atrofia distal del músculo gastrocnemio, con progresión a los músculos más proximales. Aumento marcado de CPK.

Miopatía de Welander

Autosómica dominante, aparición entre la cuarta y la sexta década de vida.

Cuadro 15-2. Genética de los síndromes de distrofia muscular de cinturas-extremidades (DMCE)

Síndrome	Cromosoma	Proteína
Autosómicas dominantes		
LGMD1A	5q	Miotilina
LGMD1B	1q	Laminas A/C
LGMD2C	3p	C-aveolina
Autosómicas recesivas		
LGMD2A	15q	Calpaína
LGMD2B	2p13	Disferlina
LGMD2C	13p	γ-sarcoglicanos

Muestra debilidad en los miembros superiores, extensores de la muñeca y dedos de la mano, atrofia de los músculos intrínsecos de las manos seguida de caída de antepié, y debilidad en las piernas. CPK normal. La biopsia muscular muestra cambios miopáticos con vacuolas con ribetes.

Miopatía de Nonaka (MCI tipo 2 hereditaria)

Autosómica recesiva cursa con debilidad y atrofia de la musculatura tibial anterior

Distrofia muscular de Emery-Dreifuss

Ligada al cromosoma X y herencia autosómica dominante.

Cursa con debilidad progresiva escapulohumeralperoneal. Presenta severas contracturas tempranas de los extensores cervicales, bíceps y los extensores largos de los dedos. Los trastornos de la conducción cardíaca con bradicardia pueden requerir electroestimulación con marcapasos.

Biopsia muscular con inmunohistoquímico demuestra la ausencia de proteínas laminas A/C y emerina.

Distrofia miotónica

Enfermedad autosómica dominante con penetrancia completa, de expresión variable

La anticipación genética (aumento de la gravedad con las sucesivas generaciones) está bien establecida y es determinante en el curso evolutivo.

Manifestaciones clínicas

Se manifiesta desde la miopatía congénita grave y fatal hasta cataratas de aparición tardía. t de los síntomas neuromusculares la miotonía clínica es patognomónica. Se dividen en ipo 1: debilidad muscular distal y progresión a los músculos proximales. Ptosis, debilidad facial, atrofia músculos temporal y externocleidomastoideo. La de tipo 2: muestra de debilidad de cinturas y extremidades; puede afectar músculos faciales. Es menos frecuente que la de tipo 1.

Otras manifestaciones clínicas: deterioro cognitivo, alteraciones en la conducción con bloqueo auriculoventricular y taquiarritmias, cardiomiopatía, en especial en etapas tardías, riesgo de muerte súbita. Endocrinas: diabetes mellitus, atrofia testicular. La debilidad del músculo liso genera problemas esofágicos, colecistitis recurrente. Otras manifestaciones sistémicas: alopecia frontal, cataratas, degeneración macular.

Exámenes complementarios

- CPK en sangre puede estar.
- EMG: Descargas miotónicas, unidades motoras miopáticas.
- Las pruebas de ADN disponibles para el tipo 1 y el tipo 2.
- Distrofia miotónica tipo 1: expansión del trinucleótido CTG en el gen de la proteína quinasa de la distrofia miotónica (DM-PK).
- Distrofia miotónica tipo 2: expansión del tetranucleótido CCTG en la proteína tipo dedo de cinc del cromosoma 3.

Tratamiento

Asesoramiento genético, la forma congénita grave ocurre en los hijos de mujeres afectadas con > 100 repeticiones. Se puede diagnosticar en forma prenatal.

La miotonía se puede tratar con mexetileno. Controlar el intervalo QT.

MIOPATÍAS CONGÉNITAS

Miopatía nemalínica

Manifestaciones clínicas: ocurre desde el nacimiento hasta la adultez, la enfermedad cursa con debilidad e hipotonía. En la forma congénita hay deterioro cognitivo y artrogriposis. En la forma de la edad adulta, quienes la padecen cursan con caída de la cabeza y atrofia muscular paraespinal.

Laboratorio: el nivel de CPK puede ser normal o estar muy elevado.

La biopsia muscular muestra bastones nemalínicos.

Miopatía centronuclear

Manifestaciones clínicas: cursa con varias presentaciones clínicas; la mayoría son de manifestación congénita o en la infancia y se expresa con hipotonía, debilidad proximal (piernas y brazos), debilidad facial e hipertermia maligna.

Genéticas: varios defectos en el receptor de rianodina. (RYR1)

Biopsia muscular: núcleos centrales, núcleos internos (en especial en pacientes mayores).

Miopatía (miotubular) centronuclear

Manifestaciones clínicas:

- Aparición en la infancia; generalmente causa la muerte en la infancia.
- Debilidad simétrica proximal y distal e insuficiencia respiratoria.
- Nivel de CPK normal o levemente elevado.

Genéticas: varios defectos en el gen de la miotubularina.

La biopsia muscular muestra un único núcleo central.

CANALOPATÍAS

La miotonía congénitaes una forma de miotonía no distrófica.

Manifestaciones clínicas: rigidez muscular episódica (miotonía). El ejercicio remite el episodio.

Causada por mutación del gen *CLCN1* (que codifica el principal canal iónico del cloro del músculo esquelético).

Se hereda en forma dominante o recesiva.

LECTURAS RECOMENDADAS

Brook MH and Cwik. Disorders of skeletal muscle. En: Bradley WG, Daroff R, Fenichel G, Marsden CD Neurology in Clinical Practice. 2nd edition. Boston: Butterworth-Heineman; 1996. pp. 2003-47.

Engel WK and AskanasV. Inclusion-body myositis: Clinical, diagnostic and pathologic aspects. Neurology 2006; (66):20-9.

Kaplan JC. Neuromuscular disorders gen: location. Neuromuscular Disorders 2011;11:104-20.

Tumores, traumatismos y trastornos raquimedulares

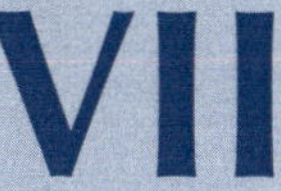

Trastornos vertebromedulares

16

Ana María Malmierca y José Bueri

INTRODUCCIÓN

Los síndromes vertebromedulares correspondientes a múltiples etiologías que se enumeran más adelante presentan una clínica característica de acuerdo con el nivel o sector afectado de la médula.

La anatomía de la médula, su extensión, su relación respecto a las vértebras o su vascularización nos ayuda a correlacionar la clínica con el nivel de la lesión.

La médula se extiende desde el extremo caudal bulbar y termina en la primera vértebra lumbar. Debido a que la longitud de la columna es mayor que la de la médula existen diferencias entre el segmento medular y la vértebra con la que se relaciona; se presenta la siguiente estructura (**cuadro 16-1**):

- La médula posee dos ensanchamientos, uno cervical, de C5 a T1, que inerva las extremidades superiores y otro lumbar, de L3 a S2, responsable de la inervación de los miembros inferiores. Más allá de este último ensanchamiento, la médula se angosta, generando el cono medular a partir del cual continúa como un filamento muy delgado llamado *filum terminale*.

Cuadro 16-1. Diferencias entre el segmento medular y la vértebra con que se relaciona

Segmento medular	Vértebras relacionadas
C5 a C8	C5 a C7
T1 a T12	T1 a T10
L1 a L5	T10 a T12
S1 a S5	T12 a L1

- De la médula emergen 31 pares de nervios espinales que se segmentan en 8 cervicales, 12 torácicos, 5 lumbares, 5 sacros y 1 coccígeo. Cada uno de ellos recorren una distancia hasta alcanzar los respectivos agujeros intervertebrales. La cola de caballo o cauda equina es la colección de los nervios de L1 a S5 dentro de un saco dural común.

VASCULARIZACIÓN DE LA MÉDULA

La vascularización, segmentada y dividida en extrínseca e intrínseca, también dará lugar a cuadros característicos de acuerdo a la arteria afectada.

La irrigación extrínseca cervicotorácica recibirá ramos provenientes de ambas arterias vertebrales, entre otras, ya que este segmento se caracteriza por la gran variabilidad de la irrigación, de modo que el déficit de una puede ser suplido por otra.

La región torácica está irrigada por las ramas radiculares de las arterias cervical profunda e intercostales y una arteria intercostal, rama de la aorta. Este territorio es el más pobremente irrigado por lo que es el más lábil ante una obstrucción vascular.

La arteria radicular magna o de Adamkiewicz, originada en la mayoría de los casos a partir de las arterias intercostales D9-D11, irriga la región torácica baja y lumbar de la médula espinal.

ETIOLOGÍA DE LAS LESIONES MEDULARES

Traumática

De instalación aguda

Incluye fracturas y luxaciones vertebrales, protrusiones de discos intervertebrales, heridas de armas de fuego que producen contusiones, laceraciones y hematomelia (**fig. 16-1**).

Este tipo de lesiones producen inicialmente isquemia del tejido, además del daño directo por trauma y edema. Luego, entre la segunda semana y los dos años se da una fase reparadora y finalmente la tercera etapa, caracterizada por la presencia de tejido cicatrizal formado por colágeno y conectivo.

De instalación lenta

Se debe a compresión debida a:

- Tumores intramedulares o extramedulares (**fig. 16-2**).

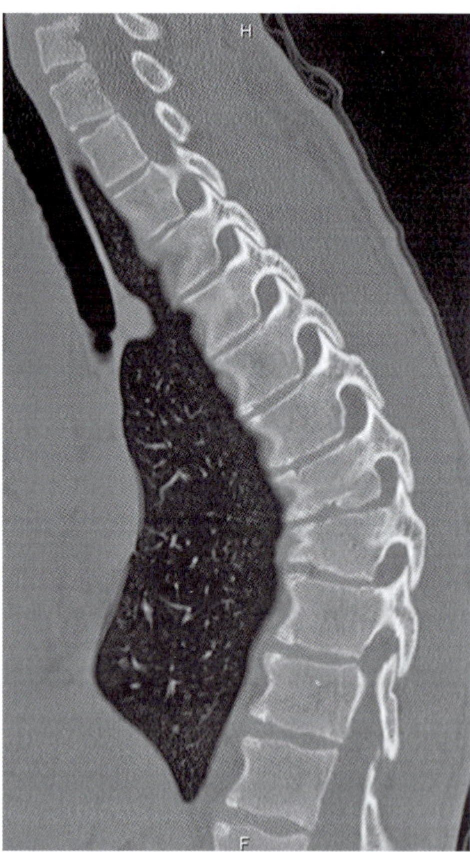

Fig.16-1. Etiología de una lesión medular traumática de instalación aguda. La tomografía computarizada (TC) de la columna torácica (dorsal) muestra fracturas de cuerpos vertebrales con aplastamiento y acuñamiento.

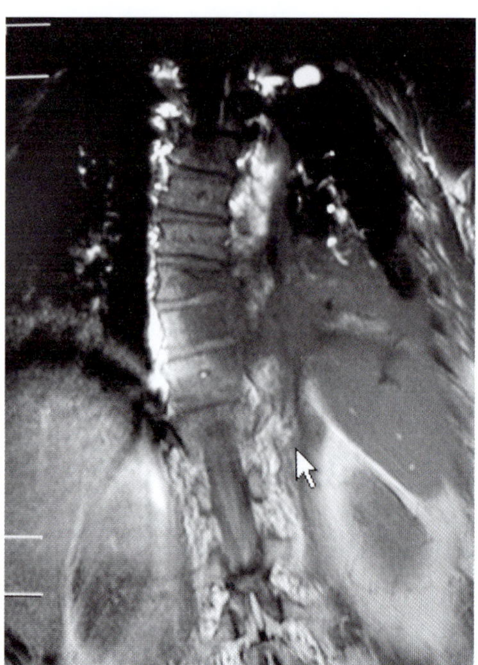

Fig.16-2. Resonancia magnética (RM) de un paciente que sufrió colapso vertebral dorsal parcial por invasión de un tumor pulmonar.

- Espondilosis cervical (mielopatía cervical) (**fig. 16-3**).

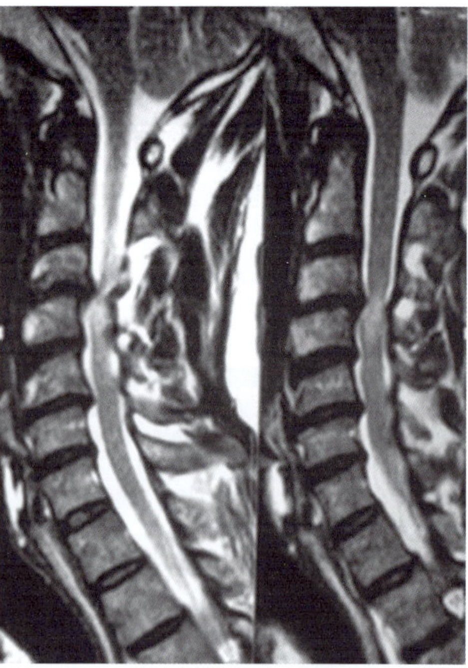

Fig. 16-3. RM de un paciente con canal estrecho cervical.

- Aracnoiditis adhesiva crónica.

Inflamatoria

- Infecciosa: viral, bacteriana, parasitaria y micótica.
- Inmunológica: lesiones desmielinizantes (esclerosis múltiple, enfermedad de Devic, inflamación por mielitis por enfermedad reumática, encefalomielitis diseminada aguda [ADEM]).

Vascular

Se incluyen las siguientes causas:

- Infartos isquémicos, arterial o venoso.
- Hemorragia intra o extramedular.
- Malformaciones vasculares medulares.

Mielopatías por defectos del desarrollo y congénitas

- Siringomielia.
- Mielomeningocele.

Otras causas

- Tóxicas.
- Por agentes físicos.
- Paraneoplásicas.
- Nutricionales y metabólicas.
- Degenerativas: esclerosis lateral amiotrófica (ELA).
- Atrofias espinocerebelosas.

MANIFESTACIONES CLÍNICAS

El examen físico debe estar semiológicamente organizado en busca de las siguientes manifestaciones:

- Alteraciones motoras.
- Reflejos y tono muscular.
- Alteraciones sensitivas.
- Disfunción esfinteriana vesical y rectal.
- Alteraciones neurovegetativas.
- Dolor radicular o difuso.

Los diferentes hallazgos y la combinación de ellos pueden dar evidencia de lesiones totales o parciales medulares, ya sean agudas o crónicas, con afectación de médula y/o raíces, con las consecuentes alteraciones focales suspendidas o afectación de vías largas motoras y sensitivas, con trastornos de la función por debajo de la lesión.

La instalación de las lesiones agudas produce inicialmente un shock medular caracterizado por la pérdida de las funciones motoras, sensitivas, la abolición de todos los reflejos por debajo de la lesión (reflejos de estiramiento muscular y cutáneos), vejiga fláccida y arrefléxica con retención urinaria e incontinencia por rebosamiento, íleo paralítico y pérdida del reflejo anal, y disfunción en el control vasomotor y de la termorregulación.

En un segundo momento (etapa crónica) puede persistir el déficit motor, si es que no mejora, y se revierte la arreflexia para convertirse en hiperreflexia osteotendinosa por debajo de la lesión. La vejiga pasa a ser hiperrefléxica con micción imperiosa e incontinencia. Puede persistir el nivel sensitivo.

SÍNDROMES MEDULARES

Sección completa

Etiología: traumatismos vertebromedulares, tumores, enfermedades desmielinizantes, vasculares o mielitis infecciosa o posinfecciosa.

Se interrumpen las vías ascendentes y descendentes por lo tanto las funciones sensitivas y motoras por debajo de la lesión están interrumpidas (**fig. 16-4** y **cuadro 16-2**).

Hemisección medular o síndrome de Brown-Sequard

Etiología: lesiones extramedulares; tumores o espondilosis (**fig. 16-5** y **cuadro 16-3**).

Lesiones medulares centrales

Etiología:

- Siringomielia y tumores intramedulares: en estos casos el síndrome se desarrolla en forma gradual y las lesiones se extienden a lo largo de la médula en forma segmentaria.

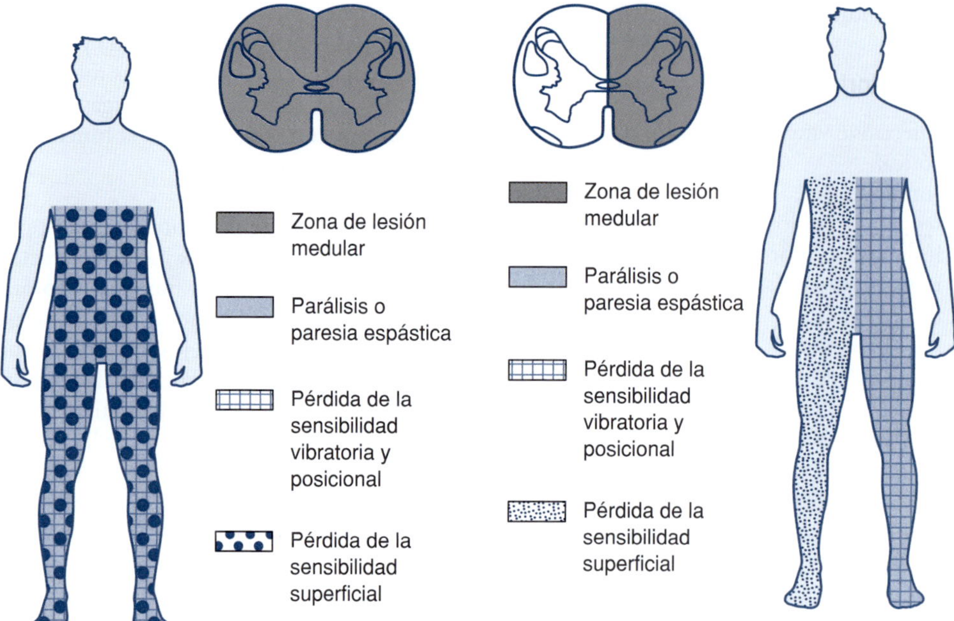

Fig. 16-4. Sección medular completa.

Fig. 16-5. Hemisección medular o síndrome de Brown-Sequard.

- Traumatismos y hematomelia: desarrollan el cuadro en forma aguda.

  Véanse las **figuras 16-6** y **16-7** y el **cuadro 16-4**.

Síndrome medular posterolateral

Etiología:

- Degeneración combinada subaguda.
- Ataxias hereditarias.
- Esclerosis múltiple.
- Mielitis de origen infeccioso.
- Compresiones medulares extrínsecas.

  Véanse la **figura 16-8** y el **cuadro 16-5**.

Síndrome medular cordonal posterior

Etiología:

- Tumores extramedulares.

Cuadro 16-2. Síndromes medulares. Sección completa

Motor	Interrupción bilateral de haces corticoespinales descendentes desde nivel lesional hacia abajo	Paraplejía: pérdida de la función motora en MM. II. Tetraplejía: pérdida de la función motora en 4 MM.
Sensibilidad	Interrupción bilateral de haces espinotalámicos y posteriores	Anestesia sensitiva superficial y profunda a partir del nivel de la lesión
Esfínteres	Interrupción de vías autonómicas	Disfunción de esfínteres por atonía vesical y rectal
Dolor	Interrupción de raíces	Dolor tipo radicular o parestesias segmentarias
Otras	Interrupción de vías autonómicas	Anhidrosis, cambios tróficos en la piel e inestabilidad vasomotora

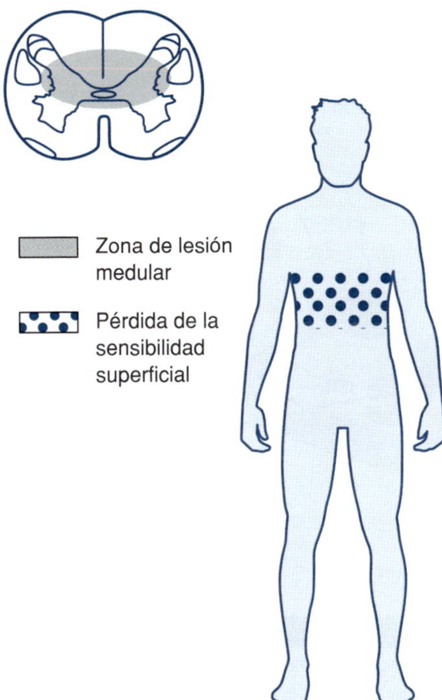

Fig.16-6. Síndrome de lesión medular central.

- Mielitis infecciosa (neurosífilis).
- Lesiones desmielinizantes.

Véase la **figura 16-9** y el **cuadro 16-6**.

Síndrome del asta anterior

Etiología:

- Atrofias musculares espinales (AME).
- Poliomielitis.

Véanse la **figura 16-10** y el **cuadro 16-7**.

Síndrome combinado del asta anterior y tractos corticoespinales

Etiología: esclerosis lateral amiotrófica (ELA).

Véanse la **figura 16-11** y el **cuadro 16-8**.

Síndrome corticoespinal bilateral

Etiología:

- Compresión medular.
- Esclerosis múltiple (EM).
- Enfermedades degenerativas: paraparesia espástica familiar.

Véase el **cuadro 16-9**.

Síndrome de la arteria espinal anterior

Etiología: traumatismos o compresiones medulares anteriores agudas.

Véanse la **figura 16-12** y el **cuadro 16-10**.

Cuadro 16-3. Hemisección medular o síndrome de Brown-Sequard

Motor	Interrupción de la vía corticoespinal descendente	Parálisis o paresia espástica homolateral a la lesión
Sensibilidad	Interrupción de la vía espinotalámica cruzada	Anestesia sensitiva superficial contralateral a la hemisección Anestesia sensitiva profunda homolateral a la lesión
Dolor	Interrupción de raíces	Dolor tipo radicular o parestesias segmentarias De acuerdo a la lesión puede haber dolor vertebral localizado y puesto de manifiesto a la percusión de la vértebra
Otras	Interrupción de vías autonómicas	Anhidrosis, cambios tróficos en la piel e inestabilidad vasomotora

*Véase también **fig. 16-2.**

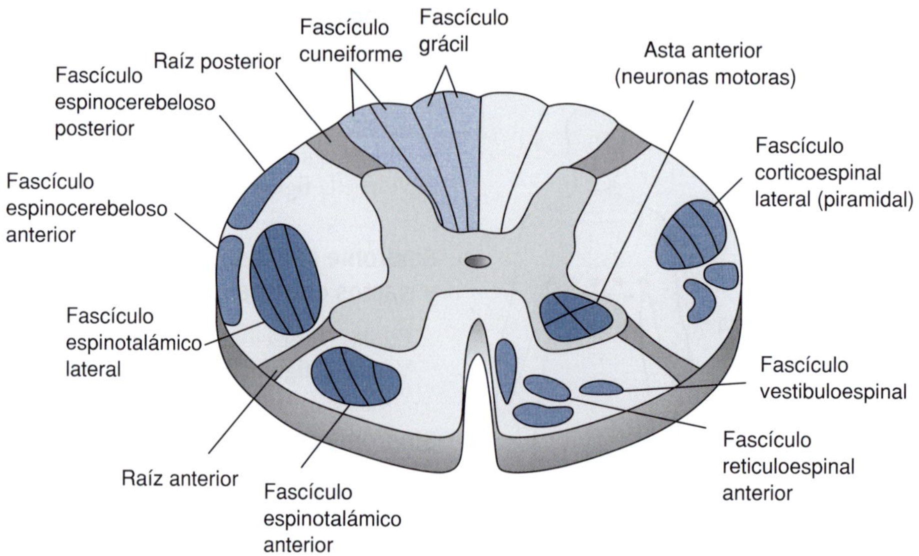

Fig. 16-7. Laminación medular.

Cuadro 16-4. Lesiones medulares centrales		
Sensibilidad	Interrupción de las vías espinotalámicas que se decusan en la comisura anterior	Termoanestesia y analgesia suspendida con preservación de la sensibilidad táctil y propioceptiva (disociación de la sensibilidad) Al inicio se manifiestan el déficit en regiones altas de la médula y por último la región sacra (efecto laminación) (véase **fig. 16-7**)
Extensión de la lesión	Lesión de las motoneuronas de las astas anteriores Compromiso del centro cilioespinal de Budge Lesión de los núcleos motores dorso, ventro y dorsomedianos que suplen músculos paraespinales	Paresia segmentaria, atrofia y arreflexia Síndrome de Horner homolateral Escoliosis

Cuadro 16-5. Síndrome medular posterolateral		
Motor	Interrupción de la vía corticoespinal descendente	Parálisis o paresia espástica por debajo de la lesión
Sensibilidad	Interrupción de las vías sensitivas de columnas posteriores	Pérdida bilateral de la sensibilidad vibratoria, posicional y de discriminación táctil

Cuadro 16-6. Síndrome medular cordonal posterior		
Sensibilidad	Interrupción de las vías sensitivas de columnas posteriores	Pérdida bilateral de la sensibilidad vibratoria, posicional y táctil. Marcha atáxica (por falta de información propioceptiva) Signo de Lhermitte*

*Signo de Lhermitte: dolor neuropático en región cefálica posterior, irradiado a la columna y que se desencadena con la flexión anterior del cuello.

Zona de lesión medular
Parálisis o paresia espástica
Pérdida de la sensibilidad vibratoria y posicional

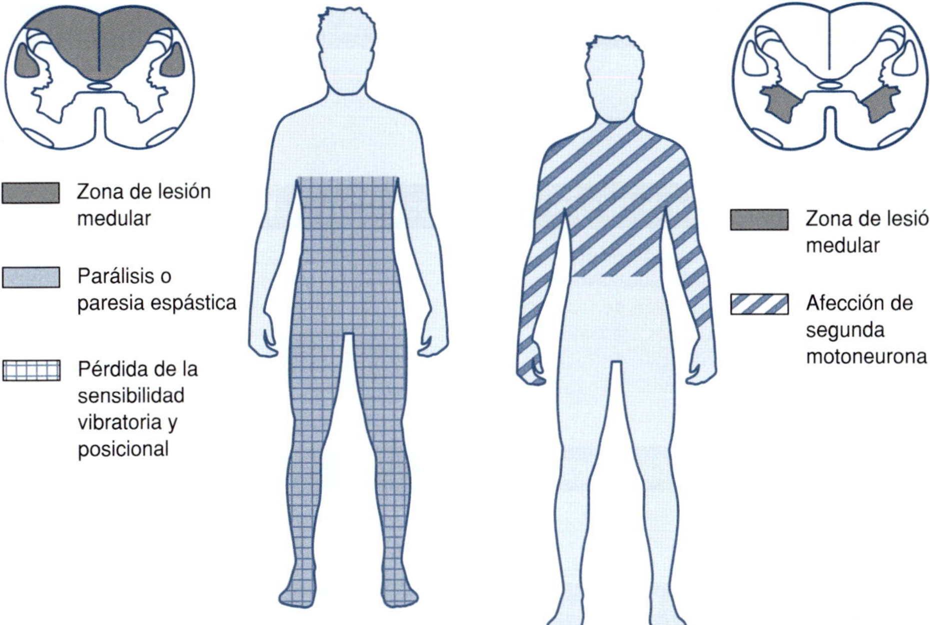

Fig. 16-8. Síndrome medular posterolateral.

Zona de lesión medular
Afección de segunda motoneurona

Fig. 16-10. Síndrome del asta anterior.

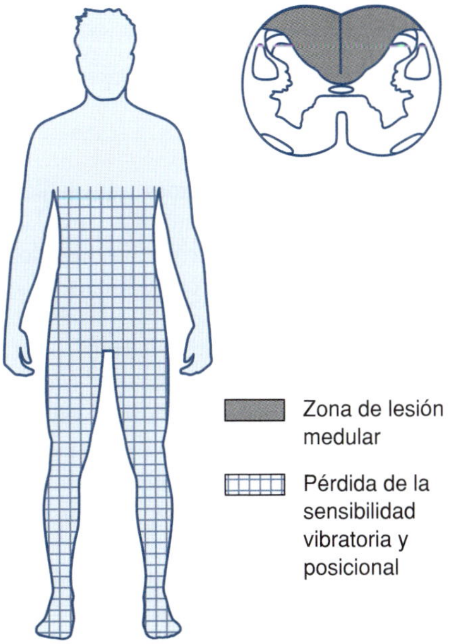

Zona de lesión medular
Pérdida de la sensibilidad vibratoria y posicional

Fig.16-9. Síndrome medular cordonal posterior.

Zona de lesión medular
Parálisis o paresia espástica
Afección de segunda motoneurona

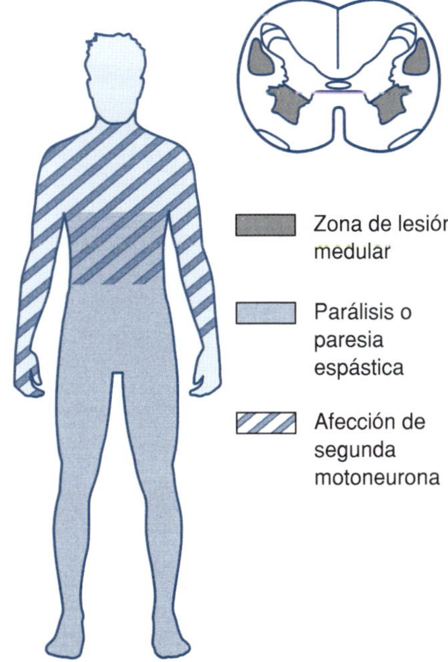

Fig. 16-11. Síndrome combinado del asta anterior y corticoespinal.

Cuadro 16-7. Síndrome del asta anterior		
Motor	Degeneración de las astas anteriores: motoneurona inferior	Paresia, atrofia y fasciculaciones en extremidades y tronco. Hipotonía, hipo o arreflexia

Cuadro 16-8. Síndrome combinado del asta anterior y de los tractos corticoespinales		
Motor	Degeneración de las astas anteriores: motoneurona inferior Degeneración de los núcleos motores de pares craneales Degeneración de tractos corticoespinales: motoneurona superior	Paresia, atrofia y fasciculaciones en extremidades y tronco Disfagia y disfonía Espasticidad e hiperreflexia

Cuadro 16-9. Síndrome corticoespinal bilateral		
Motor	Interrupción de vías corticoespinales	Paresia espástica bilateral

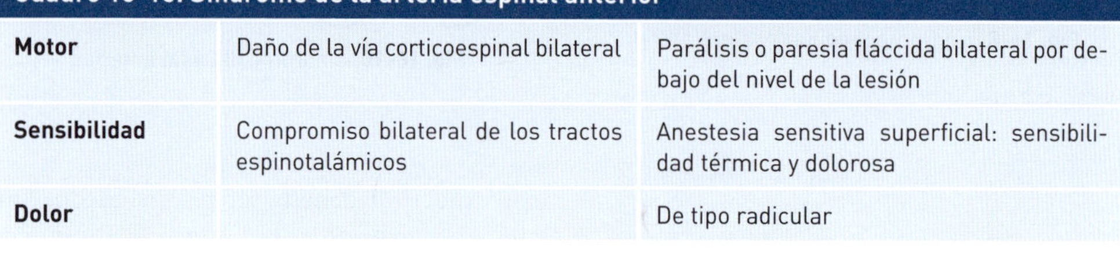

Cuadro 16-10. Síndrome de la arteria espinal anterior		
Motor	Daño de la vía corticoespinal bilateral	Parálisis o paresia fláccida bilateral por debajo del nivel de la lesión
Sensibilidad	Compromiso bilateral de los tractos espinotalámicos	Anestesia sensitiva superficial: sensibilidad térmica y dolorosa
Dolor		De tipo radicular

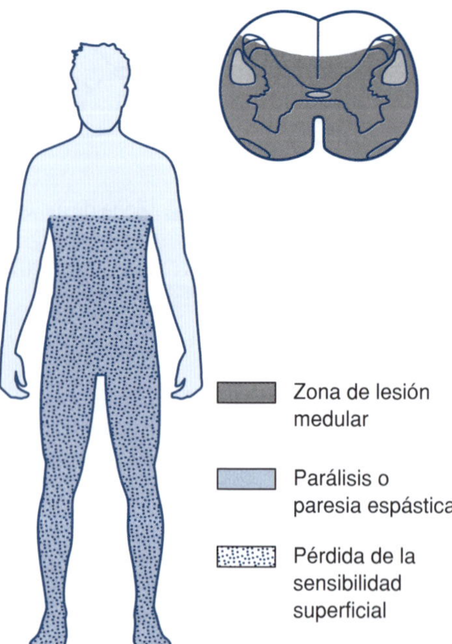

Fig. 16-12. Síndrome de la arteria espinal anterior.

Lesiones de médula espinal baja y cola de caballo

Véase el **cuadro 16-11**.

DIAGNÓSTICO

La historia de los síntomas y los hallazgos en el examen físico y su modo de instalación orientará a la sospecha de distintas etiologías que se podrán confirmar con diferentes métodos diagnósticos.

La tomografía computarizada (TC) es el estudio de elección para detectar fracturas, sangrados o estenosis de canales espinales. Es de menor utilidad para evidenciar lesiones de médula espinal. Las lesiones óseas agudas también pueden evidenciarse en radiografías simples de columna.

La resonancia magnética nuclear es de utilidad para evidenciar tumores, herniaciones de disco, irregularidades vasculares, sangrados, lesiones infecciosas y desmielinizantes. Es el

Cuadro 16-11. Lesiones de médula espinal baja y cola de caballo

	Epicono	Cono medular	Cola de caballo
Lugar de la lesión	L4 a S1	S2-S5 y 1.ª coccígea	Raíces L3 a 1.ª coccígea
Comienzo	Agudo y bilateral	Agudo y bilateral	Gradual y unilateral
Sensibilidad	Disociada en lesión central	Alteración perioanogenital	Todas las formas afectadas
Dolor	Infrecuente y tardía	Infrecuente y tardía	Frecuente y temprano
Motor	Alteración leve y simétrica	Alteración leve y simétrica	Alteración asimétrica
ROT	Aquiliano: disminuido	Aquiliano: disminuido	Aquiliano y patelar: disminuidos
SNA	Trastornos sexuales	Trastornos sexuales	Mínimos trastornos sexuales
Vejiga	Vejiga neurogénica	Vejiga neurogénica	Vejiga neurogénica autónoma de desarrollo más tardío

ROT: reflejos osteotendinosos; SNA: sistema nervioso autónomo.

método de neuroimagen más útil para estudio de la médula espinal.

TRATAMIENTO DE LA LESIÓN MEDULAR AGUDA

Las primeras acciones en el paciente con lesiones agudas de médula deben priorizar el protocolo ABCD (*airway, breathing, circulation, and disability, neurologic status;* vía aérea, ventilación, circulación, discapacidad, estado neurológico), la estabilización de la columna vertebral y la atención de otras situaciones de emergencias que amenazan la vida, si hubiera.

El manejo farmacológico ha sido objeto de múltiples estudios que han intentado evaluar la eficacia de sustancias como corticosteroides (metilprednisolona), gangliósidos GM-1, nimodipina, factor liberador de tirotrofina y antagonistas de los receptores de glutamato, entre otros.

Los estudios más importantes sobre el uso de corticosteroides (NASCIS II y III publicados en 1990 y 1997) demostraron que hubo un beneficio inicial en los pacientes que recibieron metilprednisolona hasta las 8 horas posteriores a la injuria en dosis de 30 mg/kg en bolo, seguido por infusión de 5.4 mg/kg por hora, durante 24 horas. Sin embargo, esos beneficios iniciales del déficit motor y sensitivo no fueron vistos al año posinjuria.

En 2013, la *American Association of Neurological Surgeons* informó que el uso de glucocorticoides no debería ser recomendado. Sin embargo, más tarde, la *Canadian Association of Emergency Physicians* señaló que el tratamiento con glucocorticoides sería una opción, aunque no el tratamiento de elección. No obstante, la mayoría de los expertos coincide en utilizar corticoides en altas dosis en situaciones de daño medular agudo.

Ha habido avances significativos en el manejo quirúrgico con el objetivo de descomprimir la médula en pacientes con déficit neurológico establecido o con deterioro progresivo, realinear la columna para mantener su estabilidad, evitar mayores déficits y facilitar la temprana movilización y eventual rehabilitación. El estudio STASCIS logró demostrar que la cirugía temprana (dentro de las 24 horas de la injuria) produjo mayor beneficio en la recuperación neurológica, disminución en la tasa de complicaciones y en los costos de salud.

Terapias futuras se basan en el trasplante de células, en la terapia genética dirigida al control de los genes responsables de la apoptosis y en la modulación de la respuesta inmune inflamatoria. Hasta el momento los estudios clínicos han avanzado hasta fases de experimentación en humanos con hallazgos promisorios en la recuperación.

Otro aspecto importante en el tratamiento es la rehabilitación es que se ha demostrado que la rehabilitación temprana mejora la independencia funcional del paciente ya que aprovecha la plasticidad más robusta, que tiene lugar inmediatamente a la lesión.

BIBLIOGRAFÍA

Brazis PW. Spinal Cord. In P.W.Brazis JC, Masdeu & J.Biller (Eds) Localization in Clinical Neurology 6.ª ed, Philadelphia: Wolters KLuwer Health/Lippincott Williams & Wilkins 2011:99-128.

Hurlbert RJ, Hadley MN, Walters BC et al. Pharmacological therapy for acute spinal cord injury. Neurosurgery 2013;(72)2:93.

Patten J. The spinal cord in relation to the vertebral column. In Springer Ed. Neurological Differential Diagnosis (2.ªed). London: Springer;1996: 247-81.

Traumatismo de cráneo y raquimedular

17

Tomás Funes y Mariano Socolovsky

TRAUMATISMO CRANEOENCEFÁLICO

Introducción

El traumatismo craneoencefálico (TCE) se define como una alteración del cráneo y su contenido tanto en la anatomía como en su fisiología, debido a intercambios bruscos de energía cinética.

Epidemiología

A nivel mundial, se calcula la incidencia de traumatismo de cráneo en 579 por 100 000 habitantes/año, principalmente debido a accidentes de tránsito o caídas. Se asocia con mayor frecuencia al sexo masculino y los países en vías de desarrollo son los más afectados. Es la causa más frecuente de discapacidad, reduce el rendimiento laboral de los afectados y aumenta las necesidades de atención en salud, razones por las cuales su impacto económico y social es muy grande.

Categorías

Los traumatismos se clasifican en cerrados, penetrantes y producidos por ondas de choque (**fig. 17-1**).

Fisiopatología

La **lesión primaria** está generada por la aplicación de fuerzas de aceleración, desaceleración, tracción y/o rotación, las cuales provocan un daño directo e inmediato al tejido cerebral. A diferencia de la anterior, la **lesión secundaria** es el daño generado en forma tardía, provocado por la generación de un hematoma

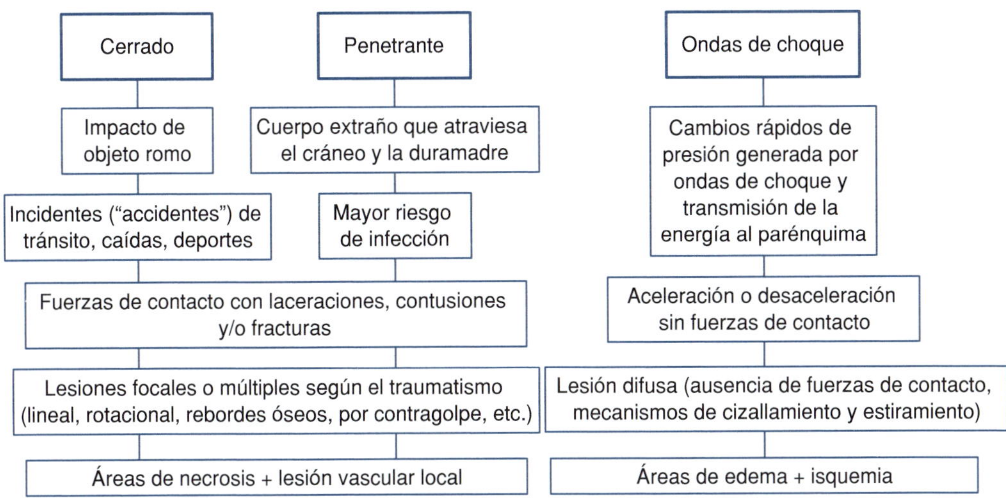

Fig. 17-1. Categorías y fisiopatología del TCE.

por rotura de un vaso o por la activación de diferentes cascadas metabólicas que generan las siguientes reacciones:

- **Isquemia:** en el TCE existe un desequilibrio en la autorregulación agravado por la hipotensión, la hipoxia, el edema, el aumento de la presión intracraneal (PIC), el daño a la microvasculatura y el vasoespasmo tardío.
- **Inflamación:** existe liberación de citocinas con una doble y antagónica función inflamatoria y de liberación de factores de crecimiento (la primera con efecto neurotóxico y la segunda, de neuroprotección). La hipotermia, por mencionar un ejemplo, ha resultado ser un modulador de la actividad proinflamatoria de la citocina IL-8 que mejora la evolución de los pacientes traumatizados.
- **Neurotoxicidad:** en todo TCE existe liberación de dos aminoácidos (AA) con función excitatoria, el glutamato y el aspartato, los cuales actúan a nivel de los canales de NMDA alterando la permeabilidad de la pared celular con aumento del Ca^{+2} y el Na^{+} intracelulares. Al aumentar el Ca^{+2} se activa la calmodulina con inmediata degeneración y destrucción del axón. El K^{+} sale de la célula, compensando la entrada de Na^{+}, y es capturado por el astrocito, el cual muere intentando restablecer el equilibrio iónico. El aumento del Na^{+} y del agua intracelular por alteración en el funcionamiento de los canales de Na^{+}-K^{+} ATP dependientes explica la aparición de edema de tipo citotóxico.

Avances en investigación de la lesión secundaria

La apoptosis es la muerte celular genéticamente programada y regulada, en contraposición a la muerte por destrucción tisular que implica inflamación y necrosis. En el TCE, la apoptosis tiene una función muy específica en el área sin necrosis de la lesión, pero con daño fatal e irreversible fragmentando el DNA, formando cuerpos apoptóticos y eliminándolos por la acción de los macrófagos, sin que ocurra inflamación asociada. Como efecto perjudicial, se observa apoptosis en áreas alejadas de la zona de lesión y que permanecen activadas en las semanas posteriores al traumatismo, con eliminación de células que deberían preservarse. En los modelos animales se ha intentado proveer moduladores de la apoptosis (inhibidores de la caspasa 3), con lo que se logró una reducción del 30% del volumen de la lesión, respecto de los controles.

Los genes determinan la capacidad para repararse de un tejido y la variabilidad fenotípica de esa habilidad -denominada polimorfismo- define individuos con secuencias de aminoácidos que generan proteínas más o menos reactivas.

En algunos genes reguladores del proceso inflamatorio existen variantes polimórficas, como por ejemplo la IL-6, en la cual el cambio de guanina por citosina en el codón 174 y 572 generan variantes con mayor potencial de producción de edema.

En el traumatismo existe una activación del factor inducido por hipoxia (HIF-1 y 2) con un doble efecto: uno, neuroprotector que activa el factor de crecimiento vascular (y la angiogénesis) y otro, neurotóxico, con mecanismos menos comprendidos los cuales inician edema excesivo y muerte celular.

Los polimorfismos en *p53* que transcriben cambios en el codón 72 de la proteína (variantes arginina-arginina o arginina-prolina) están asociados a mala evolución en TCE por mayor activación apoptótica.

En la familia de los genes reguladores de dopamina existen variantes de la enzima degradadora de dopamina y norepinefrina (COMT) donde el polimorfismo valina-valina define una alta función de la enzima, asociándose a bajos niveles de dopamina en la corteza frontal y a un mal pronóstico, mientras que el polimorfismo metionina-metionina define una enzima con menor actividad, asociada a un mayor nivel de dopamina en la corteza y a una mejor evolución.

Tipos de lesiones primarias

Las **fracturas lineales** no tienen repercusión quirúrgica por sí mismas, pero pueden estar asociadas a lesiones intraaxiales o extraxiales, dada la enorme energía cinética involucrada. Las **fracturas por hundimiento** ocurren cuando existe más de 10 mm (o el espesor de la calota) de incursión de fragmentos óseos dentro del cráneo. En lo estricto, son quirúrgicas si dan síntomas, si son expuestas (por solución de continuidad asociada del cuero cabelludo), si comprometen un seno neumatizado o si comprometen la estética. Las **fracturas de la base del cráneo** son de capital importancia, porque pueden estar asociadas a fistulas de líquido cefalorraquídeo (LCR) y/o lesión de un par craneal (en la base de cráneo anterior: I par craneal, rinorraquia anterior y signo de ojos de mapache; en el peñasco o la apófisis mastoides: VII par craneal, rinorraquia posterior a través del oído medio, trompa auditiva o de Eustaquio y rinofaringe, y signo de Battle o equimosis retroauricular).

La **conmoción cerebral** es la pérdida transitoria de la conciencia por alteraciones temporarias en la conducción nerviosa, sin lesión estructural evidenciable en imágenes y con recuperación *ad integrum*.

Las **contusiones cerebrales** son lesiones únicas o múltiples, caracterizadas por áreas de sangrado, necrosis y edema en regiones de contacto brusco sobre superficies óseas irregulares como techo de órbita, *crista galli* o peñasco por lo cual suelen localizarse a nivel frontal o temporal y tienen la particularidad de poder asociarse en su evolución a hipertensión intracraneal (HTIC).

El **daño axonal difuso** es la rotura de las fibras largas por tracción en el tronco cerebral, los ganglios de la base y el cuerpo calloso, o por un mecanismo de cizallamiento en la interfaz de las sustancias gris y blanca asociados a las diferentes densidades del tejido, por la aplicación de una fuerza rotacional. Acorde a la relevancia funcional ("elocuencia") del área afectada pueden cursar desde la forma asintomática hasta el coma. En la tomografía computada (TC) se pueden evidenciar como microsangrados en las áreas descritas. El método de preferencia para su diagnóstico (diferida su indicación al mejor momento respecto al estado general del paciente) es la resonancia magnética (RM) a través de la cual se pueden evidenciar lesiones hemorrágicas en la secuencia T2 de eco de gradiente o lesiones hiperintensas ("brillantes") en la secuencia de difusión.

Tipos de lesiones secundarias

Si bien la laceración de una arteria o vena es considerada una lesión primaria, pueden generar lesiones secundarias como los hematomas. Clásicamente, la rotura de la **arteria** meníngea media por traumatismo directo originará un hematoma extradural (entre la duramadre y el cráneo) y la laceración de una **vena** puente, un hematoma subdural (por debajo de la duramadre). Los hematomas subdurales se asocian a alcoholismo crónico o atrofia cerebral, y en ocasiones el TCE que los genera puede ser leve o pasar desapercibido. Más raramente, podemos encontrar hematomas extradurales venosos por sangrado de un seno dural o hematomas subdurales arteriales, en punto de partida de una contusión. Acorde al tiempo transcurrido desde el traumatismo que les dio origen, los hematomas subdurales pueden diferenciarse en tres:

- Hematoma subdural agudo: menos de 3 días desde el traumatismo con una lesión cóncavo-convexa hiperdensa en la TC.
- Hematoma subdural subagudo: entre 3 y 14 días con una lesión isodensa respecto al parénquima en la TC.
- Hematoma subdural crónico: más de 14 días con una lesión hipodensa.

Por su lado, los hematomas extradurales (o epidurales) suelen ser hiperdensos en la TC y adquirir forma biconvexa por las limitaciones en su extensión anteroposterior generada por las inserciones durales en las suturas (**fig. 17-2**).

En su mayoría los hematomas subdurales o extradurales son quirúrgicos cuando presentan síntomas, con un espesor mayor a 10 mm o una desviación de la línea media > 5 mm.

Diagnóstico y escalas clínicas

Sin dudas, por su universalidad y facilidad de reproducción, la Escala de Coma de Glasgow (GCS) continúa siendo útil en la evaluación diagnóstica inicial (**cuadro 17-1**).

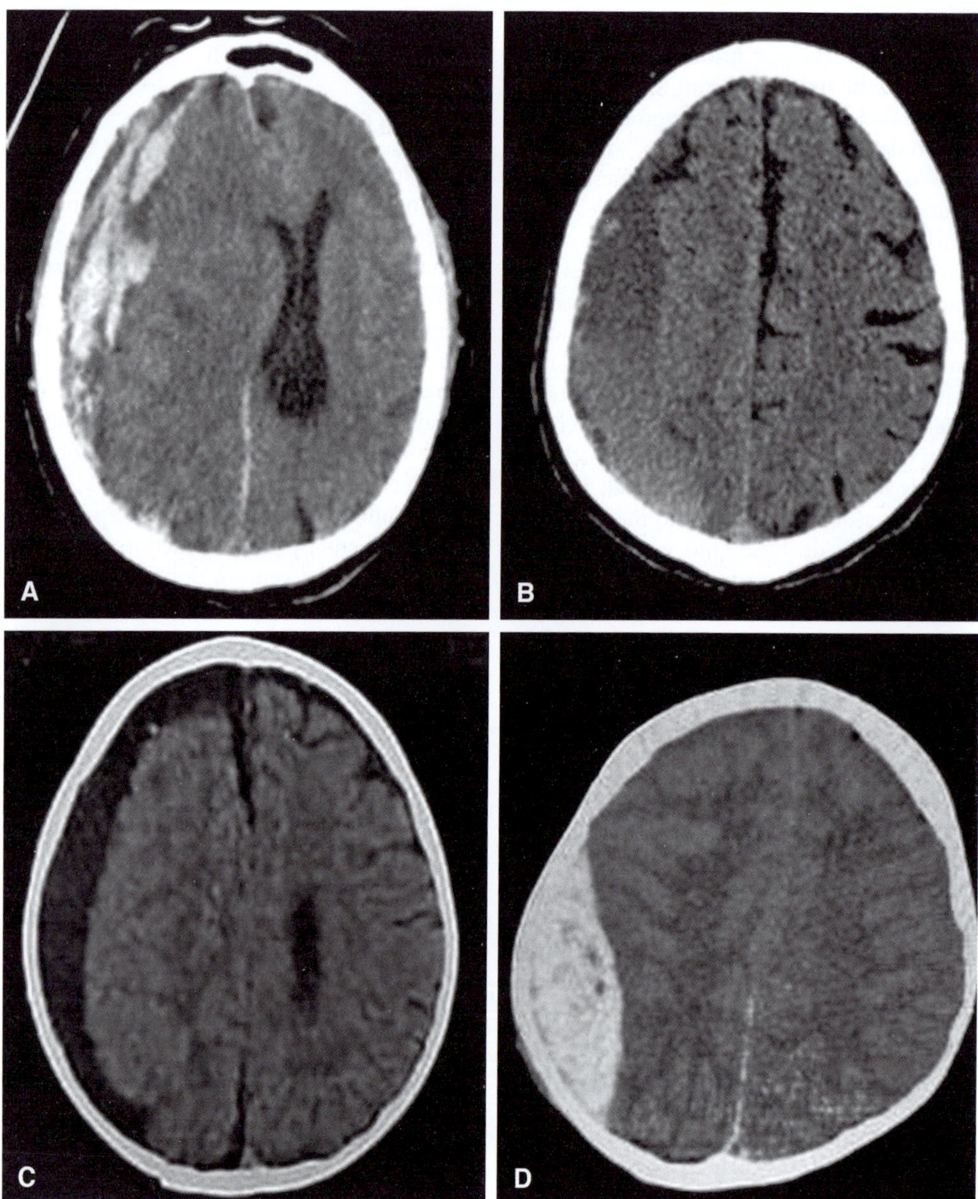

Fig.17-2. Lesiones secundarias. **A.** Hematoma subdural agudo derecho (hiperdenso, forma de semiluna o lente cóncavo-convexa) con desviación de línea media. **B.** Hematoma subdural derecho crónico (hipodenso y mitad superior de la imagen) y subagudo (isodenso y mitad inferior de la imagen). **C.** Hematoma subdural crónico derecho. **D.** Hematoma epidural temporoparietal derecho con forma de lente biconvexa.

Después de la reanimación inicial, el paciente puede presentar un TCE clasificado como leve (GCS 14-15), moderado (GCS 9-13) o grave (GCS 3-8).

Diagnóstico y escalas por imágenes

El método diagnóstico de elección en el TCE es la TC de cerebro con ventana ósea.

Cuadro 17-1. Escala de Coma de Glasgow (GCS)

Respuesta motora	Obedece órdenes	6
	Localiza estímulos nociceptivos	5
	Retira a estímulos nociceptivos	4
	Decorticación (flexión patológica)	3
	Descerebración (extensión patológica)	2
	Sin respuesta motora	1
Respuesta ocular	Apertura ocular espontánea	4
	Apertura ocular al llamado	3
	Apertura ocular al estímulo nociceptivo	2
	Sin respuesta ocular	1
Respuesta verbal	Orientada	5
	Confusa	4
	Palabras	3
	Sonidos guturales o incomprensibles	2
	Sin respuesta verbal	1

Máxima puntuación: GCS 15/5; mínima puntuación: GCS 3/15; máxima puntuación intubado o afásico: GCS 10/10 (no se consideran los 5 puntos verbales).

En 1991 se publicó la clasificación de Marshall que relaciona el riesgo de desarrollar HTIC y la mortalidad (**cuadro 17-2**).

Tratamiento del TCE

Debe diferenciarse según su categorización.

- **TCE leve:** los pacientes lúcidos, sin pérdida de la conciencia y asintomáticos o con "síntomas menores" (cefalea, mareos y náuseas) deben controlarse por seis horas. Si el TCE generó pérdida de la conciencia o no mejoran los síntomas antes descritos en seis horas, se indica una TC de cerebro e internación para observación por 24 horas. Los criterios de alarma para jerarquizar la necesidad de una TC son la edad (menores de 2 años o pacientes añosos), anticoagulación o antiagregación, etilismo o consumo de sustancias excitatorias, epilepsia o antecedentes de patología del sistema nervioso central y el mecanismo del traumatismo (alta energía cinética).

Cuadro 17-2. Escala de Marshall

Grado	TC	Riesgo de HTE	Mortalidad (%)
I	Normal	10%	0%
II	Línea media desviada menos de 5 mm Cisternas de la base visibles Lesiones hiperdensas menores de 25 mL	25%	12%
III (edema bilateral)	Línea media desviada menos de 5 mm Cisternas de la base comprimidas Lesiones hiperdensas menores de 25 mL	44%	27%
IV (edema unilateral)	Línea media desviada más de 5 mm Lesiones hiperdensas menores de 25 mL	60%	35%
V	Lesión evacuada	56%	32%
VI	Lesión no adecuada mayor a 25 mL	70%	50%

- **TCE moderado:** este grupo de pacientes requieren una TC de cerebro con ventana ósea (para descartar fracturas); deberá internarse en unidad de cuidados intensivos y su tratamiento dependerá de las lesiones encontradas. La TC se reitera a las 24 horas o por descenso ≥ 2 puntos del GCS.
- **TCE grave:** todo paciente con GCS ≤ 8 puntos requiere intubación, sedación, TC de cerebro con ventana ósea y TC de columna total (ya que en un politraumatismo con el paciente en coma no es posible detectar déficits asociados a un traumatismo espinal). La internación debe desarrollarse en unidad de cuidados intensivos y debe ser evaluado rápidamente por neurocirugía para iniciar la monitoriación de la PIC y/o indicar una eventual cirugía.

La monitorización de la PIC se indica en pacientes no evaluables desde el punto de vista neurológico, por lo tanto los criterios de colocación comprenden dos situaciones:

- Paciente con TCE grave (en coma e intubado) con GCS ≤ 8 puntos y TC anormal (hematoma, contusiones, edema, compresión de cisternas)
- Paciente con TCE grave (en coma e intubado) con GCS ≤ 8 puntos, con TC normal más dos de los siguientes tres criterios: mayor de 40 años, presión arterial sistólica menor de 90 mm Hg o rigidez patológica (de decorticación o descerebración). Con uno solo de estos tres criterios presentes, el riesgo de HTIC es del 5% pero con dos criterios presentes la posibilidad asciende al 65%.

Tratamiento medico del TCE cerrado

Dentro de las medidas iniciales de tratamiento se pueden enumerar:

- Adecuada analgesia y relajación para adaptación al respirador (ventilador).
- Posición de la cabecera a 30º favoreciendo el drenaje venoso.
- Evitar hipotensión, hipoxia, fiebre y dolor.
- Mantener normonatremia y normoglucemia.
- Profilaxis anticomicial: se indica durante los primeros 7 días en el TCE grave para evitar crisis precoces, luego se desciende y suspende.
- Mantener una PIC entre 15 y 20 mm Hg, una presión de perfusión cerebral (PPC) > 60 mm Hg, una saturación de oxígeno en el golfo de la yugular entre 55-75%, una pCO_2 35-40 mm Hg y una pO_2 > 90 mm Hg.

Si el paciente presenta registros de HTIC sostenida, se inicia manitol o clorurado hipertónico. En caso de refractariedad, las unidades de terapia intensiva utilizan hiperventilación por períodos de tiempo breves (evitando que la pCO_2 descienda de 25 mm Hg por el riesgo de vasoconstricción y eventual isquemia), hipotermia controlada o indometacina como estrategias suplementarias de control de la PIC.

Existe además una alternativa de tratamiento quirúrgico:

Craniectomía descompresiva en el TCE

La indicación de la craniectomía descompresiva ante un paciente con HTIC refractaria al tratamiento médico, hoy en día es una opción terapéutica de última línea junto con el coma barbitúrico y debe considerarse después de hacer una TC que confirme la estrategia a emplear y que oriente a hacer una hemicraniectomía (en casos de desviación de la línea media) o craniectomía bicoronal (en casos de edema difuso). Si bien el nivel de evidencia es bajo y la reducción de la mortalidad es consecuencia de una mayor sobrevida con secuelas asociadas (alta morbilidad), se acepta actualmente que es una estrategia que debe considerarse en los casos de HTIC refractaria.

TRAUMATISMO RAQUIMEDULAR

Comprende la transmisión abrupta de energía a la columna y su contenido a través de un traumatismo directo o abierto (herida de arma blanca o de fuego) o indirecto o cerrado (aplicación combinada de vectores de fuerza con compresión axial, distracción, flexión, extensión, rotación axial y/o cizallamiento).

La incidencia es de 3,2 a 5,3 casos cada 100 000 habitantes por año, tiene una disposición bimodal de afectación con un pico de mayor frecuencia en jóvenes entre 15 y 30 años, y otro, en mayores de 55 años. Afecta en mayor medida a hombres. La región cervical se afecta en una proporción 3:2 respecto de la columna dorsolumbar.

Clasificación de las fracturas

Por las particulares características anatómicas y el tipo de fuerzas que pueden experimentar, las fracturas espinales se dividen en aquellas que afectan C1-C2 y en aquellas lesiones subaxiales.

- **Lesiones de C1-C2:** los tipos de lesiones más frecuentes son las fracturas en estallido del atlas (o de Jefferson) por compresión axial pura; la fractura del pedículo del axis (o del ahorcado) por extensión-distracción o por flexión-compresión, las fracturas de la punta de las apófisis odontoides (por flexión lateral-distracción), del cuello de las apófisis odontoides (por flexión lateral-compresión) u horizontal del cuerpo del axis (por flexión). La luxación C1-C2 implica distensión o rotura del ligamento transverso del atlas y son generadas por vectores de flexión.
- **Lesiones de C3-L5:** las fracturas subaxiales pueden ser por acuñamiento (favorecida por posturas cifóticas y aplicación de momentos de fuerza flexores), en estallido o aplastamiento (en posturas lordóticas quc no favorecen momentos flexores), la fractura de Chance (que aparece cuando se produce un momento flexor asociado a estiramiento ["distracción"]) o fracturas-luxación (cuando a las fuerzas de compresión-distracción y flexo-extensión se le suman fuerzas de rotación axial y cizallamiento).

Concepto de estabilidad espinal

Una columna inestable es incapaz de mantener relaciones anatómicas normales y como consecuencia genera dolor, deformación o compresión medular y/o radicular. Esta inestabilidad puede ser consecuencia tanto de lesiones ligamentarias como de fracturas.

Las lesiones occipito-C1 y C1-C2 son heterogéneas y deben ser analizadas individualmente. Las lesiones inestables de este sector son las fracturas en estallido del atlas o de Jefferson con rotura del ligamento transverso, las fracturas del pedículo del axis, las fracturas del cuello de las apófisis odontoides y las luxaciones occipito-C1 y C1-C2.

Para definir la estabilidad de las lesiones subaxiales se siguen los criterios de las tres columnas de Dennis (columna anterior: mitad anterior del cuerpo vertebral y el disco más el ligamento común anterior; columna media: mitad posterior del cuerpo vertebral y el disco más el ligamento común posterior; columna posterior: articulaciones interapofisarias, láminas y apófisis espinosas con sus ligamentos). Una fractura subaxial inestable debe tener afectada dos columnas y una de esas columnas debe ser la columna media. Por lo tanto, son inestables la fractura estallido o aplastamiento, la fractura de Chance y la fractura-luxación.

Examen neurológico

La semiología del traumatismo espinal debe incluir el análisis de las siguientes esferas:

- **Motora:** se realiza la exploración de determinados músculos o grupos musculares, graduando la fuerza en una escala de 0 (plejía), 1 (paresia severa con solo contracciones musculares), 2 (paresia moderada con movilidad en el plano de la cama sin vencer gravedad), 3 (paresia leve a moderada con una función motora que vence la gravedad), 4 (paresia leve con una función motora que vence la resistencia ofrecida al movimiento por el examinador) y 5 (función motora normal). La lesión puede ser radicular o medular incompleta o completa (en este último caso, la parálisis es flácida y arrefléxica).
- **Sensitiva:** se realiza con la exploración de cada uno de los dermatomas analizando la sensibilidad táctil y propioceptiva (cordón posterior) y termoalgésica (haz espinotalámico lateral). Cuando la lesión afecta el

cono medular o las raíces de la cola de caballo se asocia a hipo o anestesia en silla de montar (región interna de muslos, genitales, y zonas perianal y perineal).

El nivel neurológico lo define el segmento más caudal con función normal.

- **Trastornos vegetativos:** lo más frecuente de observar son alteraciones esfinterianas vesicales (retención urinaria) y rectales (pérdida del tono del esfínter). En algunos casos, el paciente puede presentar "seudoincontinencia", al orinar por rebosamiento. El episodio de traumatismo medular agudo también puede estar asociado a bradicardia e hipotensión por pérdida del tono simpático, que conlleva a un shock distributivo con vasoplejía de difícil manejo con expansión e incluso vasoactivos. También en casos de lesión medular completa y pronosticando una evolución desfavorable, suele encontrarse asociado priapismo en hombres.
  Pasado el evento agudo y con el transcurso de semanas, la parálisis flácida pasa a ser espástica.

Diagnóstico y tratamiento

Después del examen físico, las imágenes completan el estudio del paciente traumatizado.

- Las radiografías simples son de rápido acceso, pero tienen debilidad en la detección de lesiones C1-C2 o en la charnela C7-D1 (por superposición de los hombros en la obtención de la imagen).
- La TC es el estudio de elección para definir las estructuras óseas. Los cortes axiales permiten visualizar fragmentos óseos en el interior del canal o luxaciones de la apófisis odontoides, la reconstrucción coronal precisa la integridad de la apófisis odontoides, mientras que los cortes sagitales visualizan segmentos con listesis.
- La RM expone herniaciones discales, edema óseo como signo indirecto de fractura o lesión ligamentaria. La médula puede mostrar áreas de hiperintensidad en secuencias T2 y STIR como signo de daño medular (mielomalacia).

El tratamiento debe empezar en el sitio del traumatismo y comprende:

- Inmovilización (collar de Filadelfia y/o movilización en bloque hasta obtener una tabla rígida).
- Medidas de reanimación enérgica: restablecer la permeabilidad de la vía aérea, el ritmo respiratorio y la circulación para alcanzar una saturación y presión arterial que aseguren una correcta perfusión.
- En la actualidad, se desaconseja el uso de metilprednisolona en pacientes con daño medular agudo.
- Descompresión y estabilización espinal que depende de lo requerido en cada caso en particular, según determinación de neurocirugía.

CONCLUSIÓN

Los últimos años han sido testigos de grandes avances en la comprensión fisiopatológica del traumatismo encefálico y raquimedular lo cual generó la oportunidad de predecir evoluciones de manera aguda y efectiva e incorporan nuevas y exitosas modalidades terapéuticas. El futuro probablemente nos proporcionará todavía mejores herramientas ya que las áreas aún crípticas de entendimiento de los mecanismos moleculares de la lesión podrían ser más profundamente comprendidas, y es una mencionable amenaza la falta de extrapolación de modelos animales a humanos. La cirugía neurológica, aplicada en tiempo y forma adecuados, disminuye sensiblemente la morbimortalidad de esta verdadera pandemia social.

LECTURAS RECOMENDADAS

Galgano M, Toshkezi G, Qiu X, Russell T, Chin L, Zhao LR. "Traumatic Brain Injury: Current Treatment Strategies and future Endeavors". Cell Transplantation 2017;26(7):1118-30.

Greenberg MS. "Handbook of Neurosurgery". 9.º edición. Nueva York:E Thieme Medical Publisher; 2020.

Veenith T, Goon SSH and Burnstein R. "Molecular mechanisms of traumatic brain injury: the missing link in management". World Journal of Emergency Surgery 2009;4:7. doi:10.1186/1749-7922-4-7.

Wang K, Yang Z, Zhu T, Shi Y et al. "An update on diagnostic and prognostic biomarkers for traumatic brain injury". Expert Rev Mol Diagn 2018;18(2):165-80. doi:10.1080/14737159.2018.1428089.

Tumores cerebrales

18

Fabián C. Piedimonte y Diego Pallavicini

INTRODUCCIÓN

Los tumores del sistema nervioso central constituyen un grupo heterogéneo de neoplasias que incluyen desde lesiones bien diferenciadas y relativamente benignas, como son los meningiomas, hasta lesiones altamente invasivas y poco diferenciadas como el glioblastoma multiforme. La mayoría de estas lesiones ocurren esporádicamente. Se han encontrado varios factores de riesgo asociados con su desarrollo, como la exposición a radiaciones ionizantes o campos electromagnéticos, y la presencia concomitante de afecciones como diabetes, hipertensión y enfermedad de Parkinson, entre otras. Una proporción relativamente menor de tumores primarios del sistema nervioso central (SNC) se producen en contexto de síndromes hereditarios.

Epidemiología

La tasa de incidencia anual promedio de todos los tumores cerebrales en los Estados Unidos en el período 2013-2017 fue de 23,79 casos por 100 000 habitantes y se observa que es más alta en mujeres en comparación con los hombres (26,3 frente a 21,09 por 100 000 hab.). Aproximadamente el 29,7% de todos los tumores cerebrales fueron neoplasias malignas y el 70,3% eran benignas y, por lo tanto, las más frecuentes. El tumor maligno más común en el adulto es el glioblastoma (14,5% de todos los tumores y 48,6% de los tumores malignos), y el tumor primario benigno más usual es el meningioma (38,3% de todos los tumores y 54,5% de los tumores benignos), considerado como el tumor cerebral primario más común, seguido por los gliomas. En cuanto a la mortalidad se comunicaron 81 246 muertes atribuibles a tumores cerebrales en los Estados Unidos durante el período de 2013-2017, lo que representa una tasa de mortalidad anual promedio de 4,42 por 10 000 habitantes. La supervivencia más baja se correlaciona con los glioblastomas con ocho meses promedio de sobrevida desde el diagnóstico de la lesión. La tasa de supervivencia relativa a cinco años después del diagnóstico de un tumor cerebral maligno es del 36% y luego del diagnóstico de un tumor cerebral benigno es de 91,7%.

En cuanto a los tumores cerebrales secundarios (metastásicos), representan cerca del 50% de todas las neoplasias cerebrales. Las neoplasias malignas que presentan metástasis cerebrales con mayor frecuencia son el cáncer de pulmón, el de mama y los melanomas (**cuadro 18-1**); en ocasiones las metástasis cerebrales son el primer indicio de la existencia de estos tumores.

Clasificación

El sistema de clasificación de tumores del SNC más completo y actualizado es el de la Organización Mundial de la Salud (OMS), el cual fue revisado y modificado en 2016. Este sistema los divide de acuerdo al tipo histológico y utiliza marcadores moleculares de citodiferenciación (**cuadro 18-2**).

CUADRO CLÍNICO

Los tumores, como cualquier lesión ocupante de espacio en el interior del cráneo, pueden generar dos tipos de manifestaciones; por un lado, un cuadro relacionado a la hipertensión

18-1. Principales tumores primarios que dan metástasis en el SNC y frecuencias correspondientes

Tumor primario	Frecuencia (%)
Pulmón	50
Mama	15-30
Melanoma	6-7
Renal	3-6
Gastrointestinal	6-9
Colorrectal	3-8
Desconocido	2-14

SNC: sistema nervioso central.

intracraneal, manifestado por cefalea, vómito, edema de papila y alteraciones del estado de conciencia (que puede llegar hasta el coma) y por otro, signos y síntomas focales relacionados al área encefálica comprometida (**cuadro 18-3**). Las manifestaciones iniciales más frecuentes se detallan en el **cuadro 18-4**. Es importante saber que el cuadro clínico varía según la localización supra o infratentorial de la lesión. En el primer caso, además de los síntomas generados por el aumento de la presión intracraneal (PIC) y por la destrucción del lóbulo afectado que genera un foco neurológico específico, es importante destacar la potencial presencia de crisis comiciales, las cuales están relacionadas a la irritación de la corteza ce-

Cuadro 18-2. Clasificación adaptada de la OMS de los tumores del SNC (2016)

Tumores difusos astrocíticos y oligodendrogliales
- Astrocitoma difuso
- Astrocitoma anaplásico
- Glioblastoma
- Oligondendroglioma
- Oligondendrioglioma anaplásico
- Oligoastrocitoma
- Oligoastrocitoma anaplásico

Otros tumores astrocíticos
- Astrocitoma pilocítico
- Astrocitoma de células gigantes subependimario

Tumores ependimarios
- Subependimoma
- Ependimoma
- Ependimoma anaplásico

Otros gliomas

Tumores del plexo coroideo
- Papiloma del plexo coroideo
- Papiloma atípico del plexo coroideo
- Carcinoma del plexo coroideo

Tumores de la región pineal
- Pineocitoma
- Tumor parenquimatoso pineal de diferenciación intermedia
- Pineoblastoma
- Tumor papilar de la región pineal

Tumores embrionarios
- Meduloblastoma
- Tumor embrionario
- Meduloepitelioma
- Neuroblastoma del SNC
- Ganglioneuroblastoma del SNC
- Tumor rabdoide teratoide atípico

Tumores de los nervios craneales y paraespinales
- Schwannoma Schwannoma melanocítico
- Neurofibroma
- Tumores malignos periféricos de la vaina nerviosa (MPNST)

Meningiomas

Linfomas
- Linfoma difuso de células B del SNC
- Linfoma de células T y NK
- Linfoma anaplásico
- Linfoma MALT de la dura

Tumores de células germinales
- Germinoma
- Carcinoma embrionario
- Coriocarcinoma
- Teratoma

Tumores de la región selar
- Craniofaringioma
- Tumor granular de la región selar
- Oncocitoma de células en huso

Otras clasificaciones
- Tumores neuronales y mixtos gliales neuronales
- Tumores melanocíticos
- Tumores histiocíticos
- Tumores mesenquimales

Tumores metastásicos

OMS: Organización Mundial de la Salud; SNC: sistema nervioso central; MPNST: *malignant peripheral nerve sheath tumor* (tumor maligno de la vaina de los nervios periféricos); MALT: *mucosa-associated lymphoid tissue* (tejido linfoide asociado a mucosas).

Cuadro 18-3. Sintomatología predominante de acuerdo a la localización del tumor.

Área afectada	Sintomatología
Lóbulo frontal	Abulia, cambios en la personalidad, apraxia, hemiparesia o disfasia
Lóbulo temporal	Alucinaciones auditivas u olfativas, *déjà vu* alteraciones de la memoria
Lóbulo parietal	Deterioro sensitivo, agnosias (hemisferio dominante), apraxias
Lóbulo occipital	Déficits campimétricos contralaterales
Hemisferios cerebelosos	Ataxia de los miembros. Dismetría y temblor intencional
Vermis cerebeloso	Aumento de la base de sustentación, ataxia de tronco
Tronco encefálico	Alteraciones de uno o varios pares craneales y de las vías largas

rebral, principalmente de los lóbulos temporal y frontal. En los tumores infratentoriales, además de los síntomas focales se puede generar un brusco aumento de la PIC secundario a hidrocefalia obstructiva por interrupción de la circulación del líquido cefalorraquídeo. En estas circunstancias, en ocasiones, es necesario el tratamiento agudo de la misma antes de efectuar la intervención quirúrgica definitiva, como por ejemplo la colocación de un drenaje ventricular externo (DVE).

DIAGNÓSTICO

Estudios por imágenes

Los estudios por imágenes son fundamentales tanto para el diagnóstico inicial del tumor como para la orientación sobre su probable etiología y para la planificación adecuada de la cirugía a realizar.

Cuadro 18-4. Manifestaciones clínicas más frecuentes.

Manifestación Clínica	Frecuencia
Déficit neurológico progresivo	68%
Cefalea	54%
Paresia	45%
Convulsiones	26%

Tomografía computarizada y sin contraste y con contraste yodado

La tomografía axial computarizada (TC) es el estudio de elección para el abordaje inicial. Nos proporciona información de la localización de la lesión y su morfología. Es útil cuando el tumor infiltra el hueso o cuando la resonancia magnética (RM) está contraindicada o no es un recurso accesible.

Angiografía por TC (angio-TC)

Nos permite una correcta visualización de la circulación, aportando los datos sobre el grado de vascularización del tumor facilitando la planificación quirúrgica (**fig. 18-1 A** y **B**).

Resonancia magnética

Es el estudio de mayor sensibilidad y especificidad para evaluar las características y relaciones de las lesiones tumorales que la TC. Dentro del estudio de un tumor del SNC es importante conocer las diferentes herramientas que nos facilitan tanto en el diagnóstico como en la planificación quirúrgica:

- **RM con gadolinio:** es un estudio de elección, que nos permite ver las características de la lesión y orientar el diagnóstico etiológico. Con este estudio, se visualizan correctamente las meninges, el espacio subaracnoideo y la distribución vascular de la neoplasia, como así también la relación con el entramado vascular normal del encéfalo (**fig. 18-2 A** y **B**).

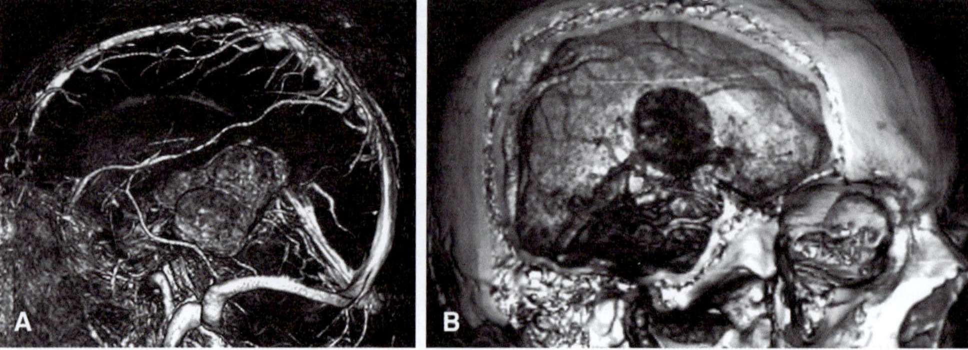

Fig. 18- 1 A y **B.** Imágenes de angio-TC cerebral. Se observa la información que nos brinda sobre la relación presente entre la neoplasia y los vasos sanguíneos normales, lo que facilita notablemente la planificación de la cirugía y reduce el riesgo inherente a la lesión vascular. Véase también esta figura al final del libro en **Láminas en color**.

- **RM con espectroscopia:** permite la diferenciación de tumores de otras lesiones no neoplásicas mediante el análisis de la composición química en el área de interés seleccionada. Los principales metabolitos que se estudian son el N-acetil aspartato; es un marcador neuronal habitualmente disminuido ante la presencia de gliomas, la colina, un marcador de membrana, suele sufrir un incremento en presencia del aumento de mitosis, y el lactato, un selectivo marcador de necrosis. (**fig. 18-3**).
- **RM con difusión:** permite determinar la densidad celular de una lesión; cuando se produce un aumento del número o de su tamaño; se restringe la difusión, observándose una imagen con incremento en la señal de captación.
- **RM con tractografía:** extremadamente útil para identificar la señal de la sustancia blanca y su relación con la lesión, como así también la integridad de los haces y vías que constituyen. Es muy útil para la planificación preoperatoria, al fin de conservar

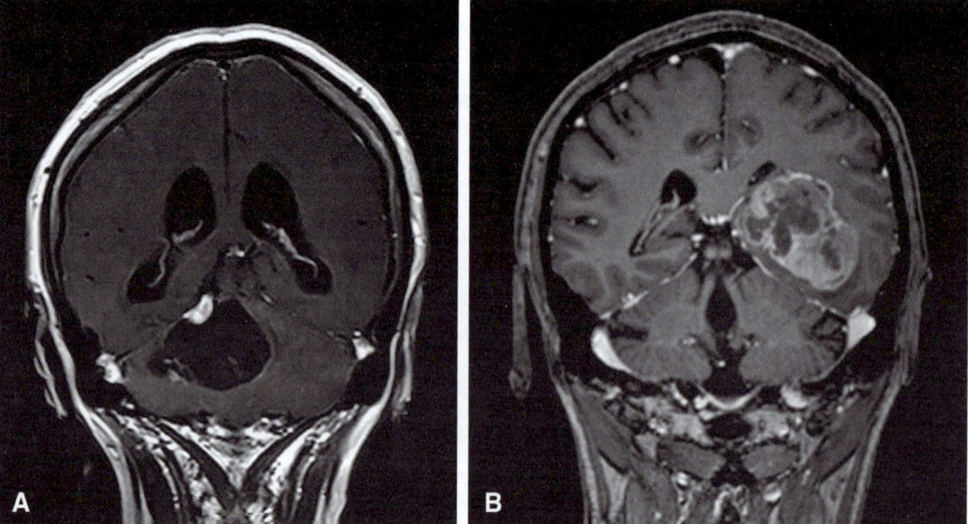

Fig. 18- 2 A y **B.** RM con gadolinio. En la imagen de la izquierda se observa un tumor quístico con un nódulo mural sobre el hemisferio cerebeloso derecho. En la imagen de la derecha vemos un glioma de alto grado a nivel del atrio ventricular derecho.

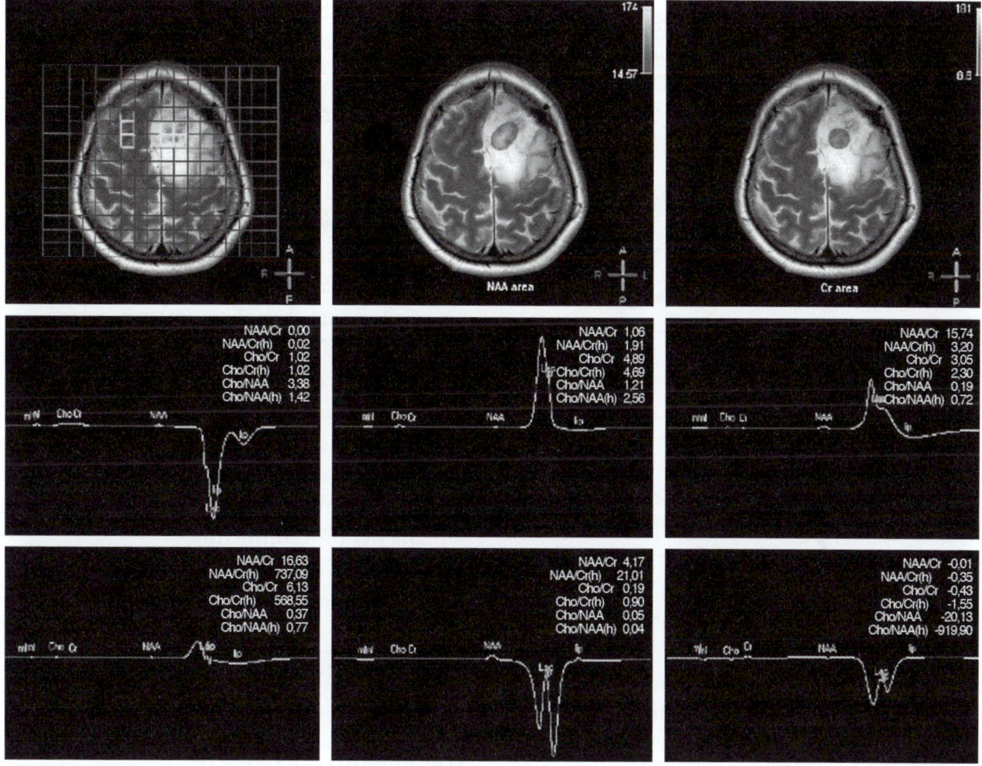

Fig. 18-3. RM con espectroscopia evidencia un patrón típico de una lesión tumoral; en este caso, un oligodendroglioma. Véase también esta figura al final del libro en **Láminas en color**.

anatómicamente dichos tractos nerviosos, disminuyendo la morbilidad postoperatoria.

- **RM con perfusión:** enfocada en la identificación del flujo sanguíneo de una lesión, es útil en tumores de diagnóstico reciente o recurrentes, en los que se suele observar perfusión incrementada por la presencia de hipervascularidad.
- **RM funcional:** permite medir la diferencia de flujo sanguíneo en regiones específicas del encéfalo cuando se activan. De esta manera, es útil para la identificación de diferentes áreas funcionalmente relevantes ("elocuentes") (motora, lenguaje, etc.) con el objetivo de excluirlas en la planificación de la resección de tumores cercanos a las mismas.

Biopsia estereotáctica

El importante desarrollo de las imágenes intracraneales durante las últimas décadas ha permitido un diagnóstico mucho más temprano de los tumores cerebrales. Aunque algunos tumores tienen un aspecto característico en las imágenes, ninguna puede proporcionar suficiente información diagnóstica para dirigir la terapia posterior e incluso definir la conducta quirúrgica. Como resultado, la biopsia de tejido sigue siendo indispensable en muchos casos. El objetivo de la biopsia es proporcionar una muestra representativa para el diagnóstico anatomopatológico para guiar el tratamiento posterior (**fig. 18-4**). La ventaja de realizar una biopsia estereotáctica sobre un procedimiento quirúrgico abierto es lograr una mayor tasa de precisión diagnóstica y minimizar la morbilidad. La precisión diagnóstica es importante para comenzar la terapia adyuvante adecuada. Las características del tumor que favorecen el uso de la biopsia estereotáctica sobre la biopsia abierta incluyen lesiones que no ejercen un efecto de masa significativo o que no son curables con la resección

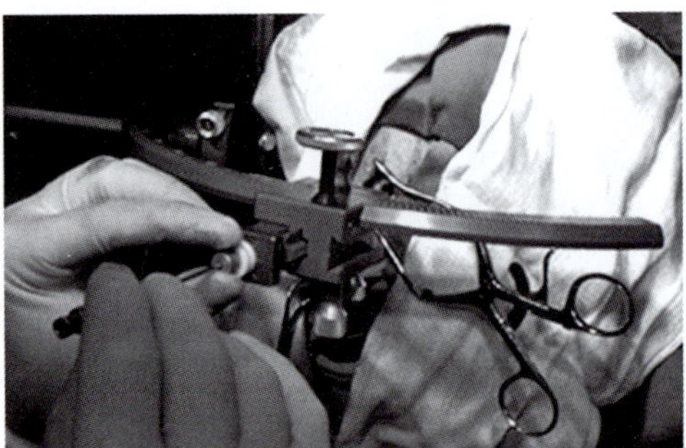

Fig. 18-4. Marco utilizado para realizar una biopsia estereotáctica. Véase también esta figura al final del libro en **Láminas en color**.

quirúrgica, lesiones profundas o aquellas que se encuentran en áreas elocuentes o que involucran a los ganglios basales, lesiones infiltrativas sin un margen claro de separación con el tejido normal, como también el diagnóstico diferencial con otras patologías que pueden presentarse como procesos infecciosos o enfermedades desmielinizantes. Existen contraindicaciones relativas como los tumores extremadamente vascularizados, debido al mayor riesgo de hemorragias, ejemplificados en el carcinoma de células renales metastásico, el coriocarcinoma o el melanoma metastásico. También debe evaluarse el riesgo-beneficio de este procedimiento en aquellos casos cuando el tumor se encuentra adyacente a un vaso sanguíneo principal.

La precisión diagnóstica del procedimiento oscila entre el 72% y 92%, y el riesgo de complicaciones es del 2% al 4%.

PRINCIPIOS DEL TRATAMIENTO

Tratamiento general

Corticoesteroides

Generalmente los tumores del SNC se acompañan de edema circundante de origen vasogénico y su tratamiento consiste en el uso de corticoterapia; la droga de elección más habitual es la dexametasona. La dosis y la duración del tratamiento dependerán del tamaño y la localización de la lesión, así como también de la respuesta individual de cada paciente. El efecto beneficioso de los corticosteroides en los casos de tumores metastásicos suele ser mucho más evidente que en los gliomas primarios infiltrantes.

Anticonvulsivos

Sobre la base de los datos surgidos de las últimas actualizaciones, no se recomienda administrar preventivamente antiepilépticos a todos los pacientes que presenten un tumor encefálico de diagnóstico reciente ya que este no proporciona beneficios sustanciales y supone riesgo significativo de efectos adversos. Los pacientes que tienen un tumor primario y serán sometidos a una cirugía, pueden recibir anticomiciales en forma preventiva y de no presentar convulsiones, debe disminuirse la dosis gradualmente, una vez transcurrida una semana del procedimiento.

Entre 20 y 40% de los pacientes portadores de tumores encefálicos pueden presentar convulsiones antes de que se haya definido el diagnóstico. En estos casos, debe comenzarse con el tratamiento anticomicial temprano.

Tratamiento oncológico

Las tres líneas de tratamiento específico para los tumores del SNC son la cirugía, la radioterapia y la quimioterapia. El manejo depende de la localización, la histopatología y las características del tumor.

Quimioterapia

Un pequeño número de agentes quimioterápicos proveen limitados pero significativos beneficios para muchos pacientes con tumores cerebrales. No obstante, la curación de la enfermedad suele ser entorpecida por ciertas características del sistema nervioso central como la presencia de la barrera hematoencefálica (BHE). Siempre se ha considerado que la BHE era el principal obstáculo contra la efectividad de la quimioterapia como tratamiento de los tumores encefálicos. Algunos aspectos por considerar con respecto a los quimioterápicos y la BHE:

- Algunos tumores del SNC pueden alterar parcialmente la BHE, sobre todo los gliomas malignos.

- Los fármacos lipofílicos, como las nitrosoureas, pueden cruzar la BHE con mayor facilidad; pero estas generan una toxicidad hematopoyética, pulmonar y renal significativa.
- Es posible alterar la BHE con fármacos (manitol) antes de administrar el quimioterápico.
- Es posible sortear la BHE utilizando una vía intratecal mediante una punción lumbar o un dispositivo de acceso ventricular.
- Es posible administrar directamente el fármaco por medio de un implante de un polímero biodegradable embebido en el interior de la neoplasia o en la cavidad resultante de la resección quirúrgica.
- Técnicas novedosas como el ultrasonido focalizado de alta intensidad (HIFUS, por sus siglas en inglés) han demostrado eficacia para producir un incremento de permeabilidad de la BHE en un área determinada y permitir el acceso masivo del quimioterápico a la neoplasia.

Radioterapia

Ha sido la base del tratamiento de los gliomas en los últimos años; las técnicas han evolucionado para maximizar la dosis dirigida al tumor y minimizar la radiación de los tejidos sanos vecinos. El objetivo de la radioterapia como tratamiento oncológico es causar la muerte celular tumoral o detener su división. La radiación ionizante puede ser de rayos X, gamma o radiación de partículas.

Radioterapia externa convencional

Se instaura tras la resección tumoral. La radioterapia convencional generalmente está constituida por un rango de tratamientos diarios que oscila entre 25 y 35 GRAYS por un lapso de cinco a siete semanas. Se ajusta a la histopatología y a la localización del tumor.

Radiocirugía estereotáctica

La radiocirugía no es una cirugía en el sentido tradicional del término ya que no contempla una incisión. Se basa en la localización estereotáctica de la lesión para dirigir los rayos en forma confluente con precisión, aplicando una dosis alta de radiación mediante varios arcos de irradiación en distintos planos espaciales, y para generar de este modo un gradiente máximo de radiación hacia un blanco o diana bien definido, mientras que las estructuras vecinas, no tumorales, se exponen a dosis mínimas que pueden tolerar sin riesgo. A diferencia de la radioterapia convencional se aplica en una sola sesión.

Existen diversos métodos que difieren principalmente por la fuente de radiación y la técnica que se utiliza para aplicarla sobre la lesión. La radiación fotónica generada por la aceleración de electrones se denomina radiación X y son los utilizados en los aceleradores lineales.

Se utilizan dos tipos de tecnología para administrar radiación durante la radiocirugía estereotáctica:

- **Acelerador lineal:** se emplea la radiación fotónica generada por la aceleración de electrones (denominada radiación X). Los aceleradores lineales también se conocen por la marca comercial del fabricante, como CyberKnife®, Novalis® y TrueBeam®, entre otras. Estas máquinas pueden realizar la radiocirugía estereotáctica en una única sesión (o entre tres y cinco sesiones para tumores más voluminosos) lo que se conoce como radioterapia estereotáctica fraccionada. Los aceleradores lineales tienen más flexibilidad para tratar lesiones no esféricas y son mucho más económicos que el Gamma Knife®.
- **Gamma Knife:** (bisturí gamma) se emplean 192 o 201 haces pequeños de rayos gamma. Se utilizan principalmente para tumores pequeños a medianos. La exactitud espacial de esta técnica es algo superior a los aceleradores lineales.

Tratamiento quirúrgico

Posteriormente al diagnóstico radiológico de una lesión tumoral cerebral las opciones terapéuticas son múltiples. La intervención quirúrgica se constituye como la indicación primaria con el objetivo de obtener tejido para un diagnóstico definitivo y reducir la masa tumoral. Con excepción de la mayoría de los tumores benignos y los gliomas de grado I -los cuales no son infiltrantes- la resección quirúrgica completa es poco factible y por lo tanto la cirugía no puede considerarse como un método curativo en este tipo de lesiones. Las opciones quirúrgicas incluyen la biopsia y la resección. Las metas de cualquier intervención neuroquirúrgica en el tratamiento de tumores es lograr la mayor resección segura de la masa tumoral con el objetivo de mantener el precepto de preservar o mejorar la calidad de vida y extender la sobrevida funcional el mayor tiempo posible (**fig. 18-5**). Para aquellos tumores que se encuentran en áreas elocuentes, en los pacientes de edad avanzada o con comorbilidades significativas y que no tolerarían el estrés fisiológico de una cirugía prolongada, la biopsia estereotáctica representa la conducta de manejo más adecuada.

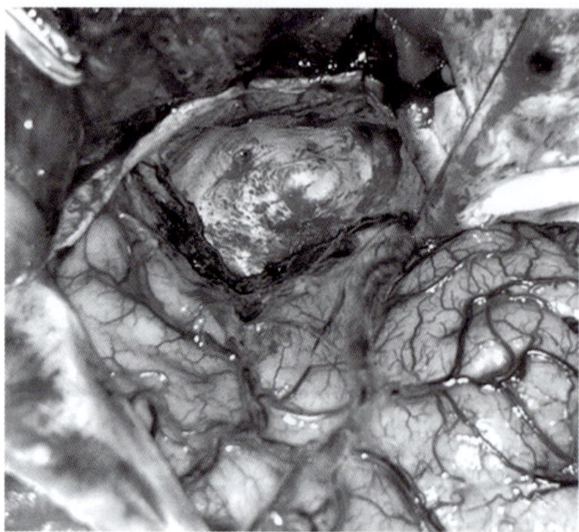

Fig. 18-5. Imagen intraoperatoria. Se observa la resección macroscópicamente completa de una lesión temporal izquierda que respeta el área de Wernicke. Véase también esta figura al final del libro en **Láminas en color**.

La resección quirúrgica es generalmente el tratamiento de elección para las lesiones extensas, con efecto de masa significativo o que provocan déficits neurológicos, lesiones superficiales, lesiones que se acompañan de áreas quísticas o muy vascularizadas, y para la citorreducción antes de la terapia adyuvante.

Para cumplir con las metas del tratamiento quirúrgico, especialmente la obtención de tejido para diagnóstico y resección máxima posible sin añadir daños neurológicos, la planificación preoperatoria y el abordaje quirúrgico deben ser valorados cuidadosamente.

El perfeccionamiento de la técnica microquirúrgica, el neuromonitoreo y la neuroanestesia permiten una más segura y máxima resección tumoral. Existen en la actualidad herramientas que nos facilitan esta meta, como son la neuronavegación, el mapeo cortical intraoperatorio, la cirugía guiada por fluorescencia y la RM intraoperatoria.

LECTURAS RECOMENDADAS

Barnholtz-Sloan JS, Sloan AE, Davis FG et al. Incidence proportions of brain metastases in patients diagnosed (1973 to 2001) in the Metropolitan Detroit Cancer Surveillance System. J Clin Oncol 2004;22(14):2865-72. doi:10.1200/JCO.2004.12.149.

Berger MS, Deliganis AV, Dobbins J and Keles GE. The effect of extent of resection on recurrence in patients with low grade cerebral hemisphere gliomas. Cancer. 1994;74(6):1784-91. doi:10.1002/1097-0142(19940915)74:6<1784:aid-cncr2820740622>3.0.co;2-d

Bindal AK, Bindal RK, Hess KR et al. Surgery versus radiosurgery in the treatment of brain metastasis. J Neurosurg. 1996;84(5):748-54. doi:10.3171/jns.1996.84.5.0748.

Butowski N, Lamborn KR, Berger MS et al. Historical controls for phase II surgically based trials requiring gross total resection of glioblastoma multiforme. J Neurooncol. 2007;85(1):87-94. doi:10.1007/s11060-007-9388-1.

Catalano PJ, Jacobowitz O and Post KD. Prevention of headache after retrosigmoid removal of acoustic tumors. Am J Otol. 1996;17(6):904-8.

DeMonte F, Marmor E and Al-Mefty O. Meningiomas. In: Kaye AH, Laws ER, eds. Brain Tumors. 2.º ed. New York: Churchill Livingstone; 2001:742.

Glantz MJ, Cole BF, Forsyth PA et al. Practice parameter: anticonvulsant prophylaxis in patients with newly diagnosed brain tumors. Report of the Quality Standards Subcommittee of the American Academy of Neurology. Neurology. 2000;54(10):1886-93. doi:10.1212/wnl.54.10.1886.

Golfinos JG, Fitzpatrick BC, Smith LR and Spetzler RF. Clinical use of a frameless stereotactic arm: results of 325 cases. J Neurosurg. 1995;83(2):197-205. doi:10.3171/jns.1995.83.2.0197.

Louis DN, Perry A, Reifenberger G et al. The 2016 World Health Organization Classification of Tumors of the Central Nervous System: a summary. Acta Neuropathol 2016;131(6):803-20. doi:10.1007/s00401-016-1545-1.

Osborn A, Salzman K and Jhaveri M. Neoplasms. Diagnostic imaging brain. 3.º ed. Section 6:430-530.

Rabadán A, Diez B, Martínez AM et al. Consenso para el Tratamiento de las Metástasis Cerebrales. Rev Argent Canc 2006, Vol XXXIV (2):86.

Shapiro WR. Ch.108. Clinical Features: Neurology of Brain Tumor and Paraneoplastic Disorders. In: Winn HR. Youmans. Neurological surgery. 6.º ed. Philadelphia: Saunders/Elsevier; 2011. pp. 1197-205.

Trastornos del sistema nervioso autónomo y del sueño

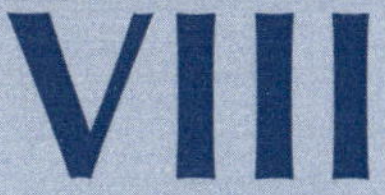

Hipotensión ortostática y otros trastornos del sistema nervioso autónomo 19

Rolando J. Giannaula, Daiana E. Ambos y Christian D. Bortoluzzi

INTRODUCCIÓN

El sistema nervioso autónomo (SNA) es responsable del control de la presión arterial (PA), la frecuencia cardíaca (FC) y la contractilidad cardíaca, de la contracción y dilatación de vasos, bronquios y pupilas, la micción, la defecación y las funciones sexuales, las secreciones lagrimales y de las glándulas sudoríparas, del peristaltismo y la secreción gastrointestinal. Asimismo, interviene en el control de la respiración y el sueño.

En este capítulo se aborda la hipotensión ortostática (HO) y otros síntomas de insuficiencia e hiperactividad autonómica. Algunos procesos que involucran la participación del SNA, como la insuficiencia autonómica en las α-sinucleinopatías o la migraña serán tratados en los **capítulos 4, Cefaleas** y **6, Enfermedad de Parkinson y otros parkinsonismos**.

RESEÑA ANATÓMICA Y FISIOLÓGICA

El SNA (o vegetativo) consta de un control central y vías eferentes periféricas. Estas últimas son disinápticas: se localiza una neurona en el encéfalo o médula espinal y otra, en un ganglio autónomo interpuesto entre el sistema nervioso central (SNC) y el efector. El SNA tiene tres divisiones: el sistema simpático (SS) o toracolumbar, el sistema parasimpático (SP) o craneosacro y el sistema entérico (SE).

En el SS las neuronas preganglionares se encuentran en las columnas intermediolaterales de los segmentos medulares T1 a L2. Estas neuronas proyectan a los ganglios simpáticos paravertebrales, prevertebrales y a la médula suprarrenal para inervar los ojos, las glándulas craneales, el corazón, los pulmones, las glándulas sudoríparas y los músculos piloerectores. Los órganos abdominales y pelvianos son inervados a través de ganglios prevertebrales.

Las neuronas preganglionares del SP se ubican en diversos núcleos visceromotores del tronco del encéfalo y en las columnas intermediolaterales de los segmentos medulares sacros 2, 3 y 4. Las que se originan en el tronco del encéfalo se dirigen a los ganglios craneales e inervan los ojos y glándulas craneales excepto los que viajan con el vago que, además, se distribuyen por los ganglios torácicos y abdominales. Los axones de origen sacro se distribuyen hacia parte del abdomen inferior y órganos pelvianos.

Las fibras preganglionares y posganglionares del SP y las preganglionares del SS son colinérgicas. Las fibras posganglionares de este último son noradrenérgicas, excepto aquellas que inervan las glándulas sudoríparas y algunas fibras vasodilatadoras musculares. La inervación simpática de la médula suprarrenal, que secreta noradrenalina (NA) y adrenalina, también es colinérgica pero mediada directamente por fibras preganglionares.

El SE está constituido por neuronas que forman plexos como el mientérico de Auerbach y el submucoso de Meissner, situados en las paredes del tracto gastrointestinal. Controla la motilidad, el tono y la secreción gastrointestinal. No obstante, se encuentra regulado por la inervación del SS y el SP.

Control central del sistema nervioso autónomo

Las funciones simpáticas y parasimpáticas se encuentran reguladas por una red autonómica central en la que participan diversas estructuras, tales como el hipotálamo, la ínsula, la sustancia gris periacueductal, el núcleo del tracto solitario y la sustancia reticular ventrolateral del bulbo.

TRASTORNOS DEL SISTEMA NERVIOSO AUTÓNOMO

A continuación, se describen los principales síntomas de compromiso del SNA. Es común que varios de ellos se asocien en un mismo paciente. Los cuadros más graves se observan en las α-sinucleinopatías, en las neuropatías de fibras finas y en algunas ganglionopatías autoinmunitarias agudas.

En el **cuadro 19-1** se resume la clasificación clínica de estos trastornos y en el **cuadro 19-2** se mencionan las pruebas empleadas para la evaluación de las funciones autonómicas.

INSUFICIENCIA AUTONÓMICA

Hipotensión ortostática

La hipotensión ortostática (HO) es el signo más severo de todos los que se presentan en los pacientes con insuficiencia autonómica y puede llegar a ser invalidante.

Según el Comité de Consenso de la *American Autonomic Society* y la *American Academy of Neurology*, se define como HO a una reducción

Cuadro 19-1. Clasificación clínica de los trastornos autonómicos

Insuficiencia autonómica aislada	**Aguda o subaguda:** ganglionopatía autonómica autoinmune, neuropatía autonómica paraneoplásica. **Progresiva:** fallo autonómico puro (antes llamada insuficiencia autonómica primaria)
Insuficiencia autonómica progresiva asociada con parkinsonismo, ataxia o demencia (antes llamada insuficiencia autonómica primaria)	Atrofia multisistémica, trastornos por cuerpos de Lewy (enfermedad de Parkinson, demencia por cuerpos de Lewy)
Insuficiencia autonómica asociada con neuropatía periférica	**Aguda o subaguda:** síndrome de Guillain-Barré, porfiria **Adquirida crónica:** diabetes, amiloidosis, inmunológicas, tóxicas (alcohol), infecciosas (lepra) **Hereditaria:** neuropatías sensitivas y autonómicas hereditarias, enfermedad de Fabry
Neuropatías autonómicas y dolorosas distales	Idiopáticas, inflamatorias (vasculitis), infecciosas (HIV), hereditarias (eritromeralgia familiar)
Trastornos focales del sistema nervioso central (asociados con insuficiencia o hiperactividad autonómica)	Ataque cerebrovascular (ACV) insular, epilepsia del lóbulo temporal, encefalitis límbica, lesiones medulares
Trastornos periféricos focales	Trastornos craneales (sudor gustatorio), síndrome de dolor regional crónico
Síndromes de intolerancia ortostática	Síncope reflejo (neuromediado), síndrome de taquicardia postural
Trastornos primarios de la sudoración	Anhidrosis esencial, hiperhidrosis focal primaria
Trastornos inducidos por fármacos	Síndrome neuroléptico maligno, síndrome serotoninérgico, abstinencia alcohólica, toxicidad por anticolinérgicos, intoxicación por estimulantes

Adaptado de Benarroch E. Autonomic Neurology. 1st ed. New York. Oxford University Press; 2014.

Cuadro 19-2. Pruebas para la evaluación de las funciones autonómicas

Evaluación de las funciones cardiovagales
Variación de la frecuencia cardíaca: • durante la respiración profunda • en la maniobra de Valsalva • durante la bipedestación (prueba de basculación corporal o *tilt test*)
Evaluación de las funciones adrenérgicas
Variación de la PA: • durante la maniobra de Valsalva • durante la bipedestación (prueba de basculación corporal o *tilt test*) • durante el ejercicio isométrico • durante la exposición al agua fría
Evaluación de las funciones sudomotoras (simpáticas)
Prueba termorregulatoria del sudor Prueba cuantitativa del reflejo axonal sudomotor (QSART, por sus siglas en inglés) Respuestas simpáticas cutáneas
Otras pruebas
Bioquímicas, farmacológicas, EMG, urodinámica, pruebas de colirios
Imágenes
La SPECT con MIBG muestra denervación simpática cardíaca en EP y FAP y no en AMS

PA: presión arterial; EMG: electromiograma; SPECT: tomografía computarizada por emisión simple de fotones; MIBG: meta-yodo-benzil-guanidina; EP: enfermedad de Parkinson; FAP: fallo autonómico puro; AMS: atrofia multisistémica.

de la PA sistólica de por lo menos 20 mm Hg, o de la PA diastólica de por lo menos 10 mm Hg dentro de los tres minutos siguientes a adoptar la posición de pie. Es un signo y no una enfermedad. También es válido el uso de una camilla de inclinación (*tilt test*)

En un nuevo consenso, se propuso que en pacientes con hipertensión arterial (HTA) supina, la reducción de la PA sistólica en 30 mm Hg es un criterio más apropiado para la HO.

Se conoce como HO inicial a una caída de la PA sistólica mayor a 40 mm Hg o de la diastólica mayor a 20 mm Hg, dentro de los 15 segundos de ponerse de pie, con síntomas de hipoperfusión cerebral.

La HO tardía es la que se presenta luego de los tres minutos de haberse incorporado. En el caso de que hubiere sospechas, la evaluación debe extenderse por lo menos 10 minutos.

Clasificación

- **HO no neurogénica:** hipovolemia, deshidratación, anemia, cardiomiopatías, insuficiencia suprarrenal, atrofia muscular, estasis venoso, medicación antihipertensiva.
- **HO neurogénica:** por compromiso del sistema nervioso central o periférico, como en las α-sinucleinopatías (enfermedad de Parkinson [EP], la atrofia multisistémica [AMS], la demencia por cuerpos de Lewy y el fallo autonómico puro [FAP], las neuropatías de fibras finas (diabetes, amiloidosis), las neuropatías inmunomediadas, etcétera. Los síntomas son más severos que en la forma no neurogénica y suele asociarse a compromiso de otros sistemas como el genitourinario, gastrointestinal y sudomotor.

Síntomas

La HO puede ser asintomática a pesar de manifestarse con cifras de PA sistólica muy bajas. En otros, los síntomas son graves e incapacitantes.

Se exacerba con el ejercicio, los ambientes calurosos y tras la ingesta de alimentos. Los síntomas son variados y se caracterizan por mareos, sensación de "vacío cefálico", lentitud de pensamiento, dificultad en la concentración, astenia, dolores en el cuello y hombros (dolor en percha), y temblores. Algunos pacientes relatan angina de pecho, visión borrosa, oscurecimiento visual y pueden llegar a la pérdida de la conciencia. No se presenta taquicardia compensadora, las palpitaciones son infrecuentes y los síntomas se resuelven rápidamente al recuperar la posición supina.

Es común la presencia de hipertensión supina e hipotensión posprandial especialmente en los casos de HO neurogénica.

Reflejo barorreceptor y la estabilización de la PA y la FC

Los barorreceptores (BR) se localizan en los senos carotídeos sobre la bifurcación de la arteria carótida común y en el cayado aórtico. Son estimulados por la distensión mecánica secundaria a los cambios de la PA.

Los BR descargan impulsos que estimulan en el bubo raquídeo a las neuronas preganglionares cardioinhibitorias vagales y a un grupo de neuronas simpatoinhibitorias que inhiben a otro grupo de neuronas las cuales constituyen el área presora o centro vasomotor. Diversas situaciones fisiológicas como los cambios de postura, el ejercicio, las maniobras de tipo Valsalva o el cambio de temperatura ambiente desencadenan la respuesta del reflejo barorreceptor (RBR). Otras condiciones patológicas serán mencionadas luego.

Ante el descenso de la PA al adoptar la posición de pie se inicia el RBR y mediante una respuesta fisiológica de adaptación, dejan de estimularse las neuronas cardioinhibitorias para que aumente la FC y sobre todo deja de inhibirse el área presora para generar vasoconstricción por estímulo simpático. Por el contrario, los ascensos de la PA se traducirán en estimulación vagal e inhibición simpática.

El incremento de la PA también es regulado por la secreción de renina y la acción vasoconstrictora potente de la angiotensina II y el lecho de capacitancia venosa abdominal.

Fisiopatología de la HO neurogénica

La HO neurogénica se produce por una alteración eferente del RBR, que conduce a un defecto en la activación del SS.

La estimulación del RBR ante el descenso de la PA se traduce normalmente en vasoconstricción esplácnica y muscular, con aumento del retorno venoso. El daño preganglionar o posganglionar de la vía simpática evita el aumento de la resistencia periférica. La FC, que debería elevarse por estimulación simpática cardíaca, tampoco lo hace, lo que origina hipotensión sin taquicardia compensadora.

Durante el decúbito, la PA de los pacientes suele ser alta, lo que incrementa la diuresis y la natriuresis nocturna. La hipovolemia consecuente explica la mayor intensidad de síntomas dependiente de la HO durante las primeras horas de la mañana.

Tratamiento de la hipotensión ortostática

La selección del tratamiento adecuado dependerá de cada caso en particular. Deberá tenerse en cuenta que, en los casos de HO asintomática, el tratamiento farmacológico puede no ser necesario.

Es conveniente educar al paciente en la ejecución de algunas medidas generales, que muchas veces lograrán por sí mismas aliviar los síntomas, y evitar así el uso de medicamentos.

Los tratamientos no farmacológicos de la HA se presentan en el **cuadro 19-3** y el tratamiento farmacológico en el **cuadro 19-4**.

Se describirán con más detalle los fármacos que han demostrado ser más eficaces. Pueden administrarse solos o combinados. El efecto benéfico no deberá establecerse sólo por las cifras de PA alcanzadas sino por la evolución de los síntomas o la prolongación del tiempo de estación de pie que pueda alcanzarse sin la aparición de ellos.

Tratamiento de la hipertensión arterial supina

La HO de los pacientes contrasta con la presencia de HTA supina.

El paciente deberá dormir con la cabeza de la cama elevada. No se le administrarán simpaticomiméticos desde cuatro horas antes de acostarse. Se puede indicar la ingesta de una bebida alcohólica o algún alimento rico en hidratos de carbono antes del decúbito. Pueden utilizarse fármacos antihipertensivos de acción corta, como el captopril, la nifedipina, la nitroglicerina transdérmica, el minoxidil, el losartán o la clonidina.

Trastornos miccionales

El vaciamiento vesical se produce por acción del detrusor, músculo liso que se contrae por estimulación colinérgica parasimpática. El esfínter uretral interno y el músculo liso uretral se contraen por estímulo $\alpha 1$ adrenérgico y el detrusor se relaja por estímulo $\beta 2$

Cuadro 19-3. Tratamiento no farmacológico de la hipotensión ortostática

- Elevación de la cabeza a 40º durante el decúbito
- Evitar el reposo prolongado en cama
- Orinar sentado, sobre todo al despertar por la noche
- Evitar los alimentos ricos en hidratos de carbono
- Evitar la ingesta de comidas abundantes
- Disminuir el volumen y aumentar la frecuencia de las ingestas
- Disminuir la ingesta de alcohol
- Evitar las temperaturas altas
- Evitar esfuerzos (objetos pesados, tos, estreñimiento)
- Realizar ejercicios físicos como la natación. Evitar los ejercicios violentos
- Entrenamiento ortostático:
  - Apoyo de la espalda contra una pared, con los pies a 40 cm de esta (sostener la pared). Realizar durante 10 minutos, tres veces por día
  - Pararse en puntas de pie por 10 segundos. Relajarse y repetir diez veces. Reiterar la maniobra tres veces por día
  - Cruzar los miembros inferiores en posición de pie, contrayendo las pantorrillas durante 45 segundos. Repetir tres veces por día
- Maniobras periódicas para contrarrestar los síntomas de ortostatismo:
  - Posición de cuclillas
  - Sentarse periódicamente
  - Elevar un miembro apoyándolo sobre una silla
  - Flexión del tronco
- Uso de medias elásticas o fajas abdominales
- Tomar 500 mL de agua al despertar
- Ingerir de 2,5 a 3 L de agua diarios
- Incorporación de sodio en la dieta de 6 a 8 gr diarios de no mediar contraindicaciones (controlar el sodio urinario. Debe mantenerse entre 170-200 mEq/L/24 h)
- Suprimir los fármacos hipotensores en lo posible

adrenérgico para permitir el llenado vesical. El esfínter uretral externo es controlado por el sistema motor somático a través del núcleo de Onuf de la médula sacra. Estas acciones son reguladas por estructuras centrales.

El trastorno miccional se corresponderá con el nivel de daño neurológico (véase **cuadro 19-5**).

Se realizará una evaluación urológica y eventuales estudios urodinámicos. La hiperactividad se puede tratar con antimuscarínicos como la oxibutinina, el flavoxato y la tolterodina. Cabe recordar que pueden provocar visión borrosa, constipación y alteraciones cognitivas, sobre todo en ancianos. El mirabegrón, (fármaco agonista β3h) puede ser eficaz, así como la infiltración del detrusor con toxina botulínica. También son de utilidad las dietas, la indicación de vaciamiento programado y los dispositivos colectores. Algunas técnicas quirúrgicas pueden ser efectivas.

Cuando la vejiga es hipoactiva, el residuo posmiccional elevado favorece las infecciones. Se recomiendan maniobras compresivas suprapúbicas, autocateterismo intermitente o el uso de fámacos α1 antagonistas como la terazosina, la tamsulosina y la doxazosina (pueden provocar hipotensión). La cirugía puede ser efectiva.

Disfunción eréctil

La erección, caracterizada por la acumulación de sangre en el tejido eréctil del pene, es mediada por la estimulación parasimpática originada en los segmentos sacros S3 y S4. La eyaculación responde a la inervación simpática originada en los segmentos T10 a L2.

La disminución de la potencia sexual puede asociarse con la edad o trastornos hormonales, vasculares o psicológicos.

Los pacientes pueden responder a la utilización de sildenafilo, vardenafilo y tadalafilo. Otras opciones incluyen la apomorfina sublingual, los supositorios intrauretrales de alprostadil, las autoinyecciones intracaverno

Cuadro 19-4. Tratamiento farmacológico de la hipotensión ortostática

Fármaco	Mecaniso de acción y dosis	Efectos colaterales
Fludrocortisona	Expansión de volumen. Aumenta la reabsorción renal de sodio y agua Dosis: 0,1-0,2 mg VO 1 vez por día	Edema, hipokalemia, cefalea. Riesgo en insuficiencia cardíaca congestiva
Midodrina	α_1-adrenérgico (vasoconstricción) Dosis: 2,5-10 mg VO 2 a 3 veces por día	Hipertensión supina (no indicar dentro de las 4 horas previas a acostarse), retención urinaria, piloerección
Piridostigmina	Anticolinesterásico. Incrementa el tránsito simpático en los ganglios autonómicos Dosis: 30-60 mg VO 3 veces por día	Diarrea, urgencia miccional, dolor abdominal, bradicardia
Droxidopa	Se decarboxila a noradrenalina por la dopa-decarboxilasa Dosis: 100-600 mg VO 3 veces por día	Hipertensión supina, cefalea, náuseas. Riesgo en insuficiencia renal crónica
Desmopresina	Análogo de la vasopresina, antidiurética. Dosis: 5-40 μg (una aplicación de *spray* nasal) por noche	Hiponatremia, cefalea, náuseas, vómitos
Eritropoyetina recombinante	Incrementa el hematocrito y el volumen vascular Dosis: 25-75 UI/kg SC 3 veces por semana	Hipertensión supina Requiere suplementos de hierro
Octreotida	Disminuye los péptidos gastrointestinales vasodilatadores. Útil en HO posprandial Dosis: 25-50 μg subcutáneos antes de las comidas	Hipertensión, náuseas, dolor abdominal
Acarbosa	Inhibe la glucosidasa. Hipoglucemiante. Útil en HO posprandial Dosis: 50-100 mg orales, antes de las comidas	Meteorismo, distensión abdominal, diarrea
Atomoxetina **Ampreloxetina**	Inhibidores de la recaptación de noradrenalina	Ensayos clínicos en desarrollo

HO: hipotensión ortostática; VO: vía oral; SC: subcutáneo.

sas de papaverina o prostaglandina, las prótesis peneanas, la cirugía de revascularización, etcétera

Trastornos en la secreción salival

La secreción de las glándulas salivales se lleva a cabo mediante estímulos parasimpáticos que estimulan la secreción de las glándulas parótida, submaxilar y sublingual.

En los parkinsonismos algunos pacientes presentan un babeo persistente. Este fenómeno tal vez se deba a hipocinesia en la deglución. El tratamiento con levodopa puede reducir este problema y mejorar la motilidad. La asociación de antimuscarínicos de acción periférica puede ser muy eficaz; la infiltración con toxina botulínica de las glándulas salivales es de mucha eficacia.

Cuadro 19-5. Disfunción neurogénica vesical
Mesencéfalo y Ganglios basales (lesiones suprapontinas)
Hiperreflexia del detrusor Urgencia, frecuencia, chorro miccional, nocturia, incontinencia por urgencia, p.ej., ACV, EP
Lesiones infrapontinas y suprasacras (medulares)
Hiperreflexia del detrusor Urgencia, frecuencia, chorro miccional, nocturia, incontinencia por urgencia, de residuo vesical posmiccional, disinergia del detrusor y el esfínter uretral (contracción simultánea), p. ej., esclerosis múltiple, lesiones medulares
Centro miccional pontino, cono medular, cauda equina, nervios periféricos
Hipoactividad del detrusor Vaciamiento vesical incompleto, de residuo vesical posmiccional, vejiga atónica, p. ej., AMS, diabetes
Compromiso del núcleo de Onuf
Debilidad del esfínter uretral externo Incontinencia

ACV: ataque cerebrovascular; EP: enfermedad de Parkinson.

Trastornos en la transpiración y la termorregulación

El hipotálamo y otras áreas de la corteza y el tronco del encéfalo intervienen en la termorregulación mediante el SS, con acciones sobre la vasocostricción, la vasodilatación o el sudor en respuesta al frío o al calor, con participación de los termorreceptores cutáneos.

Los pacientes con anhidrosis severa como en la AMS y FAP, pueden presentar hiperpirexia y shock en climas cálidos. Debe recomendarse evitar los ambientes cálidos, la ingestión de bebidas frescas y la sumersión en agua fría en casos de descompensación. También puede observarse anhidrosis en pacientes con esclerosis múltiple, accidentes cerebrovasculares, trastornos dermatológicos y neuropatías diabéticas, paraneoplásica, amiloide, etcétera.

Trastornos en la motilidad gastrointestinal

La motilidad gástrica, así como la del intestino delgado y el colon, se encuentra disminuida tanto en la EP como en la AMS y la FAP y en otros trastornos como la diabetes, amiloidosis y lesiones medulares.

Los pacientes padecen de sensación de plenitud posprandial, y a veces náuseas y vómitos. La constipación es frecuente y en ocasiones se presentan signos de seudoobstrucción intestinal. Suelen observarse distensión abdominal, dolores cólicos y diarreas vinculadas con proliferación bacteriana.

El vaciamiento gástrico puede incrementarse con la utilización de domperidona. La gastroparesia aguda responde a 250 mg de eritromicina IV.

El estreñimiento se tratará con el incremento de la ingesta diaria de líquidos y dietas ricas en fibras y con predominio de frutas y vegetales frescos. En ocasiones es recomendable el uso de laxantes formadores de volumen y enemas, en casos graves. En caso de diarreas se indican dieta, loperamida, tetraciclinas u octreotida.

SÍNDROMES DE INTOLERANCIA ORTOSTÁTICA

Síncopes

Se definen como una pérdida transitoria de la conciencia y del tono postural debidos a hipoperfusión cerebral global, con recuperación espontánea y completa sin secuelas neurológicas.

Es la causa más frecuente de pérdida transitoria de la conciencia. Se produce pérdida de la conciencia cuando por algún mecanismo el flujo cerebral disminuye a la mitad. Los valores de PA cerebral media inferiores a 40 mm Hg son críticos y se acompañan de descenso del flujo cerebral.

Si la interrupción del flujo sanguíneo cerebral se prolonga más allá de los catorce segundos, pueden aparecer movimientos convulsivos.

Clasificación de los síncopes.

Se presenta en el **cuadro 19-6**.

Síncope reflejo

Suele presentar pródromos como palidez, sudoración, visión borrosa, sensación de vacío cefálico, náuseas, palpitaciones, taquipnea, acúfenos y suspiros. La pérdida de conciencia se produce por distintos desencadenantes.

Síncope vasovagal

Es la causa más común de síncope. Es más frecuente alrededor de los 15 años de edad con un segundo pico luego de los 65 años.

El síncope es precedido por una activación simpática excesiva, seguida de una reducción de la misma con hipotensión arterial (respuesta vasodepresora) y luego bradicardia (respuesta cardioinhibitoria). Suele ocurrir en posición de pie y puede desencadenarse por exposición al calor, dolor somático o visceral, emociones, reposo prolongado, visión de sangre e ingesta de alcohol.

El episodio dura menos de 30 segundos y durante el mismo el paciente presenta palidez grisácea, sudor y frialdad cutánea. La recuperación es completa al llevarlo a la posición supina.

Síncope situacional

Se produce como consecuencia de situaciones específicas: tos, estornudos, estimulación gastrointestinal (deglución, defecación), micción, posejercicio, posprandial, risa.

Síncope del seno carotídeo

Ocurre ante la estimulación mecánica de los senos carotídeos en pacientes con hipersensibilidad de los mismos, como por ejemplo al afeitarse o utilizar vestimenta que ajuste el cuello. También se asocia a cuadros como la neuralgia del nervio glosofartíngeo.

Síncope secundario a HO

Se presenta en enfermedades degenerativas (EP, AMS), en las neuropatías autonómicas

Cuadro 19-6. Clasificación de los síncopes

Síncope reflejo (neuromediado)	
Vasovagal	• Paciente de pie • Desencadenantes diversos (dolor, emociones, etc.)
Situacional	• Posmiccional • Maniobra de Valsalva (tos, estornudo, etc.) • Gastrointestinal (defecación, deglución, posprandial) • Posejercicio
Síncope del seno carotídeo	• Hipersensibilidad del seno carotídeo • Neuralgia del glosofaríngeo
Formas no clásicas	
Síncope por hipotensión ortostática	
• Inducido por fármacos • Por depleción de volumen • Sinucleinopatías (atrofia multisitémica, enfermedad de Parkinson, demencia por cuerpos de Lewy, fallo autonómico puro) • Neuropatías autonómicas	
Síncope cardiogénico	
• Arritmias - Bradiarritmias - Taquiarritmias • Enfermedad cardíaca estructural	

(diabetes, amiloidosis), por depleción de volumen (hemorragias, vómitos) o inducida por drogas (diuréticos, antidepresivos, antihipertensivos). Se remite al lector a releer el apartado de hipotensión ortostática.

Síncope cardiogénico

Es más común en adultos mayores, menos frecuente que el síncope reflejo y presenta mayor morbimortalidad. No suele presentar pródromos ni desencadenantes; puede aparecer en posición supina y se acompaña de cianosis facial. Se origina por arritmias o cardiopatías de otro origen.

Arritmias: bradiarritmias (disfunción del nódulo sinusal, trastornos de la conducción auriculoventricular) y taquiarritmias (ventriculares o supraventriculares).

Enfermedad cardíaca estructural y otros trastornos: isquemia miocárdica, estenosis aórtica, miocardiopatía hipertrófica, mixoma auricular, taponamiento miocárdico, tromboembolismo pulmonar, disección aórtica aguda.

Diagnóstico diferencial del síncope

Deberá realizarse con crisis epilépticas, que suelen ser más prolongadas; pueden asociarse a convulsiones (más intensas que en el síncope convulsivo) a veces precedidas de crisis focales, cianosis, incontinencia de esfínteres y confusión ulterior.

Las crisis funcionales (psicógenas) pueden tener una duración excesiva, sin incontinencia, sin lesiones, con síntomas prodrómicos no específicos, PA y FC normales, movimientos incongruentes y un cuadro posictal prolongado.

Otros cuadros de consideración son las crisis vertiginosas acompañadas de caídas, las hipoglucemias, la hiperventilación, los trastornos del sensorio secundario al uso de medicación, el alcohol u otras sustancias tóxicas, los *drop attacks*, es decir las caídas súbitas sin pérdida de la conciencia y de etiología poco clara (a veces atribuidas a trastornos en la circulación vertebrobasilar), etcétera.

Diagnóstico

Se iniciará con:

- **Interrogatorio***:* antecedentes similares, enfermedades asociadas, medicación, pródromos, desencadenantes.
- **Examen:** evaluación neurológica completa, pruebas para descartar ortostatismo, auscultación cardíaca y de cuello, palpación de todos los pulsos.
- **Estudios:** laboratorio básico, ECG

De acuerdo con la sospecha o hallazgos se podrá completar el estudio con tomografía computarizada (TC) o resonancia magnética (RM) cerebral, electroencefalograma (EEG), video-EEG, ecografía-Doppler de arterias de cuello, holter ECG/24 h, prueba de basculación corporal o *tilt test*, masaje carotídeo, holter implantable subcutáneo, evaluación de las funciones autonómicas, etcétera.

Tratamiento

Asistencia en guardia

Bajo riesgo: pacientes jóvenes, con ECG normal, sin antecedentes cardiológicos, con pródromos o desencadenantes sugestivos de síncope reflejo, sin riesgo ocupacional y si el episodio no fue desencadenado por el ejercicio. Decisión: se realizarán estudios básicos y se dará el alta para su seguimiento ambulatorio.

Alto riesgo: primer episodio con dolor torácico, dificultad respiratoria, dolor abdominal o cefalea.

Síncope durante el ejercicio o en posición supina. Palpitaciones súbitas seguidas de síncope.

Enfermedad cardíaca estructural o coronaria severa.

Criterios menores (excepto enfermedad cardíaca o ECG anormal): ausencia de pródromos, historia familiar de muerte súbita en jóvenes, síncope en paciente sentado. La decisión que debe tomarse es la internación.

Tratamiento del síncope reflejo

Si es predecible o de baja frecuencia, se indicará que reconozcan pródromos y eviten los desencadenantes. Se indicará el incremento de la ingesta diaria de líquido y sal salvo contraindicaciones, contramaniobras periódicas y entrenamiento ortostático ya mencionadas en el **cuadro 19-3**.

Si es impredecible, frecuente o aparece en actividades de alto riesgo, además de las medidas anteriores se podrá recurrir a algunas drogas con efectividad variada como el midodrina o la paroxetina. El uso de marcapasos podría ser útil, en el caso de constatar un síncope con una respuesta cardioinhibitoria predominante.

Síndrome de taquicardia postural

Se caracteriza por un aumento sostenido de la FC (≥ 30 lpm) dentro de los 10 min de adoptar la posición de pie, en ausencia de hipotensión ortostática. La FC es a menudo ≥ 120 lpm. Relación mujer-hombre 5:1 (15-50 años). Inicio agudo o subagudo en el 50% de los casos. Es asociado al síndrome de fatiga crónica, los trastornos del sueño, la migraña, los desórdenes funcionales gastrointestinales, el prolapso valvular mitral. El 50% tienen antecedentes de una enfermedad viral.

La intolerancia ortostática se caracteriza por una sensación de vacío cefálico, visión borrosa, palpitaciones, temblores, debilidad y síncope infrecuente. Pueden aparecer ansiedad, hiperventilación y dolor torácico. Se agrava por el calor, la ingesta de alimentos o el esfuerzo físico. Cede al adoptar la posición supina.

Puede responder a fármacos como el midodrina, fludrocortisona y al incremento de sal y líquidos en la dieta así como a contramaniobras físicas.

Neuropatías autonómicas

Las fibras nerviosas autonómicas son amielínicas o poco mielinizadas y se pueden comprometer en diversas entidades tales como la diabetes, amiloidosis, neuropatías paraneoplásicas, enfermedades del tejido conectivo, neuropatías tóxicas (cisplatino, vincristina, metales pesados) enfermedades infecciosas y neuropatías hereditarias.

Suelen manifestarse por parestesias, dolor, hiperalgesia y alodinia en los miembros, además de manifestaciones variables de disfunción autonómica, que pueden ser severas e incluyen HO, gastroparesia, diarrea, intolerancia al calor y disfunción urinaria entre otros.

HIPERACTIVIDAD AUTONÓMICA

Las lesiones del SN central o periférico, en particular cuando son agudas y graves, pueden determinar la aparición de síntomas de hiperactividad simpática como HTA, taquiarritmias, hipertermia, hiperhidrosis e hiperventilación. La hiperactividad parasimpática es inusual y se manifiesta por hipotensión arterial, bradiarritmias, sialorrea, bostezos.

Los síntomas de hiperactividad autonómica pueden ser severos y requieren de asistencia urgente. Las etiologías son variadas: traumatismos de cráneo o vertebromedulares, ataque cerebrovascular (ACV) isquémicos, epilepsia del lóbulo temporal, síndrome de Guillain-Barré, tétanos, encefalitis autoinmunes, abstinencia alcohólica, ingesta de cocaína, etcétera.

Algunas entidades que cursan con hiperactividad autonómica:

Síndrome neuroléptico maligno: se manifiesta por fiebre, rigidez y aumento de la creatincinasa. Son comunes la taquicardia, la diaforesis y la alteración de la conciencia. Se presenta al iniciar drogas bloqueantes de los receptores dopaminérgicos D2 u otras drogas que inhiban la neurotransmisión dopaminérgica (reserpina), o al aumentar las dosis o al suprimir bruscamente la levodopa (raro). Se manifiesta entre el tercer y noveno día del inicio de la medicación, si bien puede aparecer a las 24 h. La mortalidad es del 15%.

Síndrome de hiperactividad autonómica en lesiones cerebrales graves: se caracteriza por paroxismos de hipertensión arterial, diaforesis, taquicardia, temblores, rubicundez (tormenta autonómica). En ocasiones, postura de decorticación o descerebración. Se observa en pacientes con traumatismos de cráneo, hematomas intracraneales, grandes infartos cerebrales, hidrocefalia o tumores cerebrales.

Síndrome serotoninérgico: se presenta con el uso de fármacos serotoninomiméticos como los inhibidores selectivos de la recaptación de serotonina (ISRS), antidepresivos tricíclicos, cocaína, litio, inhibidores de la monoaminooxidasa (IMAO). La incidencia aumenta si se combinan varios de estos fármacos, en especial los ISRS e IMAO. Se expresa por mioclonías, trastornos del sensorio, diarrea, hiperreflexia y escalofríos.

Disrreflexia autonómica: se manifiesta por síntomas de hiperactividad autonómica, secundarios a la estimulación cutánea, escaras, espasmos musculares, distensión vesical (sonda obstruida) o intestinal en pacientes con lesiones medulares por encima del segmento medular dorsal 5. Se produce una respuesta simpática intensa que puede comprometer la vida, con HTA, rubicundez y sudor profuso de cara, cuello y tórax superior, piloerección y cefalea.

Hiperhidrosis: así se denomina al aumento excesivo del sudor. Puede ser generalizada como respuesta natural al ejercicio o la exposición al calor y asociada a enfermedades sistémicas como el feocromitoma, la diabetes, el hipertiroidismo, o inducida por drogas o nocturna como en casos de la endocarditis, la tuberculosis, los linfomas y la diabetes.

La hiperhidrosis focal (en axilas, palmas, plantas de los pies) puede ser secundaria a estrés o ansiedad. Otras formas son la hiperhidrosis palmar esencial, la hiperhidrosis gustatoria, la hiperhidrosis asociada a tumores intratorácicos, ACV, las neuropatías y las lesiones medulares, y las formas episódicas como en el caso de tormenta autonómica.

LECTURAS RECOMENDADAS

Benarroch E. Autonomic Neurology. 1.ª ed. New York: Oxford University Press 2014.

Brignole M, Moya A, de Lange F, Deharo JC et al. ESC Guidelines for the diagnosis and management of syncope. European Heart Journal 2018;39:1883-948.

Freeman R, Wieling W, Axelrod F, Benditt D et al. Consensus statement on the definition of orthostatic hypotension, neutrally mediated syncope and the postural tachycardia syndrome. Clin Auton Res 2011;21:69-72.

Giannaula RJ. Evaluación y tratamiento de las enfermedades del sistema nervioso autónomo. En: Micheli F, Fernández Pardal M. Neurología. 3.ª ed. Buenos Aires: Editorial Médica Panamericana; 2019. pp. 391-414.

Gibbons C, Schmidt P, Biaggioni I, Frazier-Mills C et al. The recommendations of a consensus panel for the screening, diagnosis, and treatment of neurogenic orthostatic hypotension and associated supine hypertension. J Neurol 2017;264:1567-82.

Panicker J and Sakakibara R. Lower urinary tract and bowel dysfunction in neurologic disease. Continuum Minneap Minn 2020;26(1):178-99.

Trastornos del sueño

20

Stella Maris Valiensi

INTRODUCCIÓN

El sueño es un fenómeno fisiológico y conductual, caracterizado por una disminución transitoria, periódica y reversible, del nivel de consciencia, momento en el que hay menor capacidad de respuesta a estímulos externos y asociado a cambios de decúbito, el cierre palpebral y cierta quiescencia motora.

Los trastornos del sueño son alteraciones que producen cambios en la calidad, la duración y las funciones del sueño.

Las causas y consecuencias de los trastornos del sueño son múltiples. Cada vez hay más conexiones con diversas patologías sobre todo neurológicas, psiquiátricas y cardiometabólicas, relacionadas con las alteraciones del sueño y el ritmo circadiano.

Clasificación de los desórdenes del sueño

Actualmente se dividen en seis grupos: los insomnios, los trastornos respiratorios, las hipersomnias centrales, los trastornos del ritmo circadiano, las parasomnias y los movimientos durante el sueño.

Estas categorías se presentan en el **cuadro 20-1.**

Manifestaciones clínicas, patogenia y prevalencia

Los principales trastornos del sueño con sus manifestaciones clínicas, la patogenia, como así también la epidemiología y tratamientos se describen en forma sucinta en el **cuadro 20-2.**

Diagnóstico de patologías del sueño

Estudios subjetivos

Se utilizan muchos cuestionarios para evaluar las diversas patologías del sueño. Por ejemplo, para la somnolencia diurna se utiliza el cuestionario de Epworth; para el caso de trastornos respiratorios se utiliza el cuestionario de Berlín y actualmente, el Stop-Bang. Para evaluar parasomnias del sueño REM puede utilizarse RBDQ1 (pregunta única), al igual que para el síndrome de piernas inquietas u otros.

Estudios objetivos

Polisomnografía (PSG): es el estudio de referencia para evaluar el sueño: aprecia la actividad cerebral, estadios de sueño, la respiración, el sistema cardiovascular y los movimientos (es importante observar que en los informes se describa o resuman los hallazgos relacionados al sueño sobre todo en lo relativo a la parte respiratoria, cardiológica y de movimientos).

Videoaudiopolisomnografía: se indica especialmente para el diagnóstico diferencial de distintos tipos de movimientos nocturnos, como las parasomnias y las epilepsias nocturnas.

Poligrafía: evalúa la respiración y el electrocardiograma. No puede diferenciar si el paciente está despierto o dormido, porque no evalúa el sueño.

Actigrafía: evalúa los movimientos durante la vigilia y la quietud durante el sueño durante varios días. Puede utilizarse para investigar el insomnio, las respuestas a fármacos, como elementos objetivos para conocer y evaluar.

Cuadro 20-1. Clasificación Internacional de los trastornos del sueño (ICSD-3)

Insomnios	Trastornos respiratorios	Hipersomnias centrales
Insomnio crónico Insomnio de corta evolución Otros insomnios Variantes: excesivo tiempo en la cama, "dormidor" corto	Apneas obstructivas del sueño del adulto/niño Apneas centrales del sueño Trastornos de hipoventilación Hipoxemia del sueño Síntomas aislados o variantes (ronquido/catatrenia)	Narcolepsia tipo 1 Narcolepsia tipo 2 Hipersomnia idiopática Síndrome de Kleine-Levin Síndrome de sueño insuficiente Hipersomnias secundarias Variantes: "dormidor" largo
Trastornos del ritmo sueño-vigilia	**Parasomnias**	**Movimientos durante el sueño**
Fase de sueño retrasada Fase de sueño adelantada Fase de sueño irregular Ritmo de 24 h Trabajo en turnos *Jet lag* Otros trastornos del ritmo	No relacionadas con REM Relacionadas con REM Otras parasomnias Síntomas aislados o variantes	Piernas inquietas Movimientos periódicos de piernas Calambres Bruxismo Movimientos rítmicos durante el sueño Mioclonías benignas Mioclonías propioespinales Otros, secundarios y no especificados

Cuadro 20-2. Características de los principales trastornos del sueño

Trastorno	Definición	Causa/clínica /diagnósticos	Tratamiento
Insomnio	Sueño pobre e insatisfactorio, a pesar de darse las condiciones adecuadas Se refiere algunas de las siguientes: dificultad en el inicio del sueño, en su duración, consolidación o calidad y que se acompaña de alteración en la calidad de vida Prevalencia del 19 a 35% de insomnio transitorio e insomnio crónico del 9 al15% **Impacto**: problemas laborales/depresión	Activación del sistema nervioso autónomo simpático Aumento de la actividad del sistema hipotálamo hipofisario suprarrenal Aumento de la FC, del metabolismo y de la temperatura corporal Puede ser insomnio crónico, de corta duración u otros insomnios **Quejas**: no poder conciliar el sueño, dormir poco, despertarse en forma precoz, sentirse mal al día siguiente **Diagnóstico**: interrogatorio A veces, polisomnografía (para evaluar otras causas) Actigrafía	Higiene del sueño Terapia cognitivo-conductual **Fármacos**: no benzodiazepínicos (fármacos "Z") Agentes melatoninérgicos Evitar benzodiazepinas Eventualmente puede usarse antidepresivos con acción hipnótica

(Continúa)

Cuadro 20-2. Características de los principales trastornos del sueño *(Cont.)*			
Trastorno	**Definición**	**Causa/clínica /diagnósticos**	**Tratamiento**
Trastornos respiratorios durante el sueño. Síndrome de apneas e hipopneas durante el sueño (SAHOS-SAHS u OSAS) 1 de cada 15 pacientes tiene SAHOS moderado a severo y el 75% de los insomnes lo padecen en forma asociada	Caracterizado por episodios recurrentes durante el sueño de cierre parcial (hipopnea) o total (apnea) de la orofaringe, como consecuencia de una alteración anatómica y funcional, dando lugar a descensos de la saturación de oxihemoglobina (SaO_2), asociados en ocasiones, a microdespertares y ronquidos (si se trata de eventos obstructivos); esto último provoca fragmentación del sueño y excesiva somnolencia diurna así como trastornos neuropsiquiátricos, metabólicos, cardiovasculares, respiratorios y aumento de mortalidad Afecta al 26% de la población general, según últimos informes **Impacto**: problemas laborales, conducción vehicular	Se clasifica según el índice de apneas o hipopneas en: **normal**, si presenta 0-5 eventos/h; >5-15 e/h **Leve**:>15-30 e/h **Moderado**: >30 eventos/h **SAHOS grave** Las poblaciones de riesgo son: roncadores, obesos (50%), con insuficiencia cardíaca, con fibrilación auricular, hipertensión arterial refractaria al tratamiento, diabetes tipo 2, arritmias cardíacas nocturnas, infarto de miocardio, hipertensión pulmonar, niños hiperactivos, mujeres postmenopáusicas **Consecuencias**: hipersomnia, deterioro cognitivo, cansancio diurno (sobre todo mujeres), sueño poco reparador, fatigabilidad, dificultad de concentración, pérdida de memoria, déficit cognitivo, cefalea matutina, nicturia, sudoración, pérdida de la libido, impotencia sexual, **Diagnóstico**: polisomnografía/poligrafía respiratoria	**Medidas higiénico-dietéticas**: perder peso, dormir en decúbito lateral, evitar tabaco, realizar ejercicio físico, dormir las horas suficientes, evitar alcohol y sedantes (especialmente de noche), tratar la obstrucción nasal (quirúrgicamente, de ser necesario) o malformaciones oro-mandibulares con cirugía maxilofacial o tratamientos de odontología, tratar el reflujo gastroesofágico Presión positiva continua sobre la vía aérea o CPAP: en la actualidad es el tratamiento de elección en SAHOS moderado-grave, y opcional en SAHOS leve en casos de somnolencia excesiva diurna y/o riesgo cardiovascular elevado En algunos casos puede usarse BPAP. En casos más complejos, ventilación no invasiva (VNI)

(Continúa)

Cuadro 20-2. Características de los principales trastornos del sueño *(Cont.)*

Trastorno	Definición	Causa/clínica /diagnósticos	Tratamiento
Hipersomnias centrales. Narcolepsia tipo 1 (con cataplejía) y tipo 2	Se caracteriza por: somnolencia diurna excesiva (100%) en circunstancias que no debe ocurrir de minutos a 1 h; por cataplejía (15-25%) o debilidad de musculatura de la cara/cuello que duran menos de 1 min; por alucinaciones (30%) relacionadas al sueño; por parálisis del sueño (25%); por sueño nocturno, fragmentado; por prevalencia de narcolepsia: 0,05-0,16% **Impacto**: problemas laborales	La edad de inicio es entre 15-30 años Está asociada con antígeno leucocitario humano HLA-DBQ1*06:02 Para diagnóstico puede usarse la polisomnografía nocturna, seguida del test múltiple de latencia de inicio de sueño y dosaje de hipocretina en líquido cefalorraquídeo **Diagnóstico**: clínica, polisomnografía, seguido de test múltiple de latencia de inicio de sueño. HLA DBQ1 y en otros países, dosaje de hipocretina en el líquido cefalorraquídeo (LCR)	Siestas cortas Bebidas energizantes Medicamentos específicos (no todos disponibles en nuestro país) Modafinilo/armodafinilo Antidepresivos tipo ISRS, venlafaxina
Parasomnias del sueño NO-REM	Actividades motoras, conductas complejas que surgen de la etapa N3. Tenemos trastornos del despertar: despertares confusionales, sonambulismo (17% en niños, 2% adultos), terrores nocturnos y trastorno de comida relacionada con el sueño Conductas complejas que surgen de N3	Frecuentes en la niñez y con antecedentes familiares Son de corta duración (30 a 40 min) Es frecuente la vocalización; ojos abiertos; difíciles de despertar; confusión tras despertar Amnesia del episodio o recuerdo Rara vez ocurren durante la siesta Se resuelven en la pubertad, aunque pueden persistir hasta la adultez **Diagnóstico**: interrogatorio, videoaudiopolisomnografía	Higiene del sueño Benzodiazepinas, en algunos casos

(Continúa)

Cuadro 20-2. Características de los principales trastornos del sueño *(Cont.)*			
Trastorno	**Definición**	**Causa/clínica /diagnósticos**	**Tratamiento**
Parasomnias del REM	Trastorno comportamental del sueño REM: Actividades motoras, conductas relacionadas habitualmente a ensoñación. Prevalencia aproximada 2% en mayores de 65 años **Impacto**: posibilidad de desarrollar sinucleinopatía a los 10 años, especialmente si se asocia a hiposmia: 80%	Ojos cerrados Puede lastimarse/caer de la cama o lastimar al compañero de cama Se describe una nueva parasomnia, asociada con autoanticuerpos IgLON5: se caracteriza por parasomnia del REM/NO-REM, SAHOS con estridor, trastornos deglutorios Realizar diagnóstico diferencial con parasomnias por medicamentos/ alcohol **Diagnóstico**: clínica más videoaudiopolisomnografía	Melatonina más benzodiazepinas en bajas dosis
	Parálisis del sueño Pesadillas Prevalencia: 20%	Incapacidad de moverse, "cerebro despierto", cuerpo dormido Actividad onírica desagradable, que se recuerda al despertar **Diagnóstico**: clínico	Higiene del sueño A veces benzodiazepinas
Trastornos motores durante el sueño Síndrome de piernas inquietas	Necesidad imperiosa de mover las piernas y sensación de malestar; los síntomas se agravan en situaciones de inactividad o al estar acostados. Desaparecen o mejoran al caminar y empeoran al anochecer. Prevalencia: 2 a 3% (aumenta en embarazo y vejez)	Comúnmente visto con deficiencia de hierro, fallo renal, embarazo y esclerosis múltiple; fuerte heredabilidad Fuerte relación con deficiencia de hierro; hipótesis: niveles reducidos de hierro, un cofactor crítico para la tirosina hidroxilasa, responsable de la producción de dopamina, en la médula espinal **Diagnóstico**: clínico y laboratorio	Aporte de hierro, si hay déficit de ferritina; vitamina D, vitamina B_{12}, etc. Agonistas dopaminérgicos Pregabalina/gabapentina Opioides

(Continúa)

Cuadro 20-2. Características de los principales trastornos del sueño *(Cont.)*

Trastorno	Definición	Causa/clínica /diagnósticos	Tratamiento
Trastornos del ritmo circadiano	**Fase de sueño retrasada**: inicio de sueño y despertar, al menos 2 h posteriores de lo convencional **Fase de sueño avanzada/adelanto**: horarios de sueño y despertar adelantado **Fase de sueño irregular**: horarios de sueño irregulares, sin un patrón circadiano **Trabajador por turnos**: horarios cambiantes mañana, tarde, noche por tipo de trabajo *Jet lag*: cambios de dos o más husos horarios por viaje	Relacionado con lo socialmente aceptable, sin que existan otras alteraciones significativas en la arquitectura o duración del sueño Retraso de fase: adolescentes Avance de fase: ancianos **Sueño irregular**: envejecimiento patológico (demencia de tipo Alzheimer, enfermedad de Parkinson), anomalías anatómicas y funcionales del núcleo supraquiasmático **Diagnóstico**: clínico; actigrafía	Tratamiento combinado mediante pautas de sueño, luz y ejercicio físico Retrasar/adelantar progresivamente el horario de ir a dormir. Según el motivo de consulta, realizar actividad física y exponerse a la luz en el horario adecuado

Tratamiento

En cuanto al tratamiento de todos los trastornos del sueño debe ser primordial enseñar sobre las medidas de higiene del sueño; es decir, acercar una serie de normas o reglas internacionales para lograr un sueño reparador. Se dividen en consejos con respecto a los hábitos diurnos y nocturnos, (principalmente basados en rutinas) y qué hacer si no se puede dormir en el momento deseado. Se cambió el paradigma con respecto a la prescripción de hipnóticos, favoreciendo enfoques como la terapia cognitivo conductual para el insomnio. Debe tenerse en cuenta que los pacientes recurren a los relativamente nuevos dispositivos de monitorización desarrollados, que son de venta libre, para mejorar la salud del sueño (pulseras, anillos) y tanto eso como el incremento en la consulta por trastornos del sueño, deben generar conciencia de que los médicos deben considerar impartir educación a sus pacientes para inducir comportamientos que mejoren al máximo la calidad del sueño (**cuadro 20-3**).

Cuadro 20-3. Medidas universales de tratamiento de los trastornos del sueño
Hábitos diurnos
Mantener siempre una misma rutina; lo más importante es levantarse siempre más o menos a la misma hora, incluidos los fines de semana
Realizar ejercicio físico durante el día y evitarlo por la noche por su efecto estimulante. El ejercicio debe ser ligero y estimulante (p. ej., pasear) durante al menos 1 h al día, con luz solar, preferentemente por la tarde. Evitar realizar ejercicio 3 h antes de la hora de ir a dormir
Evitar hacer siestas prolongadas durante el día
Eliminar o disminuir el consumo de sustancias que afectan al sueño, como el alcohol, la cafeína y la nicotina, sobre todo por la tarde y la noche
Condiciones que promueven el dormir
Permanecer en la cama solo el tiempo necesario. Reducir el tiempo de permanencia en la cama mejora el sueño. Al contrario, permanecer en ella durante mucho tiempo puede producir un sueño fragmentado y ligero
Ir a la cama solo cuando se tenga sueño. No acostarse con hambre o sed, o después de cenar o beber demasiado
Acostarse en un colchón firme y con almohada cómoda
El dormitorio deberá estar oscuro y en silencio, y tener una temperatura adecuada
Desconectarse de las tensiones del día al menos 2 h antes de acostarse. Para ello, es útil efectuar antes de cenar una breve sesión de repaso de las actividades pendientes al día siguiente y cerrar los temas hasta entonces
Establecer un ritual relajante antes de acostarse, como ponerse el pijama, leer algo poco estimulante, etc.
La cama es principalmente para dormir; evitar ver la televisión en la cama
Cuando no se puede dormir rápidamente
El no poder dormir no lo debe inquietar demasiado; si no se logra, levantarse y hacer algo relajante; no regresar a la cama hasta sentirse somnoliento
Una mala noche todos pueden tenerla, ocasionalmente: intentar no preocuparse por ello

LECTURAS RECOMENDADAS

Benjamin SE. Sleep in patients with neurologic disease. Continuum. 2020;26(4):1016–33.

Sateia MJ. International Classification of Sleep Disorders 2014;146(5):1387-94. doi: 10.1378/chest.14-0970. PMID: 25367475.

Montserrat Canal JM y Puertas Cuesta FJ. Patología Básica del Sueño. Barcelona: Elsevier; 2015. pp. 20-30.

Enfermedades sistémicas, inmunomediadas y genéticas

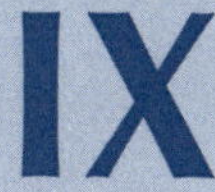

Esclerosis múltiple y otras enfermedades desmielinizantes e inmunomediadas 21

Orlando Garcea y Andrés M. Villa

INTRODUCCIÓN

Las enfermedades que afectan la mielina constituyen una significativa proporción de las afecciones neurológicas que comprometen a los adultos jóvenes. En este capítulo se hará referencia a las afecciones de la mielina de naturaleza autoinmunitaria.

ESCLEROSIS MÚLTIPLE

La esclerosis múltiple (EM) es una enfermedad crónica desmielinizante y degenerativa del sistema nervioso central (SNC), que compromete la sustancia blanca y gris del encéfalo, la médula espinal y los nervios ópticos. Constituye la segunda causa de discapacidad neurológica entre adultos jóvenes. Es una entidad potencialmente discapacitante que afecta a personas jóvenes entre los 20 y 40 años, y es más frecuente en mujeres en una relación de casi 3 a 1.

Fisiopatología

El proceso fisiopatológico subyacente en la EM aún no está completamente dilucidado pero la teoría mejor sustentada es la de un fenómeno autoinmunitario a partir de la pérdida de tolerancia inmunológica. De este modo, las células T se activan en la periferia y son capaces de ingresar al SNC y generan una respuesta inflamatoria y degenerativa, con daño axonal y del oligodendrocito que constituyen el sustrato patológico de las lesiones de la EM (**fig. 21-1**). Hay factores genéticos que predisponen a que se desarrolle la enfermedad, mientras que diversos factores

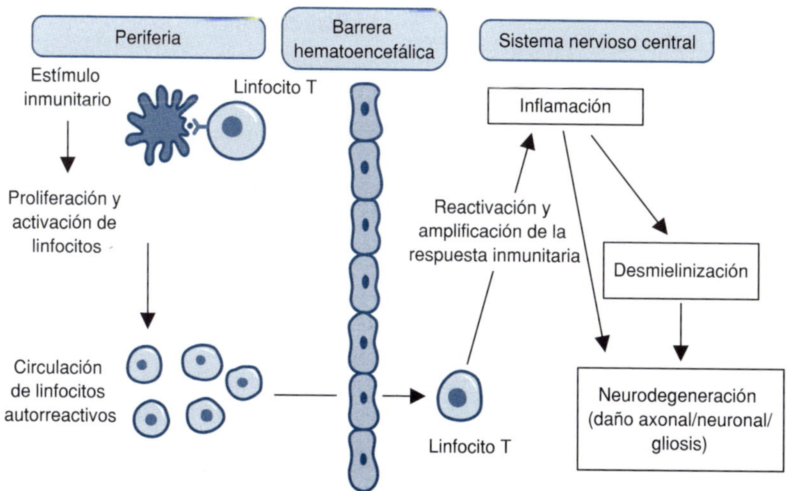

Fig. 21-1. Fisiopatología de la EM.

ambientales podrían aumentar el riesgo de padecerla, entre ellos el déficit de vitamina D, el hábito de fumar, la obesidad, etcétera. Los linfocitos T activados en la periferia, como también los linfocitos B, son capaces de ingresar al SNC. Allí se reactivan al tomar contacto con un antígeno del SNC molecularmente similar al que determinó la activación periférica (mimetismo molecular). Una cascada de eventos inflamatorios, como la expansión clonal de linfocitos T, la liberación de citocinas proinflamatorias, óxido nítrico, radicales libres y anticuerpos terminarán dañando la mielina, los axones y los oligodendrocitos.

Si bien los fenómenos inflamatorios y degenerativos están presentes desde el inicio mismo de la enfermedad, la inflamación parece predominar en los estadios más tempranos, mientras que el daño axonal y la degeneración lo hacen en las etapas más tardías y se correlacionan con la progresión de la discapacidad.

Manifestaciones clínicas

La manifestación más frecuente de comienzo es la sensitivomotora. Menos frecuente es el inicio en el nervio óptico o el tronco encefálico. El compromiso medular se expresa generalmente por paraparesia y déficit sensitivo asimétrico, habitualmente con compromiso esfinteriano y sexual. El estreñimiento es frecuente y también la disfunción vesical, expresada como urgencia miccional o incontinencia urinaria. La sexualidad se ve comprometida en el hombre por disfunción eréctil, mientras que en la mujer son frecuentes la anorgasmia y la falta de lubricación vaginal. Las lesiones del tronco y el cerebelo suelen provocar oftalmoplejía internuclear, ataxia, nistagmo y compromiso del VI par. Los hemisferios cerebrales suelen expresarse a través de hemiparesia, trastornos sensitivos y déficit cognitivo, que se hace presente en casi la mitad de las personas, con afectación de la memoria reciente, la atención, la velocidad de procesamiento de la información, las habilidades visoespaciales y las funciones ejecutivas. La afección del nervio óptico se conoce como neuritis óptica y la gran mayoría de los pacientes la presentan en algún momento de la enfermedad. Suele ser unilateral y se caracteriza por disminución de la agudeza visual (escotoma central), dolor ocular y discromatopsia en el eje rojo-verde. Se manifiesta en el curso de horas o días para luego mejorar y suele encontrarse un defecto pupilar aferente o signo de Marcus Gunn. Inicialmente el fondo de ojo suele ser normal, pero en etapas más avanzadas la papila evoluciona a la atrofia por el daño axonal. La fatiga es un síntoma frecuente en pacientes con EM y suele incrementarse con el calor y la actividad física. También pueden presentarse distintos tipos de dolores como la neuralgia del trigémino, espasmos musculares dolorosos o disestesias paroxísticas. La depresión suele ser el trastorno afectivo más importante, por lo que las personas con EM suelen ver afectada su calidad de vida y su actividad laboral, así como sus relaciones sociales y familiares.

La discapacidad se cuantifica a través de la Escala del Estado de Discapacidad Ampliada (EDSS, *Expanded Disability Status Scale*), que permite valorar su progresión a lo largo del tiempo. La discapacidad se califica de 0 a 10, según su gravedad. Esta puntuación surge de la evaluación del estado funcional de las siguientes áreas: piramidal, cerebelo, sensitivo, tronco encefálico, visual, intestinal, vesical y cerebral. Si bien el EDSS es una escala que jerarquiza especialmente los trastornos de la marcha, es la más utilizada en la práctica clínica.

Formas clínicas

Clásicamente las formas de presentación clínica de la EM incluyen la forma en **recaídas y remisiones (EMRR)** que se presenta en el 85% de los casos, y que se caracteriza por la sucesión de recaídas o exacerbaciones de la enfermedad seguidas de períodos de remisión o estabilidad clínica. Una recaída es definida por la aparición de signos y síntomas neurológicos como los descritos antes, que tienen una duración mínima de 24 horas, una vez descartada la presencia de fiebre o infección. La duración de una recaída es variable y espontáneamente le sigue un período de remisión de meses o aun años. La sucesión de recaídas puede dejar secuelas neurológicas que determinan algún grado de discapacidad.

Después de un período variable de entre 10 y 15 años, los pacientes con EM van presentando menos recaídas y el curso comienza a mostrar una progresión de la discapacidad neurológica no dependiente de las recaídas que se conoce como forma o fase **secundaria progresiva (EMSP)**.

Una tercera forma clínica es la llamada **primaria progresiva (EMPP)**. El 15% de los pacientes presentarán este curso clínico caracterizado por una progresión de la discapacidad desde el inicio mismo de la enfermedad. Un porcentaje menor puede tener algunas recaídas interpuestas durante la progresión. El **síndrome clínicamente aislado (SCA)** se define como un primer evento monofásico de disfunción neurológica con características clínicas sugestivas de patología desmielinizante del SNC. Las topografías más frecuentemente afectadas son el nervio óptico, el tronco encefálico, la médula espinal y el cerebro. La presencia de bandas oligoclonales (BOC) en el líquido cefalorraquídeo (LCR) y una resonancia magnética (RM) patológica son factores predictivos de evolución hacia una EM y en caso de que estos estudios sean anormales, se justificará el inicio de un tratamiento.

Diagnóstico

Hasta el momento no se dispone de ninguna prueba diagnóstica que sea específica para EM, por lo tanto, para arribar a un diagnóstico será necesario reunir una serie de elementos clínicos y paraclínicos que permitan confirmar o descartar la enfermedad. Los criterios de diagnóstico actualmente vigentes son los de McDonald de 2017, basados en los principios de diseminación en el tiempo (DET) y el espacio (DEE). Por un lado, deberá demostrarse la DET, es decir la presencia de dos o más recaídas separadas entre sí por un lapso de treinta días. El otro principio básico del diagnóstico es la demostración de DEE, lo que equivale a la presencia de dos o más regiones afectadas del SNC. La RM también puede contribuir a la demostración de DET en el caso de evidenciarse la presencia de una nueva lesión en T2 y/o lesiones que capten el gadolinio en un estudio de seguimiento, cuando se compara con un estudio previo. La DEE puede demostrarse con la presencia de al menos una lesión en la secuencia T2 de RM en dos de las siguientes cuatro aéreas del SNC: periventricular, cortical o yuxtacortical, infratentorial y médula espinal. Sin embargo, la EM no es la única entidad neurológica que puede reunir los criterios de DET y DEE por lo que es necesario sumar un último requisito que es el de excluir otras enfermedades que puedan manifestarse con un cuadro clínico similar.

Los **Criterios de McDonald 2017** (**cuadro 21-1**) se basan en cinco escenarios clínicos posibles, incluido el diagnóstico de la EMPP.

Si bien el diagnóstico de EM sigue siendo básicamente clínico, diversos estudios pueden contribuir a sustentarlo y se enumeran a continuación.

Potenciales evocados (PE): constituye una herramienta diagnóstica neurofisiológica que permite valorar la integridad funcional de distintas vías nerviosas como la visual, la somatosensitiva, la auditiva y, con menos frecuencia, la motora. El retraso en el arribo cortical del potencial de acción señalará un compromiso en algún trayecto de la vía estudiada pero no brinda mayores datos acerca de la causa subyacente. Los potenciales evocados visuales (PEV) son los que más aportan al diagnóstico de EM, al señalar una prolongación en la latencia de la onda P100 y también la diferencia de latencias entre ambos ojos.

Líquido cefalorraquídeo: realizado con técnica de isoelectroenfoque, el LCR es una herramienta importante para apoyar el diagnóstico de EM, pero también para el diagnóstico diferencial con otras entidades. No es esperable encontrar elevación en las proteínas ni en el número de células, aunque es esperable una proteinorraquia de hasta 100 mg/mL. La celularidad mayor de 50 elementos/mm^3 constituye una alerta para considerar otra posibilidad diagnóstica. Los valores de glucosa en el LCR son normales. Las gammaglobulinas suele estar aumentadas, en especial la fracción de inmunoglobulina G (IgG) y también el índice de IgG que surge de la relación entre IgG y albúmina en el suero y el LCR. Pero la presencia de bandas oligoclonales (BOC)

Cuadro 21- 1. Criterios diagnósticos de McDonald, 2017

Presentación Clínica	Datos adicionales para el diagnóstico de EM
• Dos o más recaídas; evidencia objetiva de dos o más lesiones o evidencia clínica objetiva de una lesión con un razonable historial de una recaída previa	Ninguna: evidencia clínica suficiente Siempre es recomendable realizar RM
• Dos o más recaídas; evidencia clínica objetiva de dos o más lesiones	DEE por RM o ulterior ataque clínico involucrando un sitio diferente
• Una recaída; evidencia clínica objetiva de dos o más lesiones	DET por RM o segundo ataque clínico o LCR con BOC
• Una recaída; evidencia clínica objetiva de una lesión (síndrome clínicamente aislado)	DEE por RM o ulterior ataque clínico involucrando un sitio diferente DET por RM o segundo ataque clínico o LCR con BOC+
• Progresión neurológica insidiosa, sugestiva de EM (EM primaria progresiva)	Un año de progresión (prospectiva o retrospectiva) y dos de los siguientes criterios: • DEE en encéfalo (1 o + T2 periventricular, cortical/yuxtacortical o infratentorial) • DEE en médula (2 o + T2) • LCR con BOC+

EM: esclerosis múltiple; RM: resonancia magnética; DEE: diseminación en el espacio; DET: diseminación en el tiempo; BOC: bandas oligoclonales; LCR: líquido cefalorraquídeo.

en el LCR y su ausencia en el suero son los hechos más distintivos a favor de un diagnóstico de EM, desde el punto de vista del laboratorio. La presencia de dos o más BOC en el LCR constituye la expresión cualitativa del aumento de inmunoglobulinas en el compartimiento del SNC. Las BOC estarán presentes en alrededor del 90% de los pacientes con EM, pero tampoco constituyen un hallazgo específico, ya que puede encontrarse en otras entidades como, en las infecciones virales del SNC, las infecciones crónicas, la neuromielitis óptica, el síndrome de Guillain Barré, etcétera.

Resonancia magnética (RM): sin duda la RM constituye la herramienta paraclínica más importante para el diagnóstico de EM, sin embargo debe ser considerada como un apoyo al diagnóstico y no, el fund amento exclusivo del diagnóstico (**fig. 21-2**). La RM es importante además para el control de los pacientes y para el diagnóstico diferencial. Los hallazgos típicos en la RM de encéfalo lo constituyen la presencia de lesiones hiperintensas en las secuencias T2 y FLAIR (*FLuid-Attenuated Inversion Recovery*, recuperación de la inversión atenuada de fluidos), algunas de las cuales pueden verse hipointensas en la secuencia T1 lo que se conoce como agujeros negros y que señalan áreas donde el daño axonal es más ostensible. Lesiones hiperintensas en T2 son poco específicas y pueden indicar desmielinización, edema, gliosis, daño axonal y aún remielinización. En la secuencia T1 con inyección de contraste (gadolinio) pueden hallarse lesiones con un patrón de realce variable (nodular, en anillo, en anillo abierto) que pueden ser nuevas o bien antiguas lesiones reactivadas. Esta captación del contraste refleja el daño de la barrera hematoencefálica, así como la inflamación y la evidencia de una enfermedad activa. Típicamente las lesiones encefálicas son de localización periventricular con una disposición preferentemente perpendicular a los ventrículos y con forma ovoide (dedos de Dawson). Las lesiones ubicadas en el cuerpo calloso (interfase calloso-septal) son muy frecuentes y contribuyen al diagnóstico diferencial con otras entidades. Lesiones subcorticales y yuxtacorticales (en contacto con la

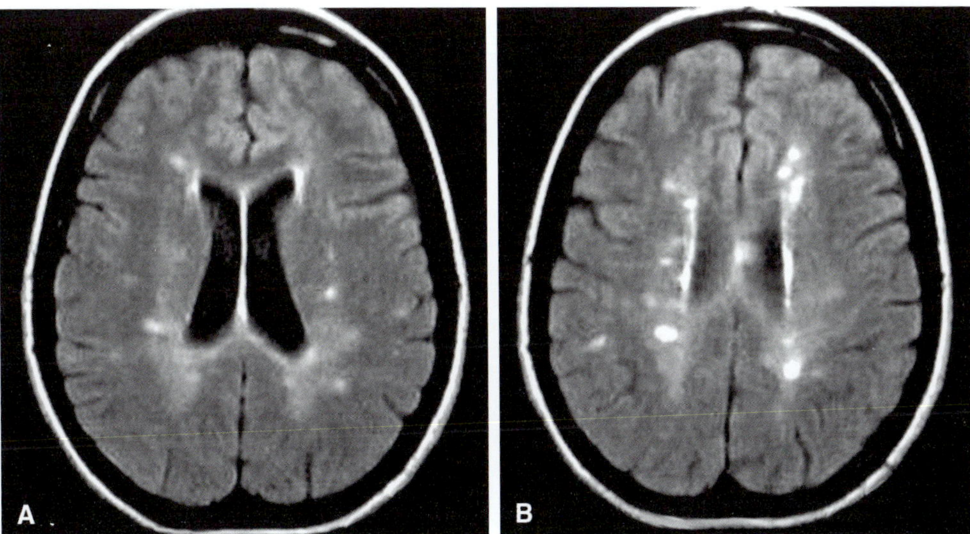

Fig. 21-2. A y **B.** RM en secuencia FLAIR en la que se observan imágenes desmielinizantes características de la EM.

corteza) no son infrecuentes como tampoco el compromiso de la sustancia gris cortical, aunque esto último es más difícil de visualizar con RM convencional. Frecuentemente se encuentran lesiones en el tronco encefálico, en el cerebelo y en especial en los pedúnculos cerebelosos medios. A nivel de la médula espinal, el área más frecuentemente comprometida es la cervical, con lesiones parciales que afectan cordones laterales o posteriores y con una extensión menor a tres segmentos vertebrales. Las lesiones del nervio óptico no son fáciles de visualizar, pero se localizan especialmente en el tercio anterior. El compromiso de la sustancia gris encefálica se expresa a través de la atrofia la cual puede medirse con técnicas apropiadas.

Diagnósticos diferenciales

Excluir otras enfermedades que puedan simular EM constituye un paso muy importante dentro del procedimiento diagnóstico para tratar de minimizar la posibilidad de un error. El espectro de patologías que pueden comprometer predominantemente la sustancia blanca es amplio y las enfermedades vasculares son frecuentes en este grupo. Se incluyen la enfermedad de pequeños vasos; el CADASIL (arteriopatía cerebral autosómica dominante con infartos subcorticales y leucoencefalopatía), las vasculitis y el síndrome antifosfolipídico. La migraña debe ser tenida muy en cuenta por la posibilidad de imágenes cerebrales similares a las vistas en EM. Siempre debe considerarse el diagnóstico diferencial con otras enfermedades autoinmunes del SNC como el espectro de la neuromielitis óptica (NMO), la encefalitis aguda diseminada (EDA) y anti MOG las cuales son consideradas especialmente en este capítulo. Dentro de las enfermedades metabólicas debemos tener en cuenta el déficit de vitamina B_{12}, la encefalopatía de Wernicke y la mielinólisis pontina. Si bien son menos frecuentes en adultos, enfermedades genéticas como las leucodistrofias o la encefalopatía mitocondrial también deben ser consideradas. Son varias las enfermedades infecciosas que pueden plantear un diagnóstico diferencial con EM: neurosífilis, enfermedad de Lyme, enfermedad de Whipple, infecciones por el virus de la inmunodeficiencia humana (VIH) o por el virus linfotrópico humano de linfocitos T de tipo 1 (HTLV1) y la leucoencefalopatía multifocal progresiva. Finalmente, algunas neoplasias como el linfoma y los gliomas deben también ser tenidas en cuenta como posibilidades diagnósticas.

Tratamiento

El enfoque terapéutico de la EM se basa en cuatro aspectos: manejo de las recaídas; tratamiento modificador de la enfermedad; manejo sintomático y el tratamiento rehabilitador.

El **tratamiento de las recaídas** apunta especialmente a aquellos episodios que revisten una severidad media o alta. Las exacerbaciones de carácter leve que no tienen un compromiso funcional significativo no deberían ser tratadas a la espera de su resolución espontánea. Las recaídas más importantes se tratan con pulsos de metilprednisolona en dosis de 1 g durante 3 a 5 días consecutivos, o bien dosis de 1250 mg de prednisona por vía oral diariamente y durante el mismo período. En aquellos pacientes con escasa respuesta se puede implementar la plasmaféresis.

Las **terapias modificadoras de la enfermedad** (TME) están disponibles desde 1993 y se han ido agregando nuevas opciones en el curso de los años. La implementación de las TME debe ser lo más temprana posible para evitar la progresión de la enfermedad. Los interferones beta (IFNβ) están dentro del grupo de los inmunomoduladores e incluyen al IFNβ1b; se administran IFNβ1a 30 µg intramuscular, IFNβ1a 44 µg subcutáneos y el peginterferón beta (Peg-IFNβ). Todos los IFN tienen una eficacia de alrededor de un 35% de disminución en la frecuencia de recaídas salvo el Peg-IFNβ que mostró una eficacia algo superior. Los efectos adversos más comunes incluyen reacción en el sitio de inyección y un síndrome seudogripal posterior a la aplicación. Junto con los IFNβ, el acetato de glatiramer (AG) forma parte de las llamadas terapias de plataforma. Es un péptido sintético compuesto por cuatro aminoácidos; la dosis a utilizar es de 20 mg todos los días o 40 mg tres veces por semana por vía inyectable subcutánea. La eficacia es muy similar a la de los IFNβ y son fármacos muy seguros. El grupo de terapias orales incluye fingolimod, teriflunomida, dimetilfumarato y cladribina. Estos fármacos tienen distintos grados de eficacia, pero cuentan con la ventaja de la administración oral. La teriflunomida es un inhibidor de la dihidroorotato hidrogenasa que bloquea la síntesis de pirimidina y la interacción entre linfocitos T y células presentadoras de antígeno. La eficacia también es similar a la de los IFN y entre los efectos adversos se incluyen la elevación de las enzimas hepáticas, alopecia transitoria, hipertensión arterial y neuropatía periférica. El fingolimod se administra en una cápsula de 0,5 mg todos los días. Actúa como un inmunosupresor selectivo que evita la salida de linfocitos T activados de los ganglios linfáticos hacia el torrente sanguíneo evitando indirectamente su pasaje al SNC. Disminuye la tasa de recaídas en un 54% y la progresión de la discapacidad en 30%. Puede producir bradicardia y algún grado de bloqueo auriculoentricular con la administración de la primera dosis, por lo cual el paciente debe ser monitorizado durante las 6 horas siguientes a la primera toma, no siendo necesarios controles ulteriores. Un incremento de la tensión arterial puede registrarse luego de unos pocos meses de tratamiento, así como cefaleas, edema macular y reactivación del virus varicela-zóster. La linfopenia, propia de su mecanismo de acción, no debe ser menor de 200 linfocitos/mm^3 y requiere un estricto control periódico. El dimetilfumarato tiene una eficacia similar al fingolimod y se administra en cápsulas de 240 mg dos veces al día. Puede provocar rubor, náuseas, dolor abdominal, así como incremento de las transaminasas y linfopenia, la cual debe ser vigilada. La cladribina es un inmunosupresor que genera una depleción de linfocitos T y B. Se administra por vía oral en dos ciclos separados por un año y la dosis dependerá del peso del paciente. También provoca linfopenia, aunque transitoria, así como reactivación del virus varicela-zóster u otras infecciones de mayor gravedad. Junto con alemtuzumab, la cladribina es considerada una terapia de reconstitución inmunitaria por la capacidad de reconfigurar el sistema inmunitario hacia una funcionalidad más satisfactoria. El natalizumab es un anticuerpo monoclonal que impide el ingreso de los linfocitos T activados al SNC a través de su unión con la alfa 4 integrina de esas células. Se trata de un fármaco muy eficaz que disminuye la tasa de recaídas hasta 68%, así como la progresión de la discapacidad y la actividad en

RM. Se administra en dosis de 300 mg por infusión intravenosa cada 28 días. En general, el natalizumab es muy bien tolerado pero aquellos pacientes que poseen anticuerpos para el virus JC deben ser monitoreados por el riesgo de leucoencefalopatía multifocal progresiva. El alemtuzumab es otro anticuerpo monoclonal dirigido contra los antígenos CD52 de los linfocitos T y B. Es un medicamento de alta eficacia que se administra en dosis de 12 mg/día por vía intravenosa durante cinco días consecutivos. Después de un año debe administrarse un segundo ciclo de tres días. Pueden administrarse nuevos ciclos, si la enfermedad se reactiva. Es posible que ocurran reacciones de hipersensibilidad durante la aplicación, infecciones y trastornos autoinmunitarios más tardíos, como enfermedad tiroidea, púrpura trombocitopénica y síndrome de Goodpasture. El último anticuerpo monoclonal incorporado al tratamiento de la EM es el ocrelizumab, dirigido a la molécula CD20 en la superficie de las células B. Es el único fármaco aprobado para la forma primaria progresiva y para la forma recaída remisión de la EM y se administra por infusión intravenosa en dosis de 600 mg cada seis meses. Como efectos adversos pueden presentarse reacciones de hipersensibilidad durante la infusión, infecciones y neoplasias. Más recientemente fueron aprobados los derivados de fingolimod como el siponimod y el ozanimod y pueden utilizarse también para formas progresivas que estén activas. En la actualidad, la indicación de uno u otro tratamiento para la EM dependerá del grado de severidad de la enfermedad teniendo en cuenta que la eficacia es variable entre los distintos fármacos y que deben contrapesarse riesgos y beneficios potenciales que pueden presentarse con cada uno de ellos, en cada paciente en particular.

El **manejo sintomático** de la EM resulta muy importante para tratar de controlar las distintas quejas sintomáticas de los pacientes. La espasticidad puede requerir el uso de baclofeno, tizanidina o diazepam, mientras que la fatiga puede encontrar algún alivio con amantadina o 4-aminopiridina. La vejiga neurogénica puede requerir de un manejo especializado por un urólogo; en este caso, se utilizan la oxibutinina, tolteradina o solifenacina. Algunos pacientes necesitarán cateterismo intermitente o toxina botulínica intravesical. Los antidepresivos, como la sertralina o fluoxetina, pueden ser necesarios en algunos pacientes, mientras que el dolor neuropático puede manejarse con carbamazepina, pregabalina o gabapentina. La disfunción eréctil se trata con sildenafilo o derivados. Por último, en las personas que resultan respondedoras puede implementarse la fampridina para mejorar la velocidad y el patrón de la marcha. La neurorrehabilitación no siempre es adecuadamente valorada por médicos y pacientes sin embargo es una instancia fundamental dirigida a mejorar la discapacidad y optimizar las funciones residuales. Debe ser adaptada a las necesidades de cada persona y debería tener un enfoque interdisciplinario (kinesiología, psicología, nutrición, fonoaudiología, terapia ocupacional).

El objetivo del tratamiento de la EM está orientado a disminuir la probabilidad de recaídas así como la progresión de la discapacidad, las lesiones en RM y esencialmente a mejorar la calidad de vida de las personas afectadas por la EM.

NEUROMIELITIS ÓPTICA

Introducción

La neuromielitis óptica (NMO) es una enfermedad autoinmunitaria del sistema nervioso central (SNC) mediada por anticuerpos, que afecta en especial los nervios ópticos y la médula espinal.

En 2004, Vanda Lennon identificó un anticuerpo sérico llamado anti-NMO, que se encontraba presente en el suero de pacientes con NMO y ausente en pacientes con esclerosis múltiple. El descubrimiento de este anticuerpo revolucionó el conocimiento de la NMO y definitivamente se estableció como una entidad separada de la esclerosis múltiple. En el año 2005, una proteína que actúa como un canal de agua expresada en los pies del astrocito, denominada acuaporina 4 (AQP4) fue identificada como el blanco o diana de ataque del anticuerpo anti-NMO. Estudios posteriores demostraron que el anticuerpo anti-AQP4 era una IgG subtipo IgG1 y, después de unirse a la AQP4, el complejo IgG1-AQP4 activaba la vía clásica del complemento causando lisis de la membrana plasmática del astrocito. Los sitios de expresión en el SNC de la AQP4 incluyen los pies de los astrocitos, los astrocitos subpendimarios y la *glia limitans*. Algunos pacientes con NMO no presentan anticuerpos anti-AQP4. En ellos la enfermedad es denominada NMO seronegativa. Los anticuerpos séricos dirigidos contra la glucoproteína asociada a la mielina del oligodendrocito (MOG) han sido detectados en algunos pacientes NMO seronegativos. La MOG es una glicoproteína transmembrana situada en la superficie celular de los oligodendrocitos cumpliendo un importante rol principalmente en la mielinización de las neuronas del SNC. El descubrimiento de anticuerpos anti-AQP4 y anti-MOG sugiere la existencia aún no identificada de otros autoanticuerpos en los casos de NMO doble seronegativas (AQP4 y MOG).

La prevalencia de la NMO varía según las diferentes regiones alrededor del mundo, siendo aún pocos los registros publicados. En los Estados Unidos y Europa la prevalencia se encuentra entre 3,9% y el 4,4% cada 100 000 habitantes según diferentes registros, mientras que en Asia es de 4,1% cada 100 000 habitantes. En poblaciones de ascendencia afroamericana o africana la prevalencia es mayor, aproximadamente de 10 casos cada 100 000 habitantes. Es importante reconocer que en las regiones donde la prevalencia de la esclerosis múltiple es menor, la NMO representa una mayor proporción de las enfermedades inflamatorias y/o desmielinizantes del SNC, y por lo tanto debe ser tenida en cuenta en el diagnostico diferencial. La NMO es entre 5 y 10 veces más frecuente en mujeres que en varones. La enfermedad puede ocurrir a cualquier edad y afecta tanto a niños como adultos mayores.

Manifestaciones clínicas

La NMO típicamente se presenta con ataques recurrentes de neuritis óptica y mielitis transversa. La neuritis óptica causa pérdida de visión severa con una difícil recuperación clínica, asociada a dolor a la movilización ocular. La misma es generalmente bilateral o secuencial con pocos días de diferencia. La mielitis transversa compromete generalmente más de tres segmentos (longitudinalmente extensa) causando debilidad muscular de diferentes grados en las extremidades, pérdida de la sensibilidad y pérdida del control voluntario de la vejiga urinaria y del esfínter anal.

El tercer síndrome típico de la NMO es el compromiso del área postrema, ubicada en el piso del cuarto ventrículo, lo cual causa náuseas, vómitos y ocasionalmente, hipo. Otras manifestaciones menos frecuentes son la excesiva somnolencia diaria o narcolepsia, así como anormalidades neuroendocrinas secundarias a lesión del hipotálamo. Han sido descriptas también formas limitadas de la enfermedad como la neuritis óptica unilateral o lesiones de la médula espinal menores a tres segmentos y aisladas.

Alrededor de entre un 30% a 50% de los pacientes con NMO presentan asociaciones clínicas o de laboratorio con otras enfermedades autoinmunes y las más frecuentes son las enfermedades tiroideas, el lupus eritematoso sistémico o el síndrome de Sjögren. Existe una relación aún no muy bien aclarada entre la NMO y la miastenia grave (MG), cuya prevalencia es mucho más alta que la esperada. La presencia de antecedentes familiares también es más alta en la población general, habiéndose encontrado una asociación con los alelos HLA-DRB1*03 y HLA-DPB1*05. La proteína AQP4 es también expresada en tejidos distintos del SNC, como el riñón, músculo esquelético, estómago y la placenta; sin embargo, el daño mediado por el anticuerpo anti-AQP4 fuera del SNC es muy poco frecuente. Solo algunos casos de miopatías han sido descritos y confirmados por anatomía patológica. Una de las teorías más aceptadas que pueden explicar este comportamiento es la falta de reguladores del complemento en el pie del astrocito (CD46, CD55 y CD59) comprobada por estudios inmunohistoquímicos; este hecho lo hace vulnerable al ataque del anticuerpo anti-AQP4 mediado por complemento, lo cual no ocurre fuera del SNC.

Patogenia

La AQP4 es una proteína de membrana integral que regula el flujo osmótico del agua mediante la vía de transporte pasivo. Además, interviene en la formación de la escara glial, modulando la excitabilidad neuronal y determinando el tamaño del espacio extracelular. En la NMO el anticuerpo anti-AQP4 de la subclase IgG1 se une a los epítopos extracelulares de la AQP4 con la capacidad de activar el complemento. En los modelos experimentales de NMO se observan lesiones similares a las encontradas en anatomía patológica de humanos que incluyen pérdida de la expresión de AQP4 y de GFAP (proteína fibrilar ácida del astrocito) lo cual indica muerte celular, desmielinización, infiltración de células inflamatorias y depósito perivascular de componentes del sistema del complemento activados (C5b-9). La citotoxicidad dependiente del complemento (CDC) así como la citotoxicidad mediada por anticuerpos (ADCC) son los mecanismos principales de lesión en la NMO y la CDC es el mecanismo principal. Conjuntamente con los mecanismos anteriormente propuestos se desarrollan una cascada de procesos inflamatorios que contribuyen al daño observado en la NMO. El complemento activado causa lisis del astrocito por depósito del complejo ataque de membrana (MAC) formado por los componentes C5b-9 en la membrana plasmática del astrocito. Seguido a estos mecanismos se reclutan y activan neutrófilos, eosinófilos y macrófagos dañando el tejido nervioso, ya sea directamente o por liberación de moléculas tales como proteasas, elastasas, neurotoxinas entre otras; de esto resulta la destrucción de la sustancia gris y blanca que incluye no solo astrocitos sino también axones neuronales y oligodendrocitos; estos últimos son los responsables de los hallazgos desmielinizantes de la NMO.

Los anticuerpos dirigidos contra la AQP4 son producidos en la periferia y entran secundariamente al SNC. Una de las rutas principales de acceso es a través de la microvasculatura de los órganos circunventriculares (p. ej.: el área postrema, el órgano subfornical, la glándula pituitaria) los cuales expresan altos niveles de AQP4 y carecen de barrera hematoencefálica, lo que permite el ingreso al SNC de los anticuerpos anti-AQP4. En los pacientes seronegativos para anti-AQP4 y positivos para MOG, el daño es primariamente dirigido a la proteína MOG del oligodendrocito, lo cual genera desmielinización y preserva la estructura del astrocito.

Diagnóstico

El avance en el conocimiento de las manifestaciones clínicas de la NMO después del descubrimiento de los anticuerpos anti-AQP4 incluyó cuatro nuevos síndromes clínicos, además de la neuritis óptica y la mielitis transversa. Estos son: síndrome del área postrema, síndrome agudo de tronco encefálico, narcolepsia y síndromes cerebrales. La presencia de cualquiera de los síndromes antes descritos asociados a la presencia de anticuerpos anti-AQP4 confirma el diagnóstico de NMO seropositiva. Si no se detectan anticuerpos anti-AQP4 o no se puede realizar esa determinación, los criterios para el diagnóstico son más exigentes, por lo que el paciente debe presentar al menos dos síndromes clínicos y confirmación con estudios por imágenes (**fig. 21-3**).

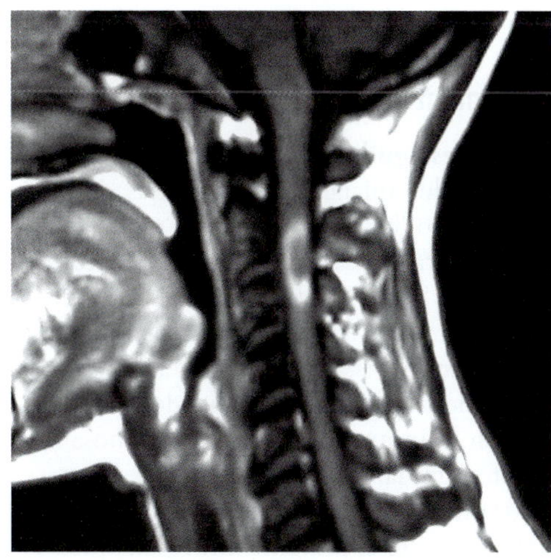

Fig. 21-3. RM que muestra una lesión medular cervical extensa típica de la NMO.

La discapacidad residual en pacientes con NMO dependerá exclusivamente de la secuela generada y acumulada de cada uno de los ataques. A diferencia de la esclerosis múltiple, en la NMO no se han descrito procesos neurodegenerativos independientes de la actividad inflamatoria.

En la NMO, el LCR presenta pleocitosis, con predominio linfocitario. La presencia de bandas oligoclonales son detectadas entre un 15% a 30%. La resonancia magnética (RM) es necesaria en los casos de NMO AQP4 negativa para evaluar la correlación con los síndromes clínicos. Las imágenes más características en la RM son las halladas en la médula espinal donde se evidencian lesiones de gran tamaño (mayor de tres segmentos), ubicadas centralmente y con efecto de masa en etapas agudas. A nivel de los nervios ópticos es característico el compromiso posterior del nervio, su refuerzo con el contraste y en algunos pacientes, el compromiso quiasmático. Fuera de estas zonas típicas de NMO, también es posible encontrar lesiones en el tronco cerebral, el tálamo, el hipotálamo cuerpo calloso y en las zonas adyacentes a los órganos circunventriculares (p. ej.: periacueductal, alrededor del tercer ventrículo).

Los métodos de diagnósticos utilizados para la detección de anticuerpos anti-AQP4 son varios sin embargo la lectura por inmunofluorescencia de células transfectadas con AQP4 es el de elección.

Tratamiento

Ataques agudos: la mayoría de los ataques son tratados inicialmente con altas dosis de corticosteroides (5 gramos de metilprednisolona intravenosa) con mantenimiento oral posterior. Si no existiera respuesta al tratamiento con corticosteroides, la plasmaféresis es de elección (habitualmente entre cinco y diez sesiones). Otras posibilidades terapéuticas son la inmunoglobulina intravenosa y la ciclofosfamida.

Mantenimiento: el objetivo de esta fase de tratamiento es el prevenir futuros ataques. La inmunosupresión es el esquema más aceptado. Habitualmente se usan corticosteroides, azatioprina, micofenolato y rituximab (anticuerpo monoclonal dirigido contra las células B CD20+). Recientemente han sido aprobados anticuerpos monoclonales dirigidos al componente C5 del sistema del complemto (eculizumab), contra la interleucina 6 (satralizumab) y contra los linfocitos B CD19+ (inebilizumab).

ENCEFALITIS AUTOINMUNES

Las encefalitis autoinmunes (EA) constituyen actualmente un grupo bien caracterizado de encefalitis potencialmente tratables. El conocimiento de su presentación clínica, su fisiopatología y asociación con neoplasias es crucial para determinar la estrategia terapéutica adecuada.

Pese a ser considerada inicialmente como una enfermedad relativamente rara, actualmente es responsable de la mayoría de los casos de encefalitis definidas como idiopáticas. Si bien no se conoce aún la prevalencia de la EA, existen comunicaciones que muestran una prevalencia de entre 10% a 15% cada 100 000 habitantes. Las EA definidas por la presencia de anticuerpos específicos son actualmente propuestas como las más prevalentes en esta categoría, seguidas por la encefalomielitis aguda. Un estudio prospectivo realizado en el Reino Unido sobre la prevalencia de las encefalitis en general mostró que el 21% es EA.

Manifestaciones clínicas y de laboratorio

Si bien los diferentes subtipos de EA pueden mostrar algunas diferencias en la presentación clínica, los trastornos de conducta, las convulsiones y/o signos focales son manifestaciones comunes a la mayoría de ellas. La disfunción autonómica también puede ser parte del síndrome neurológico de inicio (hipotensión ortostática, disfunción ritmo cardíaco, hipernatremia o hiponatremia). La presencia de signos meníngeos puede ser un elemento semiológico útil para sospechar un origen infeccioso. El LCR puede simular una encefalitis viral con pleocitosis linfocítica y aumento de las proteínas. Sin embargo, cerca del 50% de los LCR son normales.

Patogénesis

Los anticuerpos patógenos son dirigidos contra: 1) la superficie neuronal de la sinapsis, sean antígenos o receptores, tales como los receptores de NMDA, GABAa, GABAb, AMPA y glicina; 2) los canales de agua y los canales del potasio regulados por voltaje; 3) las enzimas que intervienen en la formación de neurotransmisores como la ácido glutámico decarboxilasa (GAD); y 4) proteínas que estabilizan el funcionamiento del complejo de los canales del potasio regulados por voltaje, como la LGl1 y CASPR2. Estos anticuerpos ejercen un cambio de funcionamiento en las sinapsis, tanto inhibiendo o excitando la neurotransmisión a nivel del sistema límbico, los ganglios basales o el tronco encefálico, y ocasionando trastornos clínicos, como psicosis, excitación psicomotriz, trastornos de conducta, dificultades del sueño, depresión, convulsiones, trastornos de la memoria, movimientos anormales, alteraciones de la conciencia e incluso coma.

Se distinguen básicamente dos teorías etiopatogénicas:

- **Paraneoplásica:** se genera una respuesta immunomediada mal direccionada hacia antígenos que compartidos con el tumor, con daño del tejido nervioso. Las neoplasias más comúnmente asociadas al desarrollo de las EA son los tumores de células pequeñas de pulmón, timomas, teratomas ováricos o adenocarcinomas, adenocarcinomas de mama y tumores de células germinales testiculares. Los síndromes neurológicos paraneoplásicos generalmente se manifiestan antes de la detección del tumor, lo cual puede ser una ayuda en la identificación de la neoplasia.
- **Infecciosa:** las infecciones pueden ser el gatillo inicial de síndromes neurológicos autoinmunitarios. Varios mecanismos han sido propuestos, tales como el mimentismo molecular, la dispersión del epítopo, como así también la activación sobre el "espectador" (*bystander*).
- **Algunas proteínas expresadas en los microorganismos patógenos:** que comparten secuencias moleculares con los antígenos propios que genera una respuesta de reacción inmunitaria cruzada y el desarrollo de autoinmunidad neurológica; fenómeno conocido como mimetismo molecular. En otras circunstancias al ser dañadas las células propias por la infección, permiten la liberación de antígenos propios secuestrados que no han sido reconocidos como propios por el sistema inmunitario por lo que genera autoinmunidad. Por último, el efecto sobre el espectador permite la activación de células presentadoras de antígenos o linfocitos autorreactivos que pueden iniciar un proceso autoinmunitario. La persistencia de los efectos secundarios al bloqueo sináptico generado por los anticuerpos puede llevar a una perpetuación de los fenómenos autoinmunitarios neuroinflamatorios.

Tratamiento

En la fase aguda de la EA el tratamiento de primera línea son altas dosis de corticosteroides, plasmaféresis e inmunoglobulina intravenosa. La fase de mantenimiento mediante inmunosupresión es muy variable de acuerdo el tipo de EA y su comportamiento; lo más utilizado es azatioprina, micofenolato, ciclofosfamida y rituximab. En el caso de micofenolato y azatioprina el uso concomitante de corticosteroides es deseado por unos meses a la espera del efecto inmunosupresor tardío de estos fármacos. El diagnóstico e inicio de la terapia precoz es primordial para obtener mejor eficacia terapéutica y evitar la inflamación crónica.

BIBLIOGRAFÍA

Correale y Villa, Garcea. Esclerosis Múltiple, neuromielitis óptica y otras enfermedades desmielinizantes. En: Neuroinmunología Clínica. Buenos Aires: Editorial Panamericana 2011;9.

Thompson AJ, Banwell BL, Barkhof F et al. Diagnosis of multiple sclerosis: revision of the McDonald criteria. The Lancet Neurology 2017;17 (2):162-73.

Weinshenker BG and Wingerchuk DM. Neuromyelitis spectrum disorders. Mayo Clin Proc 2017;92(4):663–79.

Wingerchuk DM, Banwell B, Bennett JL et al. International consensus diagnostic criteria for neuromyelitis optica spectrum disorders. Neurology 2015;85(2):177–89.

Infecciones del sistema nervioso

22

Marcelo Corti y María Carolina Paleka

INTRODUCCIÓN

Una gran variedad de microorganismos patógenos para el hombre son neurotropos. En esta breve reseña solo se describirán aquellos más relevantes, como así también las consideradas urgencias infectológicas. Estas entidades pueden clasificarse en forma práctica para su abordaje, como se muestra en la **figura 22-1**. En cuanto a las urgencias infectológicas, pueden clasificarse según exista compromiso focal (masas cerebrales ocupantes) o compromiso difuso (meningoencefalitis) y deben ser reconocidas oportunamente.

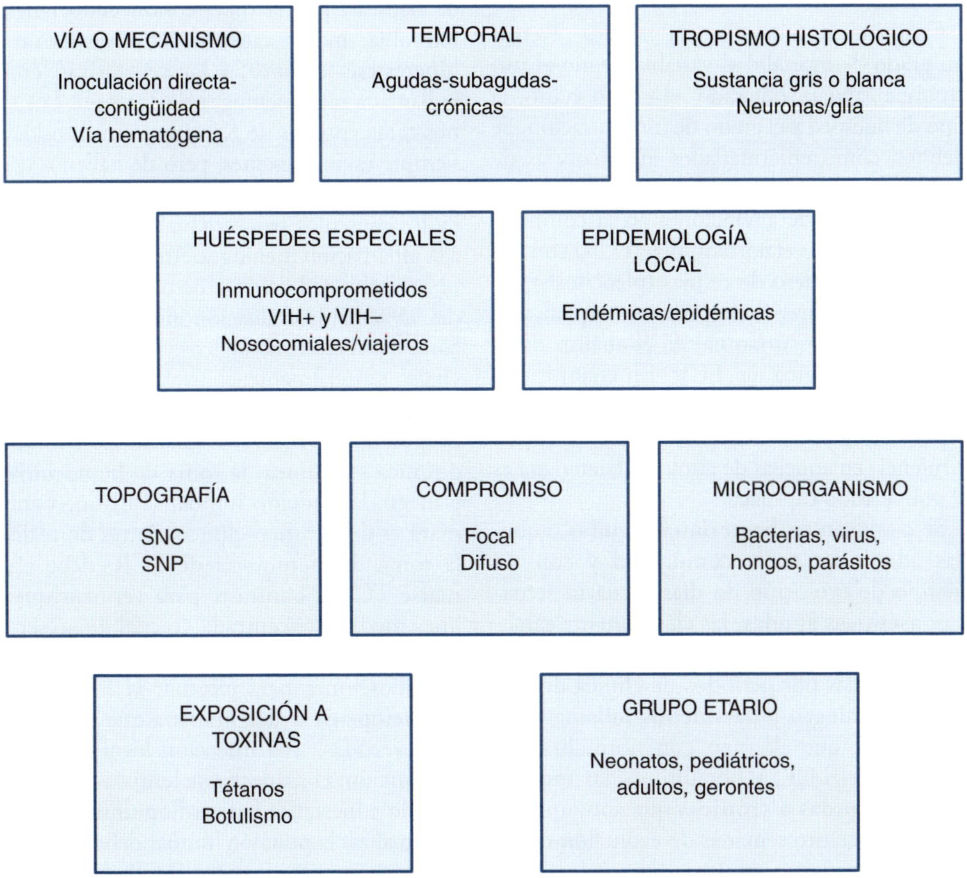

Fig. 22-1. Clasificación de las infecciones del sistema nervioso.

Debe recordarse que la infección del sistema nervioso central (SNC) que se asocia con mayor mortalidad es la encefalitis rábica. Desde hace más de treinta años y en relación con la pandemia del sida han surgido enfermedades oportunistas, frecuentes y graves. En los últimos años ha aumentado la frecuencia de enfermedades endémicas producidas por virus transmitidos por vectores, como los del dengue y el Zika. Actualmente el virus SARS-CoV-2 y su consecuente enfermedad, el COVID-19, pueden ocasionar complicaciones neurológicas que afectan tanto al sistema nervioso central como el periférico, dado a que existen receptores para este coronavirus en el sistema nervioso.

URGENCIAS INFECTOLÓGICAS CON COMPROMISO DIFUSO

Meningitis

Constituyen una urgencia médica. Tienen un grado de mortalidad variable, según el microorganismo involucrado, el grupo etario, el tipo de huésped y el grado de inmunización. Se definen como enfermedades inflamatorias de las leptomeninges y la médula espinal. Siempre se acompañan de alteraciones en la composición del líquido cefalorraquídeo (LCR) con aumento del número de células (pleocitosis) del nivel de proteínas (hiperproteinorraquia) y la glucosa (hipoglucorraquia) en el análisis físico químico citológico del LCR. En cuanto a su patogenia, puede ser hemática (meningococo) o por contigüidad (neumococo) y el factor de virulencia en aquellas de etiología bacteriana es el polisacárido capsular.

Se clasifican en **bacterianas agudas**, aquellas adquiridas en la comunidad y con un tiempo de evolución de días a cuatro semanas; **asépticas agudas**, las clásicamente caracterizadas por un LCR claro; las **recurrentes**, caracterizadas por períodos de clínica de síndrome meníngeo y parámetros inflamatorios en el LCR que alternan con normalización clínica y del LCR; y por último, las **meningitis subagudas a crónicas** que son aquellas de más de cuatro semanas de evolución cuyos ejemplos son las de etiología tuberculosa y algunas de origen micótico (criptococosis).

En cuanto a la etiopatogenia, primero debe ocurrir invasión efectiva, que depende de la interacción del patógeno con el huésped, ya que el microorganismo debe fijarse a las células epiteliales de la nasofaringe, atravesar las membranas mucosas, establecer bacteriemia, atravesar el espacio subaracnoideo, replicarse e invadir las meninges para producir enfermedad. Los agentes bacterianos más frecuentes de meningitis agudas adquiridas en la comunidad son *Streptococcus pneumoniae* o neumococo, *Neisseria meningitidis* o meningococo, *Haemophilus influenzae tipo B* y *Listeria monocytogenes*. Clínicamente el síndrome meníngeo se manifiesta con una tríada constituida por cefalea (aguda o subaguda, de gran intensidad, habitualmente holocraneal), fiebre (condición indispensable para considerarla de etiología infecciosa) y rigidez de nuca, que es el signo más relevante, constante y precoz. Además, puede acompañarse de vómitos no precedidos de náuseas, por la hipertensión endocraneala, fotofobia, manifestaciones sensitivas como la hiperestesia cutánea, y las vegetativas, como la llamada raya meníngea de Trosseau. Los signos característicos de Kerning y Brudzinski, no siempre están presentes, pero de hallarlos en el examen semiológico representan la contractura de los músculos paravertebrales que acompaña a la inflamación meníngea. Ambos signos tienen una sensibilidad del 5%, pero una especificidad del 95%. En la evaluación inicial deberán recabarse datos epidemiológicos y evaluar los signos vitales, especialmente, el nivel de conciencia.

Efectuado el diagnóstico de síndrome meníngeo deben realizarse análisis de rutina de química sanguínea, la toma de hemocultivos y luego, la punción lumbar (PL) que confirmará el diagnóstico clínico. Antes de realizar la toma de la muestra de LCR, debe efectuarse TC sin contraste para verificar que la línea media esté centrada, lo cual de no ser así contraindica su realización. Existen otras contraindicaciones para efectuar la PL como la plaquetopenia o coagulopatía que no puedan ser revertidas, una infección local en el sitio de punción, la sospecha de lesión ocupante de espacio e inestabilidad cardiopulmonar.

Al realizar la punción lumbar debe examinarse el aspecto macroscópico (LCR claro, opalescente o turbio) y medir la presión de apertura (con catéter, valor normal 12 a 15 cm/H_2O). La muestra obtenida se envía a examen físico-químico, tinción de Gram y cultivo para gérmenes comunes en caso de LCR turbio, y tinciones de Gram, con tinta china y de Ziehl Neelsen, reacción en cadena de la polimerasa (PCR) para herpesvirus, parasitorraquia para Chagas y VDRL, si el LCR es claro. La tinción de Gram tiene una especificidad del 97%, pero su sensibilidad varía entre 60 y 90 %. En aquellos pacientes con meningitis bacterianas que hayan recibido antibióticos previamente el LCR puede ser claro. Para estos casos, resulta de utilidad la detección del antígeno capsular de meningococo, neumococo o *H. influenzae* por técnica de aglutinación de partículas o contrainmunoelectroforesis.

En cuanto al tratamiento, el objetivo radica en esterilizar el LCR por lo que deberá instaurarse la terapia empírica antibiótica por vía intravenosa, para lo que se recomienda inicialmente ceftriaxona 4 a 6 g/día, con uso concomitante de dexametasona vía intravenosa, a la dosis de 16 a 24 mg/día durante los primeros cinco días. En cuanto al tiempo de tratamiento dependerá de la evolución y del microorganismo identificado. Según las condiciones de resistencia local, se utilizan otros antimicrobianos y de sospecharse infección por *Listeria monocytogenes* se añade ampicilina en dosis de 12 g/día por vía intravenosa.

La meningitis tuberculosa (TB) es una meningitis basal y paucibacilar. Se caracteriza por un exudado granulomatoso basal, con infiltración perivascular, que genera bloqueos a la circulación del LCR, hidrocefalia y reacción de la microglía. *Mycobacterium tuberculosis* se disemina por vía hemática a partir de un foco extrameníngeo (por lo general pulmonar) y luego ocurre la siembra de focos metastásicos cerebrales, llamados nódulos de Rich. Esta meningitis es de curso grave y de no tratarse oportunamente evoluciona con compromiso de pares craneales (III, IV y VI par) y deterioro del sensorio, con elevada morbimortalidad. El diagnóstico requiere visualizar bacilos ácido alcohol resistentes (BAAR) demostrados por la tinción Ziehl-Neelsen y el desarrollo en medios de cultivo sólidos o líquidos (de Lowestein Jensen). El cultivo permite efectuar el antibiograma para detectar aquellas cepas resistentes o multirresistentes. El dosaje de la adenosina desaminasa (ADA) y la técnica de PCR tienen baja sensibilidad. Debe efectuarse idealmente resonancia magnética (RM) con secuencias de difusión y contraste con gadolinio para evidenciar complicaciones como infartos, verificar el realce meníngeo, el compromiso ventricular y las manifestaciones focales como tuberculomas y abscesos. El tratamiento se basa en el uso de fármacos antituberculosos durante 12 a 18 meses.

Encefalitis

Se define como la inflamación del parénquima cerebral y se acompaña de cambios inflamatorios en el LCR. Representa una urgencia infectológica e implica compromiso difuso.

Las principales etiologías virales son ocasionadas por las familias de herpes y enterovirus.

Algunas otras son menos comunes, pero de mayor mortalidad como la encefalitis rábica y las ocasionadas por la familia de los flavivirus. En individuos inmunosuprimidos deberán tenerse en cuenta los virus VIH, CMV, VVZ, VEB, VHH-6, entre otras.

La etiopatogenia es diferente para cada virus, pero como concepto general también deben atravesar las barreras mucosas, establecer viremia, atravesar la barrera hematoencefálica (BHE) para llegar al parénquima cerebral. El daño es ocasionado por la acción viral directa y por la respuesta inmune. Un concepto relevante, es distinguir encefalitis de encefalopatía. Estas no son entidades intercambiables, por ejemplo, una encefalitis viral puede ser la etiología de una encefalopatía. La encefalopatía es un concepto clínico, caracterizado por deterioro del nivel de conciencia, ocasionado por injurias muy diversas, infecciosas o no.

Existen criterios mayores y menores que definen a las encefalitis. El criterio mayor es el cambio del estatus mental o cambios en la conducta, por más de 24 horas sin otra causa que lo justifique. Este criterio mayor debe acompañarse de al menos 2 de los siguientes criterios menores: fiebre de más de 38°C al menos dentro de las 72 horas de presentación del cuadro, debut con crisis comiciales, signos de foco neurológico, recuento celular mayor a 5 células en el LCR, anomalías en las neuroimágenes y electroencefalograma anormal. Reuniendo un criterio mayor y dos menores la encefalitis es posible, en cambio con un criterio mayor y tres menores es probable.

Clínicamente cursan con fiebre, cefalea, deterioro del nivel de conciencia, variando desde el estado confusional al coma, excitación psicomotriz, cambios precoces en la personalidad y convulsiones.

Para su abordaje diagnóstico los datos epidemiológicos y clínicos son fundamentales. Se recabarán antecedentes como fiebre, erupciones cutáneas, contacto reciente con animales, exposición a vectores, viajes, inmunizaciones y antecedentes de inmunosupresión.

Tras efectuar el examen clínico, deberá tomarse una muestra de LCR para examen físico-químico y citológico, PCR con transcriptasa inversa (RT-PCR) para virus y eventualmente practicar serologías virales. La sensibilidad de la PCR para VHS-1 (virus del herpes simple tipo 1) es del 98%, pero se modifica con el curso de los días. Además, los datos del LCR mostrarán pleocitosis, por lo general a predominio mononuclear. La neuroimagen indicada por su alta sensibilidad es la RM de encéfalo.

De acuerdo con la evolución clínica y estatus inmunológico, se reiterarán la toma de LCR y las neuroimágenes.

Ante la sospecha de encefalitis con tratamiento específico (como VHS) se iniciará aciclovir por vía intravenosa a la dosis de 30 mg/kg/día. La duración es de 14 días y se extiende a 21 días en el paciente inmunosuprimido o hasta la negativización de la PCR.

EL VHS tipo I ocasiona una encefalitis focal, necroticohemorrágica, con especial tropismo por el lóbulo temporal medial, el frontal inferior, la ínsula y el giro cingulado. El compromiso puede ser bilateral pero siempre es asimétrico. Otros gérmenes también tienen avidez por el lóbulo temporal mesial, como el virus del herpes humano 6 (VHH-6) y la bacteria *Tropheryma whipplei*.

Se manifiesta con fiebre y cambios en la conducta, la personalidad y el nivel de conciencia. Se puede acompañar de convulsiones, signos focales y alucinaciones.

El examen del LCR muestra pleocitosis a predominio mononuclear, hiperproteinorraquia con glucorraquia normal o disminuida. El envío de muestra para efectuar RT-PCR debe realizarse a la brevedad. La RM de encéfalo es muy sensible y muestra hipointensidad de señal en el T1 y señal hiperintensa en el T2 en las áreas mencionadas. El electroencefalograma (EEG) no brinda resultados específicos, pero puede observarse lentificación del ritmo y descargas epilépticas periódicas de alto voltaje (PLEDS). El tratamiento a la espera de los resultados de la PCR es aciclovir intravenoso 10 mg/kg cada 8 h. En estos pacientes es muy importante para la sospecha diagnóstica, la coexistencia de lesiones mucocutáneas compatibles con VVZ.

En cuanto a la encefalitis ocasionada por virus varicela-zóster (VVZ) se trata de un herpesvirus que se mantiene latente en los ganglios radiculares y las células mononucleares. Ocasiona una encefalitis grave por su alta mortalidad. Daña pequeños y grandes vasos y genera infartos cerebrales isquémicos y hemorrágicos. El diagnóstico se confirma con el examen de PCR positiva para VVZ. En la **figura 22-2** se muestra un ejemplo de lesiones cutáneas ocasionadas por VVZ.

Además de encefalitis, ocasiona ganglionitis, neuralgia posherpética, mielitis, neuropatía, síndrome de Reye, parálisis de Bell y síndrome de Ramsay-Hunt, zóster sin erupción cutánea, entre otras. El tratamiento en pacientes inmunosuprimidos es aciclovir en la dosis ya señalada. Como alternativa puede utilizarse el valaciclovir.

INFECCIONES CON COMPROMISO FOCAL

Se definen como aquellas que involucran un área determinada del sistema nervioso.

Las más relevantes son los abscesos cerebrales, el empiema subdural, el absceso subdural espinal y las tromboflebitis supurativas.

Absceso cerebral

Son procesos supurativos focales, debidos a diferentes microorganismos, que comienzan

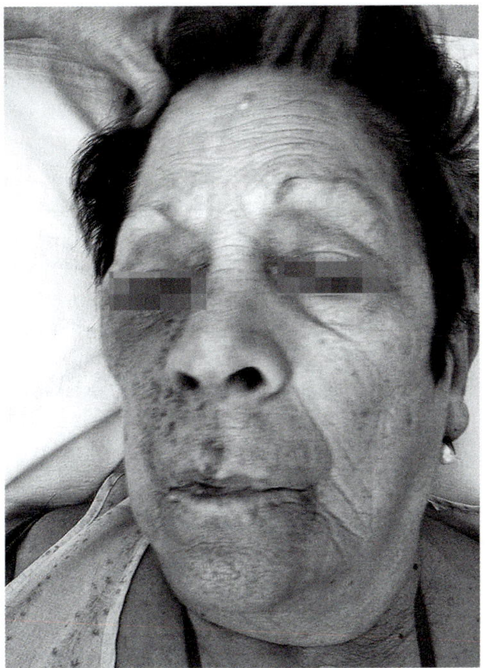

Fig. 22-2. Paciente con artritis reumatoide que desarrolla herpes zóster y posteriormente encefalitis por V V Z. Véase también esta figura al final del libro en **Láminas en color**.

como un área localizada de cerebritis y evolucionan constituyendo una cápsula muy vascularizada. Ocurren por vía hemática, por contigüidad o por continuidad. Constituyen la complicación supurada de mayor gravedad y de peor pronóstico en la región de la cabeza y el cuello. Pueden ser únicos o múltiples, en general son monomicrobianos y bacterianos, pudiendo ser causados también por hongos y parásitos. Los gérmenes más frecuentes son las bacterias aerobias y anaerobias.

Una vez que el germen alcanza el tejido cerebral, venas piales, senos venosos, ocurre estasis con posterior infarto, con replicación bacteriana y formación del absceso.

La presentación clínica es proteiforme, con fiebre, cefalea, deterioro variable del nivel de conciencia, convulsiones, trastornos del lenguaje y eventualmente meningismo.

El diagnóstico es clínico-microbiológico-radiológico, siendo la RM con difusión y contraste de extrema utilidad para verificar tanto áreas de cerebritis, como imágenes focales con realce en anillo.

El edema cerebral perilesional es otro hallazgo frecuente y la PL no está formalmente indicada. De forma concomitante deben investigarse focos contiguos y a distancia, explorando senos paranasales, mastoides y pulmones. La química sanguínea muestra leucocitosis con neutrofilia y otros parámetros inflamatorios. Los microorganismos vinculados con los abscesos cerebrales dependen de la patogenia. Los estreptococos configuran el 60 a 70% de los casos. *Staphylococcus aureus* representa el 10 a 15% de los casos y es el microorganismo más común en los abscesos postraumáticos o posquirúrgicos. Los gérmenes anaerobios se aíslan también con frecuencia, en general formando parte de una flora mixta.

El tratamiento es médico/quirúrgico, inicialmente empírico tras la toma de hemocultivos. Deben utilizarse antibióticos de amplio espectro, por vía intravenosa y su objetivo es erradicar e identificar el foco primario causal. Como recomendación inicial se sugiere asociar una cefalosporina de tercera generación o vancomicina con metronidazol, durante al menos 6 semanas. De confirmarse la etiología, el esquema antibiótico podrá modificarse. Para todas las conductas se tendrán en cuenta el estadio, evolución clínica, tamaño y localización. El drenaje quirúrgico está indicado en aquellas lesiones que miden más de 3 cm.

Empiema subdural

Se definen como procesos supurativos que se localizan en el espacio virtual existente entre la superficie interna de la duramadre y la externa de la aracnoides. Pueden ser de curso agudo o crónico. Se presentan en general como empiema subdural intracraneal, aunque puede ser también espinal.

En cuanto a su etiopatogenia, se desarrolla una colección extracerebral sobre la convexidad y por dentro de la cisura interhemisférica. Se origina de un foco supurativo craneal con invasión ósea de la duramadre subyacente y trombosis de los senos venosos. Los gérmenes más comúnmente involucrados son especies de *Streptococcus, Staphylococcus aureus, Escherichia coli, Proteus* y *Pseudomonas*. El foco inicial puede ser una otitis media supurada, una mastoiditis, una sinusitis, con posterioridad a una craniectomía, a un traumatismo encefálico, a una meningitis bacteriana, una osteomielitis de la bóveda craneal o una diseminación hemática. El origen más frecuente es la mastoiditis y en menor medida, la diseminación hemática. Clínicamente se manifiesta con fiebre, cefalea, alteración del sensorio, meningismo, otros signos de foco neurológico y convulsiones.

El diagnóstico es clínico-microbiológico y radiológico. Deben investigarse los focos subyacentes, demostrar leucocitosis, realizar imágenes cerebrales y radiografías de los posibles focos adyacentes. La confirmación microbiológica requiere toma de muestras a través del drenaje diagnóstico y a la vez terapéutico. Dado el eventual riesgo de herniación, la PL no está formalmente indicada. La RM de encéfalo con contraste es de elección, con secuencias de difusión y de coeficiente de difusión aparente (ADC) que ponen en evidencia una imagen focal sobre la convexidad.

El tratamiento consiste en la administración de antibióticos por vía intravenosa en conjunto con el drenaje quirúrgico amplio. En forma empírica se administran cefalosporinas de tercera generación o vancomicina más metronidazol, por seis a ocho semanas.

Absceso epidural espinal

Se define como una colección purulenta peridural espinal que afecta mayoritariamente áreas toracolumbares y con un compromiso que se extiende de tres a cuatro vértebras. Existen condiciones comórbidas predisponentes tales como diabetes, VIH, adicción a drogas intravenosas, traumas locales y manipulación quirúrgica. Representa un desafío diagnóstico cuya incidencia ha aumentado en función de la longevidad e instrumentación quirúrgica espinal.

El principal germen implicado es *Staphyloccucus aureus*, y otros como *S. epidermidis, E. coli* y *Pseudomonas*. Las fuentes de infección son múltiples: diseminación hemática, osteomielitis, analgesia epidural espinal, bloqueos, acupuntura, infecciones relacionadas a catéteres urinarios, entre otras. En la Argentina, *Mycobacterium tuberculosis* es un agente causal frecuente de abscesos epidurales espinales, asociados con osteomielitis de la columna vertebral (mal de Pott) y abscesos del músculo psoas.

Se presenta clínicamente con fiebre, dorsalgia y/o lumbalgias prolongadas, déficit motor y sensitivo, trastornos esfinterianos y puede progresar rápidamente a paraplejía.

Luego de la anamnesis y examen neurológico, el método diagnóstico de elección es la RM de columna con contraste para establecer topografía y extensión de las lesiones. La tomografía de columna aporta otros datos para el diagnóstico diferencial con espondilodiscitis y osteomielitis. Se tendrán en cuenta la eritrosedimentación (ERS), PCR, la presencia de leucocitosis con neutrofilia y bacteriemia. Es necesario estudiar siempre la puerta de entrada, y la PL implica un riesgo adicional, por lo que no debe realizarse.

Para su tratamiento es indispensable el drenaje quirúrgico precoz, ya sea por laminectomía descompresiva o laminotomía con colocación de un catéter lo cual permite además la toma de muestras para los estudios microbiológicos. Así también, requiere uso de corticoides intravenosos y antibióticos inicialmente empíricos. Sus complicaciones son el déficit neurológico secuelar, endocarditis, absceso del músculo psoas y osteomielitis.

Consideraciones finales

Actualmente la infección pandémica por el coronavirus SARS-COV-2, se presenta con cefalea, anosmia, ageusia, disgeusia y se reporta en la literatura encefalitis, accidentes cerebrovasculares, síndrome de Guillain Barré, mielitis, entre otras manifestaciones neurológicas.

El virus del dengue puede ocasionar encefalopatía, encefalitis, mielitis, accidentes cerebrovasculares, síndrome de Guillain Barré, encefalomielitis aguda diseminada (ADEM), cerebelitis y miositis, entre otras.

En Argentina, la enfermedad de Chagas y la paraparesia espástica tropical continúan siendo enfermedades endémicas.

En relación con la enfermedad VIH/sida, algunas enfermedades infecciosas oportunistas del SNC, tales como la meningitis tuberculosa, la neurosífilis, la criptococosis cerebral, la encefalitis por CMV (citomegalovirus) toxoplasmosis y la leucoencefalopatía multifocal progresiva (LMP) son complicaciones frecuentes y asociadas con alta morbimortalidad.

Ante cualquier compromiso difuso del SNC, bajo la forma de meningoencefalitis, la PL es el método de diagnóstico de elección por lo que no debe ser omitida.

La RM de encéfalo es la neuroimagen más sensible para diagnosticar algunas encefalitis herpéticas. El agregado de contraste permite verificar realces anulares ante lesiones ocupantes de espacio, como en el caso de chagomas, abscesos por *Nocardia*, toxoplasmosis cerebral y abscesos bacterianos cerebrales.

LECTURAS RECOMENDADAS

Fernández Pardal Micheli F. Neurología. 3.ª Edición Editorial Panamericana 2019;22:575-93.

Nath Avindra. Tropical Neuroinfectious Diseases. Continuum 2015;21(6);1639-61.

Tsivgoulis Georgios et al. Neurological manifestations and implications of COVID-19 pandemic. Ther Adv Neurol Disord 2020;13:1-14.

Wijdicks EFM, Kramer AH. Critical Care Neurology. Part I. En: Aminoff MJ, Boller F, Swaab DF. Handbook of Clinical Neurology. 3.ª series. Amsterdan: Elsevier 2017;140.

Trastornos neurológicos en las enfermedades sistémicas 23

Carlos Zúñiga Ramírez, Michel Sáenz Farret y Nancy A. López Martínez

ENFERMEDADES CARDIOVASCULARES

Cardioembolismo y enfermedad vascular cerebral

Se motiva por la migración de coágulos formados en el corazón que llegan al cerebro a través del sistema carotídeo o vertebrobasilar. Las causas son variadas e incluyen las valvulopatías, la endocarditis, los trastornos del ritmo cardíaco (fibrilación auricular como el más frecuente, en sujetos de 60 años o mayores), foramen oval permeable (30% de la población mundial lo tiene presente, solo algunos casos es fuente emboligena), las cardiopatías congénitas, las tumoraciones cardíacas (mixomas, papilomas, lipomas, fibromas, rabdomiomas), insuficiencia cardíaca, infarto miocárdico y otras.

Endocarditis

Puede ser infecciosa (especialmente en usuarios de drogas intravenosas) o no infecciosa, como aquella relacionada a colagenopatías (enfermedad de Libman-Sacks). Consiste en una inflamación del endocardio que genera émbolos hacia el encéfalo y formación de aneurismas micóticos en las arterias cerebrales.

Aneurismas aórticos

Dependiendo su localización puede dar compresión de nervios, plexos o raíces nerviosas.

Disección aórtica

A nivel de aorta ascendente generan embolismo a encéfalo. En aorta descendente pueden generar síndrome de Horner, parálisis de nervio laríngeo recurrente o isquemia medular.

Coartación de la aorta

Consiste en un estrechamiento congénito de dicha arteria lo cual provoca cefalea, mareos y hemorragias cerebrales. Uno de cada diez sujetos con esta afección presentará aneurismas cerebrales concomitantes.

Demencia vascular

Entidad controvertida a la fecha. Existen pocas situaciones que originalmente generan deterioro cognitivo vascular aislado, como la enfermedad de Binswanger o formas hereditarias como la arteriopatía cerebral autosómica dominante con infartos subcorticales y leucoencefalopatía (CADASIL). Sin embargo, la presencia de múltiples embolismos cardíacos a nivel cerebral culminará con una merma en el funcionamiento cognitivo.

Paro cardíaco

El cese prolongado de los latidos cardíacos desencadena una encefalopatía anóxico-isquémica y daño de las estructuras más sensibles a la hipoxemia, como el hipocampo, las células de Purkinje, los núcleos ventromediales del tálamo y las zonas limítrofes de irrigación arterial de la corteza cerebral, entre otras. Las complicaciones neurológicas se correlacionan con la duración del paro cardíaco y varían desde un síndrome de amnesia global transitoria hasta estados mínimos de conciencia, asociados a un mayor daño en estructuras cerebrales.

Síndrome posbomba

Se observa en cirugías cardíacas extensas donde es necesario utilizar un aparato de circulación extracorpórea, en el posquirúrgico, los sujetos afectados presentan fallos cognitivos y movimientos coreicos generalizados.

ENFERMEDADES PULMONARES

Enfermedad pulmonar obstructiva crónica

Tanto el enfisema pulmonar, el asma crónica y la bronquitis crónica se asocian con hipoxia e hipercapnia crónica. Los efectos a nivel cerebral se traducen en baja oxigenación y daño secundario de las estructuras más sensibles a la hipoxemia, como el hipocampo, los núcleos ventromediales del tálamo y las células de Purkinje en cerebelo. Por otro lado, el cúmulo de dióxido de carbono nocturno disminuye la actividad de los centros respiratorios del tallo cerebral y propicia la aparición de apnea del sueño, volviéndose un círculo vicioso de hipoxia-hipercapnia-supresión reguladora respiratoria a nivel central. La falta de oxigenación adecuada a nivel hipocampal de forma crónica origina la esclerosis hipocampal; esta situación en personas jóvenes se traduce clínicamente en crisis convulsivas, en tanto que, en personas de la tercera edad, genera un cuadro clínicamente indistinguible de la enfermedad de Alzheimer. Se piensa que el 50% de los casos diagnosticados como enfermedad de Alzheimer en sujetos de 75 años o mayores, y el 75% de estos casos en sujetos de 85 años o mayores, se deben a esclerosis del hipocampo.

Apnea obstructiva del sueño

El 18% de las mujeres y 34% de los hombres de todo el mundo llegarán a padecer de dicho trastorno. Consiste en la interrupción de la respiración en forma cíclica por períodos mayores a 20 segundos. La presencia de más de cinco episodios de apnea por hora de sueño es considerada como patológicos. La apnea nocturna genera en forma crónica múltiples alteraciones: promueve el desarrollo de hipertensión arterial y diabetes *mellitus* así como el incremento ponderal puede generar hipertensión pulmonar primaria, trastornos del ritmo cardíaco, infartos cerebrales subcorticales, crisis convulsivas y síndrome de muerte súbita nocturna. Unido a esto, la apnea crónica puede ser un factor desencadenante para el desarrollo de enfermedades neurodegenerativas como Alzheimer y Parkinson ya que la presencia de este fenómeno en estas enfermedades es superior al 50% y su falta de tratamiento se traduce en una progresión más rápida y un pronóstico más desfavorable. El tratamiento de primera elección consiste en la instauración de presión positiva continua de vías respiratorias o CPAP. Dicho aparato debe permanecer al menos 6 horas continuas durante el período de sueño nocturno del sujeto afectado.

Fibrosis quística

Cuadro autosómico recesivo causado por mutaciones en el gen *CFTR*. Se aúna a las complicaciones respiratorias, pancreáticas, intestinales y sobre la fertilidad que este cuadro genera. A nivel neurológico se observa disautonomía, deterioro cognitivo secundario a hipoxia y malabsorción de vitaminas y oligoelementos, y crisis convulsivas y encefalopatías, derivados de la baja oxigenación cerebral.

ENFERMEDADES GASTROINTESTINALES Y HEPÁTICAS

Colitis ulcerativa crónica inespecífica y enfermedad de Crohn

La polineuropatía, ya sea desmielinizante o axonal, es de las manifestaciones más frecuentes y se piensa que es secundaria a procesos de malabsorción intestinal. La migraña es otra queja frecuente en sujetos con estas entidades. Existen además miopatías autoinmunitarias concomitantes que se exacerban cuando hay reactivación de la enfermedad intestinal autoinmunitaria. Puede observarse mielopatía secundaria a problemas de malabsorción o mielitis secundaria a autoinmunidad en estas entidades. La presencia de infartos cerebrales arteriales o venosos en estos casos se asocia a un estado hipercoagulable desencadenado por la reacción inmunológica. De manera similar, estos fenómenos pueden condicionar la presencia de convulsiones y encefalopatía. En algunas ocasiones se afectan los nervios craneales, sobre todo los faciales y estatoacústicos.

Enfermedad celíaca

La intolerancia al gluten puede provocar alteraciones neurológicas aun en ausencia de sintomatología gastrointestinal o dermatológica. Por lo general existe una polineuropatía que puede acompañarse de cefalea y crisis convulsivas, para posteriormente generar ataxia, mioclonías y deterioro cognitivo. Otras manifestaciones menos frecuentes son la presencia de mialgias, hipertensión intracraneal idiopática, mielopatía, corea y otros movimientos anormales paroxísticos. El diagnóstico se basa en la medición de anticuerpos antiendomisio, antimúsculo liso, antigliadina y antitransglutaminasa tisular; además, se encuentran alteraciones en estudios de neurofisiología, propios de una polineuropatía y disfunción de cordones posteriores y en resonancia magnética atrofia cerebral y cerebelosa.

Enfermedad de Whipple

Producida por el patógeno *Tropheryma whipleii*, se genera un síndrome de malabsorción intestinal y posteriormente involucra al sistema nervioso central (SNC), con alteraciones cognitivo-conductuales, neuropatía, ataxia, mioclonías, parálisis supranuclear de la mirada, encefalopatía, convulsiones y muerte, si no se trata adecuadamente. La presencia de miorritmia óculo-masticatoria así como la oculo-facio-esquelética, son hallazgos clínicos muy poco frecuentes pero altamente sugestivos de esta entidad. El diagnóstico se realiza con la reacción en cadena de la polimerasa en líquido cefalorraquídeo.

Hepatopatías

Todo mecanismo que genere daño hepático (alcoholismo, infecciones, trauma, isquemia, medicamentos, cáncer, enfermedades autoinmunes y otras) traerá como consecuencia involucro del sistema nervioso. El acúmulo de amonio derivado del daño hepático conlleva a la presencia de asterixis, alteraciones cognitivo-conductuales, del sensorio, crisis convulsivas, edema con herniación cerebral secundaria y muerte, si no es atendida en forma oportuna. La encefalopatía hepática suele ser una complicación muy frecuente en sujetos con cirrosis. La degeneración hepatolenticular adquirida consiste en el depósito de Manganeso en los núcleos lenticulares, derivado del daño hepático y el cortocircuito (*shunt*) portosistémico observado en sujetos que desarrollan cirrosis. De manera similar, pueden observarse mielopatía y neuropatía secundaria a daño hepático crónico.

Enfermedad de Wilson

Patología autosómica recesiva, secundaria a mutación del gen *ATP7B*, con una consecuente deficiencia de ceruloplasmina y acúmulo secundario de cobre en diversos tejidos, entre ellos, el encéfalo. Típicamente presentan alteraciones cognitivo-conductuales a temprana edad, así como diversos movimientos anormales. La presencia de temblor de miembros superiores de gran amplitud, denominado "aleteo" (*wing-beating*), es una de las características clínicas más importantes de esta entidad. Más del 99% de los sujetos con esta enfermedad e involucro del SNC presentará depósito de cobre en la membrana de Descemet en el limbo esclerocorneal. Esto se logra observar a través de un examen con lámpara de hendidura, donde se aprecian dichos depósitos como anillos parduscos o verdosos a dicho nivel; estos últimos se denominan "*anillos de Kayser y Fleischer*". Es de suma importancia reconocer esta entidad de manera temprana ya que tiene tratamiento con quelantes de cobre y, en casos severos, el trasplante hepático es curativo de la enfermedad.

ENFERMEDADES HEMATONCOLÓGICAS

Hemofilias

Se encuentran los tipos A (deficiencia de factor VIII de la coagulación) y B (deficiencia de factor IX de la coagulación, enfermedad de Christmas). Generan sangrados profusos a diferentes niveles y la hemorragia intracraneal es la primera causa de mortalidad en los sujetos que la padecen.

Policitemia vera

Trastorno mieloproliferativo que consiste en la elevación en los niveles de eritrocitos, leucocitos y plaquetas. Se asocia a mutaciones en el gen *JAK2*. Existe riesgo de presentarse una reacción leucemoide. La presencia de fenómenos trombóticos a nivel central ocasiona cefalea, mareos, alteraciones visuales, corea e infartos cerebrales. A nivel periférico se observa polineuropatía.

Hemoglobinuria paroxística nocturna

Mutaciones en el gen *PIGA* generan este desorden caracterizado por anemia hemolítica, fenómenos trombóticos y disfunción de la médula ósea. La trombosis venosa cerebral así como visceral abdominal son las complicaciones más serias derivadas de esta patología

Anemia de células falciformes

Es la forma hereditaria de anemia más prevalente a nivel mundial; es autosómica recesiva y se debe a una mutación en el gen *HBB*. Las manifestaciones neurológicas son muy variadas: epilepsia, meningoencefalitis, hipoacusia, deterioro cognitivo y enfermedad vascular cerebral, tanto hemorrágica como isquémica. Durante crisis agudas, las personas afectadas pueden desarrollar infartos cerebrales masivos por estenosis o fenómenos trombóticos a nivel arterial.

Trombocitopenia autoinmune

Anteriormente denominada "púrpura trombocitopénica idiopática" o PTI, se relaciona en su mayoría a la presencia de anticuerpos antiplaquetarios dirigidos a las glucoproteínas de superficie. La plaquetopenia originada desencadena episodios de sangrado difuso a cualquier nivel, incluido el cerebro. Niveles plaquetarios inferiores a veinte mil por milímetro cúbito son la señal de mal pronóstico.

Púrpura trombocitopénica trombótica

Caracterizada por la presencia de fiebre, anemia hemolítica, trombocitopenia severa, nefropatía e isquemia microvascular, esta condición pone en peligro la vida al desarrollar microtrombos que ocluyen la vasculatura a todos los niveles. Esto se genera por la deficiencia de la metaloproteinasa ADAMTS13. Las manifestaciones neurológicas observables son la enfermedad vascular cerebral isquémica o hemorrágica, así como el síndrome de encefalopatía posterior reversible.

Trombocitemia esencial

Cuadro mieloproliferativo asociado a cáncer o a mutaciones en el gen *JAK2*. Los fenómenos trombóticos pueden ocasionar oclusiones a nivel arterial o venoso, tanto a nivel cerebral como sistémico.

Leucemias

Pueden ocasionar hemorragias cerebrales, tumoraciones cerebrales y en el conducto medular (cloromas y sarcomas granulocíticos) así como infiltración leptomeníngea. Dependiendo del sitio de afección, será la sintomatología que se presente.

Linfomas

El SNC se afecta casi siempre por linfomas de células B. Una tercera parte de los linfomas no Hodgkin puede dar metástasis a nivel intracraneal, intramedular, leptomeníngea o extradural, así como infiltración de la sustancia blanca (*linfomatosis cerebri*, **fig. 23-1**). A nivel periférico se observa radiculopatía, plexopatía, ganglionopatía o polineuropatía por infiltración directa. Además, pueden desarrollarse síndromes paraneoplásicos como encefalitis límbica, miopatías inflamatorias, degeneración cerebelosa o vasculitis primaria del sistema nervioso central. El linfoma de Hodgkin es la tercera causa de encefalitis límbica a nivel global y destaca su presentación como el síndrome de Ofelia, con cambios cognitivo-conductuales acompañados de crisis convulsivas.

Paraproteinemias

Dentro de este rubro se encuentran el mieloma múltiple, la gammapatía monoclonal de significado incierto, la macroglobulinemia de Waldeström, la amiloidosis y el síndrome POEMS (*p*olineuropatía, *o*rganomegalia, *e*ndocrinopatía, proteína *M* elevada y cambios en la piel [*skin*]) o de Crow-Fukase. La principal alteración que generan estas enfermedades consiste en una polineuropatía que puede ser sensitiva, motora o mixta y de predominio axonal. Con menor frecuencia se puede observar neuropatía autonómica y casos de mielopatías, radiculopatías o neuropatías por compresión, como el síndrome de túnel del carpo y el síndrome de cauda equina. El mieloma múltiple puede ocasionar encefalopatía y metástasis a nivel encefálico y meníngeo, así como síndromes de hiperviscosidad. Esto último también se observa en macroglobulinemia de Waldeström, donde sobresale el síndrome de Bing-Neel. La amiloidosis puede presentar de manera infrecuente miopatía.

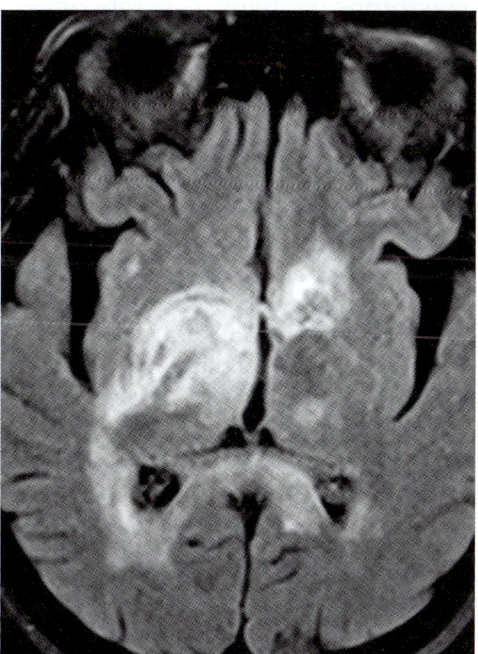

Fig. 23-1. Hiperintensidad en ganglios basales, esplenio del cuerpo calloso, centros semiovales y sustancia blanca en secuencia FLAIR de RM cerebral, por *linfomatosis cerebri*.

Tanto en el síndrome POEMS como en la gammapatía monoclonal de significado incierto, puede presentar una neuropatía muy similar a la polineuropatía desmielinizante inflamatoria crónica (PDIC, también conocida como CIDP, por sus siglas en inglés). La presencia de infarto cerebral puede observarse en el síndrome POEMS, así como en las paraproteinemias que cursan con síndrome de hiperviscosidad.

Manifestaciones neurológicas del cáncer

Estas llegan a ser variadas, pueden deberse a efecto de masa por involucro directo de metástasis a nivel de sistema nervioso, infiltración encefálica, de tallo, medular o leptomeníngea del cáncer; o asociadas a un síndrome paraneoplásico, los cuales son inmunomediados. Existen diversos anticuerpos relacionados a cáncer que ocasionan alteraciones neurológicas: encefalopatía, epilepsia, síndrome piramidal, ataxia, mielopatía, neuropatía, miopatía, enfermedad de placa neuromuscular y movimientos anormales; entre otros. La mayoría de los síndromes paraneplásicos están relacionados con la producción de anticuerpos antincuronales y, en menor frecuencia, con anticuerpos dirigidos contra la unión sináptica (**cuadro 23-1**).

ENFERMEDADES REUMATOLÓGICAS

Lupus eritematoso sistémico

Es una enfermedad sistémica del tejido conectivo con una gran diversidad de manifestaciones sistémicas que incluyen afección neurológica. Las manifestaciones neurológicas incluyen crisis convulsivas, psicosis, mononeuritis múltiple, mielitis, neuropatía craneal o periférica y estado confusional agudo. Los síndromes neuropsiquiátricos más frecuentes en SNC son cefalea, alteraciones del ánimo, disfunción cognitiva, crisis convulsivas y enfermedad cerebrovascular. Los síndromes en el sistema nervioso periférico son menos frecuentes; la neuropatía periférica es la manifestación más común y le siguen la neuropatía craneal y la mononeuropatía.

Síndrome de Sjögren

Las manifestaciones neurológicas incluyen afección del sistema nervioso periférico y con menor frecuencia, el sistema nervioso central. La más frecuente es la polineuropatía y puede ser la expresión inicial de la enfermedad. El involucro del sistema nervioso central es raro e incluye manifestaciones como encefalopatía y deterioro cognitivo tan sutil que a veces solo puede ser detectado por medio de pruebas neuropsicológicas. De manera más frecuente puede encontrarse mielopatía la cual se caracteriza por una lesión desmielinizante longitudinalmente extensa.

Enfermedad de Behcet

Este padecimiento puede presentar compromiso del sistema nervioso central e incluye cefalea, meningitis, crisis convulsivas, hemiparesia y parálisis de nervios del cráneo. En caso de afección vascular puede presentarse trombosis venosa cerebral. La afección del sistema nervioso periférico es rara y está caracterizada por neuropatía periférica, mononeuritis múltiple y miopatía inflamatoria. Los hallazgos en resonancia magnética incluyen hiperintensidades en la secuencia T2 localizadas en los núcleos de la base, el tallo cerebral o en la cápsula interna que captan medio de contraste. El tratamiento está basado principalmente en esteroides e inmunomoduladores.

Síndrome antifosfolipídico

El síndrome antifosfolipídico (SAF) está caracterizado por la presencia de trombosis y/o morbilidad obstétrica en presencia de anticuerpos antifosfolipídico (anticoagulante lúpico, anticuerpos anticardiolipinas y anti-β2-glucoproteína-1)persistentemente positivos. El SAF puede encontrarse asociado a LES y a otras enfermedades sistémicas sin embargo también puede encontrarse de manera aislada lo cual se cataloga como SAF primario.

Otras enfermedades autoinmunes

Las encefalitis autoinmunes se asocian con anticuerpos dirigidos contra proteínas de la superficie neuronal o de la sinapsis. Existen diversos subtipos y su clase depende del anticuerpo o de la proteína blanco implicados. La gran mayoría se caracteriza por una combinación de signos y síntomas que incluyen deterioro del estado de alerta, alteraciones cognitivas, trastornos del movimiento, cerebelitis y crisis convulsivas, entre los principales. La mayoría de las encefalitis autoinmunes tienen un origen paraneoplásico y dependiendo de sus características clínicas o del anticuerpo detectado podrán orientar a pensar en un determinado tipo de tumor o, por el contrario, al detectar cierto tipo de tumor se sugiere un tipo específico de anticuerpo (véase **cuadro 23-1**).

MANIFESTACIONES NEUROLÓGICAS DE LA INFECCIÓN POR SARS-COV-2 O COVID-19

Trastornos olfativos y gustativos

Es bien sabido que las infecciones virales incluyendo los coronavirus producen disfunción olfatoria. La causa subyacente es principalmente congestión de la mucosa, que conduce a obstrucción nasal y pérdida del olfato por conducción. Sin embargo, se cree que el nuevo coronavirus causa trastornos gustativos sin causar rinorrea u obstrucción nasal. Un estudio europeo multicéntrico demostró que 85,6 y 88,8% de los pacientes con COVID-19 desarrollan trastornos olfativos y gustativos respectivamente durante el curso de la enfermedad.

Enfermedad cerebrovascular

El papel del estado procoagulante propio de la COVID-19 ha quedado de manifiesto en esta complicación neurológica. La enfermedad cerebrovascular asociada a este padecimiento respiratorio se presenta especialmente en pacientes ancianos con factores de riesgo cardiovascular. Sin embargo, también puede presentarse sin dichos factores en

Cuadro 23-1. Anticuerpos de superficie, intermedios contra las sinapsis y antineuronales o intracelulares en las encefalitis autoinmunes

De superficie	Intermedios contra las sinapsis	Antineuronales/Intracelulares
NMDA AMPA AQP4 DR2 LGI1 CASPR2 DNER GlyR GlyT2 DPPX IgLON5 mGluR1 y 5 GABAA GABAB Neurexina-3α	Anti-GAD Anti-amfifisina Anti-gefirina GABARAP	Anti-Yo Anti-Hu Anti-Ri ANNA-3 Anti-Ma1 y Ma2 Anti-MGT-30 Anti-recoverina Anti-AGNA Anti-CV2/CRMP5 Anti-Zic4 Anti-SOX1 Anti-PCA2 Anti-GFAP Anti-Homer-3 Anti-ITPRI

pacientes más jóvenes. Esta complicación neurológica suele presentarse durante la etapa aguda de la enfermedad o incluso semanas después. También se han reportado casos en que la enfermedad cerebrovascular fue el síntoma de presentación del COVID-19. En un estudio retrospectivo de pacientes con COVID-19 admitidos en un hospital en Wuhan, el 5% de los pacientes desarrollaron ictus isquémico agudo, 0,5%, trombosis venosa cerebral y otro 0,5%, hemorragia cerebral. El tratamiento de esta complicación se realiza sobre la base de anticoagulación y es por ello que, en pacientes con COVID-19 moderado a grave, está indicada la profilaxis anticoagulante para prevenir esta complicación.

Síndrome de Làndry-Guillain-Barré-Ströhl

Al igual que otros patógenos respiratorios, el virus SARS-CoV-2 es capaz de desencadenar una respuesta autoinmunitaria que puede presentarse semanas después del cuadro agudo de COVID-19; sin embargo, existen informes de polirradiculoneuropatía durante la etapa aguda del cuadro infeccioso. El tratamiento de esta complicación es con inmunoglobulinas por vía intravenosa o plasmaféresis.

Otras manifestaciones neurológicas

Existen complicaciones neurológicas menos frecuentes asociadas a COVID-19 entre las que se encuentran crisis convulsivas, encefalopatía necrosante, vértigo y mielitis; esta última junto con el Guillain Barré constituyen complicaciones autoinmunitarias que se benefician con tratamiento a base de inmunoglobulina y plasmaféresis. Aún no está claro si la miopatía que ha sido reportada en algunos pacientes constituye un fenómeno autoinmunitario o no.

ENDOCRINOPATÍAS Y ALTERACIONES NUTRICIONALES

Alteraciones en la glucemia

La cetoacidosis diabética y el estado hiperosmolar no cetósico son dos de las complicaciones más graves en sujetos diabéticos: la primera es más frecuente en insulinodependientes, en tanto que la última en aquellos con diabetes *mellitus* tipo 2. En ambas entidades las principales manifestaciones a nivel neurológico son las alteraciones en el nivel de conciencia, las crisis convulsivas y las isquemias a nivel cerebral y medular. Se destaca la "estriatopatía diabética", que consiste en la presencia de hemibalismo secundario a alteraciones en la microcirculación del putamen, caudado y pálido contralateral, derivado del aumento en la osmolaridad sérica por la hiperglucemia. En la resonancia magnética se observa hiperintensidad del estriado en secuencia T1 (**fig. 23-2**). En sujetos con hipoglucemia, los cambios cognitivo-conductuales, la disfunción autonómica y los síncopes convulsivos secundarios a esta situación, son las principales manifestaciones.

Alteraciones tiroideas

El hipotiroidismo típicamente se presenta con cefalea, bradipsiquia, bradilalia, apatía, labilidad emocional, temblores, reflejos osteotendinosos con fase de relajación retardada y en ocasiones, mialgias y debilidad. Puede evolucionar a deterioro cognitivo con el paso del tiempo. El coma mixedematoso es un estado crítico del hipotiroidismo, el cual aunado a las alteraciones del estado de alerta genera ataxia y convulsiones. Por otra parte, el hipertiroidismo se manifiesta con cefalea, irritabilidad, ansiedad, insomnio, temblor fisiológico incrementado, corea, miopatía, neuropatía, diaforesis y otros datos de disautonomía. La tirotoxicosis o "tormenta tiroidea" es un estado que pone en riesgo la vida y por la cual presenta encefalopatía, hipertermia, alteraciones en el estado de alerta, convulsiones, disfunción autonómica severa, infarto cerebral y shock.

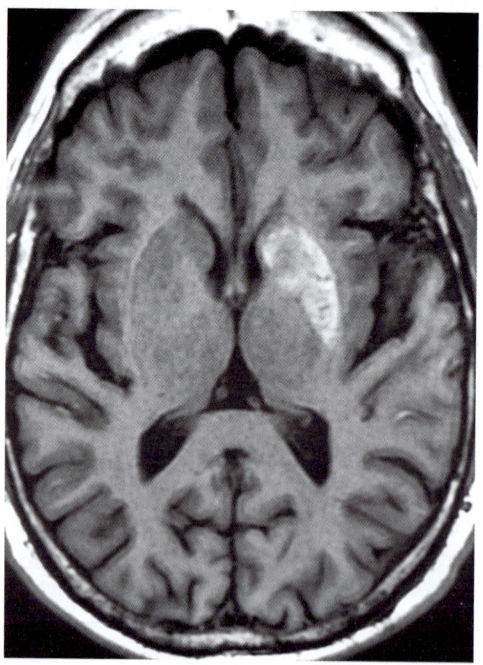

Fig. 23-2. Imagen característica de estriatopatía diabética: hiperintensidad del estriado izquierdo en secuencia T1 de RM cerebral.

Hipoparatiroidismo y seudohipoparatiroidismo

Asociado principalmente a exéresis quirúrgica o lesión por radiación de las glándulas paratiroides, se genera una hipocalcemia secundaria. Cuando es aguda, se observan parestesias, tetania, calambres, convulsiones o incluso, laringoespasmo. Las formas crónicas se asocian al depósito de calcio en los ganglios basales, lo que genera diversos movimientos anormales y cambios cognitivo-conductuales. Las formas genéticas de calcificación de los ganglios basales (siete tipos descritos hasta hoy) se conocen en la actualidad como enfermedad de Fahr, término previamente acuñado para describir dicho fenómeno sin importar su etiología.

Alteraciones del calcio

La hipocalcemia puede generar trastornos del ritmo cardíaco, parestesias, espasmos musculares diversos, crisis convulsivas y encefalopatía. Se observan de forma clásica los signos de Chvostek y Trousseau. Las formas severas pueden generar un cráneo hipertensivo. La causa principal de esto es por remoción quirúrgica de las glándulas paratiroides. La hipercalcemia es principalmente generada por un hiperparatiroidismo; clínicamente se observan síntomas gastrointestinales diversos, falla renal, trastornos del ritmo cardíaco, astenia, adinamia, debilidad, alteraciones neuropsiquiátricas, parkinsonismo, encefalopatía y alteraciones del sensorio que llegan, inclusive, al coma.

Alteraciones del fósforo

La hipofosfatemia es ocasionada por hiperparatiroidismo, alcalosis respiratoria, medicamentos que contienen aluminio, excreción renal aumentada, alcoholismo y enfermedades críticas. La presencia de disfagia, rabdomiólisis, parálisis ascendente, síndrome piramidal, movimientos anormales, ataxia, encefalopatía y alteraciones del sensorio deben hacer sospechar de este déficit. La hiperfosfatemia ocasionará síntomas derivados de la hipocalcemia concomitante.

Alteraciones del magnesio

La hipomagnesemia se observa principalmente por pérdidas renales o gastrointestinales. Los síntomas que generan su déficit son ocasionados por la hipocalcemia e hipopotasemia concomitante. La hipermagnesemia producirá parálisis y disminución de los reflejos osteotendinosos. Puede producirse un bloqueo parasimpático con niveles séricos elevados de Magnesio.

Alteraciones del cobre

La deficiencia de cobre puede ser congénita como en la enfermedad de Menkes (recesiva ligada al X) por mutación en el gen *ATP7A*, o adquirida, como en casos de desnutrición, cirugía gástrica, cirugía bariátrica, síndromes de malabsorción, nefropatías, ingesta de antiácidos, inhibidores de bomba de protones o ingesta excesiva de zinc o hierro. El cuadro clínico observable es de una mielopatía indistinguible de aquella secundaria a deficiencia de cianocobalamina. Los nervios ópticos y periféricos pueden afectarse de manera similar.

INSUFICIENCIA SUPRARRENAL

Las causas son múltiples; clínicamente se observan alteraciones gastrointestinales diversas, astenia, adinamia, fatiga, hiperpigmentación de la piel, pérdida de peso, alteraciones hidroelectrolíticas, mialgias, alteraciones neuropsiquiátricas, convulsiones y alteraciones del sensorio.

Apoplejía hipofisaria

Consiste en el sangrado o necrosis de la hipófisis por diferentes etiologías (adenomas hipofisiarios, hipofisitis autoinmunitaria, síndrome de Sheehan, etc.). Clínicamente se observa la tríada de cefalea, alteraciones visuales y disfunción endócrina variada. El cuadro puede progresar a encefalopatía y coma si no se reconoce en forma oportuna. De acuerdo con el grado de severidad del sangrado o isquemia, será lo extenso de las manifestaciones endocrinológicas que se presenten.

Deficiencia de cianocobalamina

La falta de absorción de vitamina B_{12} en el tracto gastrointestinal puede generar múltiples anomalías. Inicialmente se observa anemia megaloblástica y en formas crónicas se inicia con alteraciones neurológicas: polineuropatía, atrofia de nervios ópticos, infartos cerebrales, deterioro cognitivo, alteraciones neuropsiquiátricas. La degeneración combinada subaguda de la médula espinal clínicamente se observa con ataxia sensitiva y síndrome piramidal, derivados de lesión desmielinizante medular con afección de cordones posteriores y tracto corticoespinal cruzado. La lesión se observa principalmente a nivel cervical por estudios de resonancia magnética. La deficiencia de folatos puede generar un cuadro clínicamente indistinguible al de deficiencia de vitamina B_{12}.

Deficiencia de tiamina

La deficiencia de vitamina B_1 que se observa en niños se presenta como beriberi, con alteraciones cardiovasculares, autonómicas y polineuropatía. En adultos, la causa más común de esta deficiencia es el alcoholismo. Clásicamente se observa la encefalopatía de Wernicke en formas agudas, con ataxia, oftalmoplejía y alteraciones cognitivo-conductuales. Los casos más crónicos se presentan como síndrome amnésico de Korsakoff, con cambios mentales graves que pueden evolucionar a la psicosis y demencia.

Alteraciones en la piridoxina

Su deficiencia se asocia a crisis convulsivas y polineuropatía. Sin embargo, su exceso se relaciona con neuropatía sensitiva dolorosa (neuritis). La vitamina B_6 debe evitarse en sujetos con parkinsonismo que utilizan levodopa, ya que esta vitamina limita la conversión de esta última a dopamina a nivel central, lo que disminuye su beneficio.

Deficiencia de niacina

Conocida como pelagra, la deficiencia de vitamina B_3 puede producir encefalopatía, asociada a cambios dérmicos y alteraciones gastrointestinales. En adultos, el alcoholismo es de las principales causas que lo ocasionan. La falta de reconocimiento de esta deficiencia puede evolucionar a coma y muerte.

Deficiencia de retinol

La falta de vitamina A se caracteriza neurológicamente como ceguera nocturna y alteraciones gustativas. De manera sistémica, la queratinización de mucosas a nivel gastrointestinal y pulmonar, así como de córneas y conjuntivas, son los hallazgos más comunes.

Deficiencia de colecalciferol

La falta de vitamina D se asocia con alteraciones musculoesqueléticas como raquitismo y osteoporosis. A nivel neurológico se observa miopatía y tetania. En fechas recientes se ha involucrado la deficiencia de esta vitamina en la génesis de enfermedades desmielinizantes como la esclerosis múltiple.

Deficiencia de tocoferol

Conocida también como vitamina E. Su déficit ocasiona manifestaciones gastrointestinales diversas asociadas a un síndrome cerebeloso, neuropatía, oftalmoplejía y retinitis pigmentosa. Se observa además abetalipoproteinemia y alteraciones en los quilomicrones. Mutaciones en el gen *TTPA* generan un cuadro autosómico recesivo de ataxia, polineuropatía y diarrea asociada a deficiencia de vitamina E.

ALTERACIONES HIDROELECTROLÍTICAS Y ÁCIDO-BASE

Alteraciones en el sodio

La hiponatremia es originada por un exceso de volumen extracelular. Su causa principal es por el síndrome de secreción inapropiada de hormona antidiurética (SIADH). Las neuroinfecciones, los medicamentos, un trauma craneoencefálico, la enfermedad vascular cerebral hemorrágica e isquémica, una cirugía a nivel cerebral e hipofisiario y la neuromielitis óptica pueden provocar SIADH. La cirrosis, la insuficiencia cardíaca y la nefropatía aguda o crónica pueden ocasionar hiponatremia. La rápida corrección de sodio puede causar mielinólisis osmótica (**fig. 23-3**), caracterizada por cuadriparesia, parálisis bulbar, disartria, disfagia, anomalías motoras oculares y diversos movimientos anormales y se destaca la presencia de parkinsonismo. Puede ocurrir síndrome de enclaustramiento y alteraciones del sensorio. La seudohiponatremia puede asociarse a hiperglucemia, dislipidemia e hiperproteinemia, así como a uso de medicamentos como propofol y manitol. La

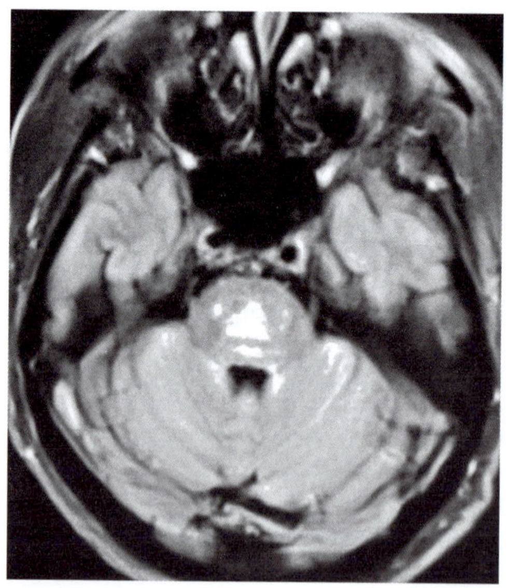

Fig. 23-3. Lesión hiperintensa en tridente a nivel pontino en secuencia T2 de RM cerebral, característica de la mielinólisis osmótica.

hipernatremia se presenta por pérdida de volumen extracelular, cuadros de emesis, diarrea o diaforesis profusa son de las formas más frecuentes. La diabetes insípida, hiperglucemia, administración intravenosa de soluciones hipertónicas y alteraciones en el mecanismo de la sed son otras etiologías. La diabetes insípida puede ser central (por daño directo a encéfalo) o nefrogénica.

Alteraciones en el potasio

La hipopotasemia es una alteración muy frecuente en sujetos hospitalizados. Tiene diversas causas que pueden obedecer a pérdidas renales o gastrointestinales del electrolito, así como su ingreso excesivo al espacio intracelular por medicamentos. La hiperpotasemia suele ser secundaria a insuficiencia renal crónica, diabetes *mellitus* y medicamentos. Se debe tener especial atención en las alteraciones del ritmo cardíaco que pueden asociarse a niveles elevados de potasio. Clínicamente, tanto la hipo como la hiperpotasemia pueden generar un cuadro clínico indistinguible de la polirradiculoneuropatía desmielinizante aguda. Esto se conoce como parálisis periódica y puede ser hipopotasémica o hiperpotasémica. En el primer caso, suele asociarse a mutaciones en el gen *CACNA1S*, en tanto que en el último se asocian a mutaciones en *SCN4A*. La presencia de parálisis periódica con síndrome de QT largo y alteraciones musculoesqueléticas con dismorfismo se conoce como síndrome de Andersen-Tawil, y se asocia a mutaciones en el gen *KCNJ2*. La parálisis periódica hipopotasémica puede asociarse a tirotoxicosis, asociado a mutaciones en el gen *KCNJ18*. Un resumen de las características clínicas por alteraciones hidroelectrolíticas y en oligoelementos se describe en el **cuadro 23-2**.

Cuadro 23-2. Alteraciones hidroelectrolíticas y de los oligoelementos

Alteración	Síntomas del SNC	Síntomas del SNP
Hiponatremia	Desde letargo hasta convulsiones	
Hipernatremia	Encefalopatía, convulsiones	Debilidad, hiperreflexia, temblor, corea, mioclonías
Hipocalemia	Irritabilidad	Debilidad, parestesias, rabdomiólisis, parálisis ascendente
Hipercalemia		Debilidad, parálisis ascendente, parestesias
Hipercalcemia	Cambios sutiles de personalidad, dificultad para concentrarse, confusión, depresión, demencia, ansiedad, estupor, coma	Debilidad, fatiga
Hipocalcemia	Confusión, psicosis, convulsiones	Parestesias, calambres, espasmos, tetania, laringoespasmo, broncoespasmo
Hipofosfatemia	Encefalopatía, alucinaciones, coma	Debilidad, signos extrapiramidales, cuadriparesia, miopatía, rabdomiólisis
Hipomagnesemia	Cefalea, visión borrosa, apatía, letargo, coma	Temblores, fasciculaciones
Hipermagnesemia	Empeora la miastenia grave y el síndrome de Lambert-Eaton	

SNC: sistema nervioso central; SNP: sistema nervioso periférico.

Trastornos del estado ácido-base

La acidosis respiratoria puede ser secundaria a politraumatismos, fármacos, sepsis, neuroinfecciones y patología musculoesquelética, que restringe los movimientos respiratorios. Se caracteriza por la presencia de ansiedad, trastornos del sueño, temblores, asterixis y somnolencia diurna excesiva. Si esto no se corrige oportunamente, se observará hipertensión intracraneal y complicaciones derivadas de ella. Por el contrario, la alcalosis respiratoria secundaria a hiperventilación producirá mareos y sensación de inestabilidad, cefalea, visión borrosa, acroparestesias e incluso, convulsiones. La acidosis metabólica se origina principalmente por alteraciones renales y metabólicas. El cuadro clínico estará compuesto por cefalea, encefalopatía, alteraciones visuales y del estado de alerta. Por otro lado, la alcalosis metabólica se relaciona principalmente a afecciones renales con el desarrollo de cefalea, parestesias, calambres, crisis convulsivas y alteraciones cognitivo-conductuales.

NEFROPATÍAS Y SISTEMA NERVIOSO

Insuficiencia renal

La falla renal, ya sea aguda o crónica, generará diferentes síntomas neurológicos. A nivel central se observa encefalopatía urémica, movimientos anormales, epilepsia y enfermedad vascular cerebral tanto isquémica como hemorrágica. A nivel periférico, se destaca la polineuropatía, aunque pueden existir mononeuropatías y neuropatías craneales múltiples, así como neuropatía autonómica. En menor grado, puede llegar a presentarse miopatía dolorosa que evolucionará a atrofia y pérdida de la función muscular. El manejo de la insuficiencia renal con diálisis conlleva a una serie de complicaciones que deberán identificarse de forma oportuna a fin de minimizar o suprimirlas. La alteración más común son los trastornos del sueño. La apnea obstructiva del sueño y el síndrome de piernas inquietas son posiblemente las perturbaciones más frecuentes observadas en sujetos en diálisis. Existen además otras complicaciones como la cefalea secundaria a diálisis, las mononeuropatías, la amiloidosis, los hematomas subdurales, el síndrome de desequilibrio dialítico y la demencia por diálisis.

Enfermedad poliquística renal

Cuadro autosómico dominante secundario a mutaciones en *PKD1* o *PKD2*. Los quistes renales conforme crecen generan deterioro de la función renal con hipertensión arterial secundaria, dolor abdominal, nefrolitiasis, hematuria y síndrome nefrítico. Hasta el 20% de los afectados tendrán aneurismas cerebrales y dolicoectasia de los vasos sanguíneos. Pueden existir hemorragias cerebrales asociadas e hipertensión intracraneal.

Enfermedad de Von Hippel-Lindau

Patología autosómica dominante por mutaciones en el gen *VHL* que se asocia a quistes y carcinoma renal así como la presencia de hemangioblastomas a nivel central, síndrome cerebeloso y alteraciones medulares y del tallo cerebral.

Síndrome de Joubert

Cuadro autosómico recesivo multifactorial que consiste en la presencia de quistes renales, nefropatía crónica e hipoplasia vermiana, con el característico signo molar a nivel mesencefálico posterior, visible en estudios de imagen. Existe además retraso psicomotor y afección cerebelosa secundaria.

Síndrome de Gitelman

Cuadro autosómico recesivo por mutaciones en *SLC12A3* que se caracteriza por la presencia de episodios de debilidad y tetania, asociados a alcalosis metabólica con hipopotasemia, hipomagnesemia e hipocalciuria.

Acidosis tubular renal tipo 1

Puede heredarse en forma autosómica dominante o autosómica recesiva. Además de presentar hipopotasemia con nefrocalcinosis, neurológicamente desarrolla parálisis periódica e hipoacusia neurosensorial.

Acidosis tubular renal tipo 2

Cuadro autosómico recesivo por mutaciones en el gen *SLC4A4*. Además de la acidosis metabólica con hipopotasemia e hipercloremia, se observa retraso psicomotor y calcificación de los ganglios basales.

Enfermedad de Hartnup

Aminoaciduria autosómica recesiva por mutación en *SLC6A19*. El cuadro por lo general se manifiesta con un síndrome cerebeloso.

Síndrome de Lowe

Cuadro recesivo ligado al X (*OCRL1*) que consiste en la presencia de acidosis tubular renal (síndrome de Fanconi), polineuropatía, hipotonía, retraso psicomotor y epilepsia.

Enfermedad de Fabry

Patología hereditaria ligada al X por mutación en *GLA* también conocida como angioqueratosis corpórea difusa, que consiste en nefropatía crónica, quistes renales, síndrome de Fanconi, hipertensión arterial, polineuropatía y enfermedad vascular cerebral.

Síndrome de Alport

Tiene mecanismos de transmisión autosómicos dominantes, recesivos o ligados al X (*COL4A3-5*). Consiste en nefritis y lesión de la membrana basal acompañado de hipoacusia neurosensorial.

Síndrome de Pierson

Cuadro autosómico recesivo ocasionado por mutaciones en *LAMB2* donde existe un síndrome nefrótico acompañado de retinopatía y enfermedad de placa neuromuscular.

GINECO-OBSTRETRICIA Y SISTEMA NERVIOSO

Hormonales y neurología

El uso de anticonceptivos hormonales es bastante habitual entre las mujeres hoy en día sin embargo deben de tenerse en cuenta diversos aspectos: en mujeres que sufren de migraña con aura, aumentan el riesgo de infarto cerebral hasta seis veces más que en mujeres que no la padecen. Por esta razón, está proscrito el uso de hormonales en mujeres migrañosas con aura, inclusive en microdosis. Por otro lado, los hormonales incrementan la intensidad y el número de episodios de migraña en mujeres que la padecen y en aquellas que no se conocen migrañosas el uso de hormonales puede llegar a ocasionar un síndrome "*migraña-like*". Con respecto a mujeres con epilepsia (patología bastante común a nivel mundial) la interacción de los anticonceptivos hormonales con la gran mayoría de los antiepilépticos es bien conocida: disminuye la efectividad anticonceptiva de los primeros y el efecto anticomicial de los segundos. Aunado a esto, 1 de cada 800-1200 fetos de mujeres que consumen antiepilépticos dentro del primer trimestre de gestación tendrán malformaciones asociadas, principalmente, defectos de línea media. Los fármacos antiepilépticos que han probado mayor seguridad durante el embarazo son la lamotrigina y el levetiracetam; en tanto que el mayor anticomicial teratogénico es el valproato. El uso de hormonales en técnicas de fertilización in vitro aumenta en cualquier mujer el riesgo de infarto cerebral, tanto arterial como venoso, por el aumento en los niveles de estrógenos y la interacción de estos con las proteínas S y antitrombina III a nivel hepático. El incremento en los niveles de gonadotrofina coriónica durante la fertilización in vitro conlleva al síndrome de hiperestimulación ovárica con manifestaciones autonómicas, fuga de líquidos a tercer espacio, hemoconcentración y eventos trombóticos a nivel cerebral, en su mayoría venosos. Esto puede ocurrir incluso semanas después de haber utilizado hormonales para inducir el embarazo. El embarazo y puerperio per se incrementan la producción de fibrina y factores procoagulantes, disminuyen los niveles de proteína S y antitrombina III y aumenta la resistencia de la proteína C activada.

Toxemia del embarazo

La preeclampsia clásicamente se definía como la presencia de hipertensión arterial, proteinuria y edema de extremidades durante el embarazo. Actualmente, su definición consiste en hipertensión arterial (igual o mayor a 160/110 mm Hg) de inicio después de las 20 semanas de gestación, asociadas a proteinuria (que ya no es un criterio mayor para esta entidad) o falla orgánica múltiple. Los criterios de gravedad de esta enfermedad incluyen alteraciones cerebrales, visuales, renales y hepáticas, trombocitopenia y/o edema pulmonar. El inicio de crisis convulsivas de *novo* en una mujer con preeclampsia automáticamente la convierte en eclampsia. Las complicaciones derivadas de la toxemia son variadas a nivel cerebral: síndrome de encefalopatía posterior reversible, estado epiléptico, infarto cerebral, trombosis venosa cerebral, hemorragia cerebral, alteraciones del sensorio y muerte. El reconocimiento y manejo de esta entidad en forma oportuna y la interrupción del embarazo son cruciales para asegurar la sobrevida de la mujer afectada.

Síndrome de vasoconstricción cerebral reversible

Se presenta la mayoría de las veces en el puerperio, aunque puede observarse durante el embarazo. La cefalea en trueno acompañada de hemorragia o infarto cerebral, crisis convulsivas y hemorragia subaracnoidea son los datos que conforman este síndrome. La vasoconstricción a nivel cerebral puede durar varios meses. Esta patología puede formar parte del espectro de un síndrome de encefalopatía posterior reversible.

Complicaciones asociadas al trabajo de parto

Puede existir neuropatía compresiva principalmente a nivel de nervios femorocutáneos, femorales, peroneales, ciáticos y obturadores, ocasionada por la presión de estas estructuras en las mesas de expulsión. El plexo lumbosacro puede verse afectado por los mismos mecanismos de compresión. El síndrome de Sheehan consiste en la apoplejía pituitaria derivada de la pérdida de volumen sanguíneo y shock hipovolémico durante o después del trabajo de parto. De la misma manera, pueden observarse disecciones carotídeas o vertebrales, e incluso de arterias intracraneales durante la labor de parto.

Complicaciones asociadas al puerperio

La trombosis venosa profunda es una de las complicaciones más temidas dentro de las primeras seis semanas postparto, aunque su incidencia también aumenta durante el tercer trimestre del embarazo. Esto se debe al aumento de factores procoagulantes durante esta etapa, así como mayor sedentarismo por parte de la mujer puérpera. Otros factores que incluyen en la presencia de este fenómeno son la obesidad, edad materna, historia de coagulopatía, deshidratación, parto por cesárea y tabaquismo. De igual forma, la hipertensión inducida en el embarazo y la diabetes gestacional pueden persistir tras la culminación del embarazo; la falta de diagnóstico y manejo de estos factores resultará en daño endotelial a nivel cerebral y patología vascular cerebral. Las neuropatías o plexopatías compresivas residuales por el trabajo de parto suelen persistir durante meses por lo que un programa de reducción de peso y fisioterapia serán fundamentales en el puerperio. De igual forma, y por causas que no son claras, la parálisis facial periférica (de Bell) suele ser muy frecuente durante el tercer trimestre del embarazo y puerperio.

Menopausia y climaterio

Los ataques migrañosos suelen intensificarse en mujeres perimenopáusicas para posteriormente disminuir o inclusive remitir por completo a partir de la menopausia. Al parecer esto es debido a las fluctuaciones en los niveles de etinilestradiol. Por otro lado, los trastornos del sueño y alteraciones del estado de ánimo como el trastorno de ansiedad generalizada suelen aumentar su incidencia durante el climaterio. El riesgo de enfermedad vascular cerebral isquémica aumenta en el climaterio y lo mismo es cierto con respecto a la presencia de enfermedades neurodegenerativas como Alzheimer y Parkinson por lo que se deberá llevar un programa de actividades físicas y cognitivas, manejo dietético y limitar la exposición de factores ambientales que puedan incrementar el riesgo de desarrollar dichas enfermedades.

LECTURAS RECOMENDADAS

Continuum (Minneap Minn) Neurology of Systemic Disease 2017;23(3).
Continuum (Minneap Minn) Neurology of Systemic Disease 2020;26(3).
Gklinos P. Neurological manifestations of COVID-19: a review of what we know so far. J Neurol 2020;267(9):2485-9.
Koralnik IJ and Tyler KL. COVID-19: A Global Threat to the Nervous System. Ann Neurol 2020;88(1):1-11.

Neurogenética

24

Marcelo Kauffman y Dolores González Morón

INTRODUCCIÓN

Durante los últimos cincuenta años hemos visto un crecimiento exponencial en el conocimiento de las bases genéticas de las enfermedades. Teniendo en cuenta que el sistema nervioso está comprometido en aproximadamente un tercio de los trastornos monogénicos, la neurogenética clínica y molecular se ha convertido en un área importante de la medicina. Por lo tanto, todo neurólogo debe conocer el enfoque clínico y molecular para el manejo de condiciones neurogenéticas, sin importar su área o ubicación de práctica. Además, esta área ya no está restringida a las instalaciones de investigación ya que todo hospital terciario debe considerar incorporar clínicas neurogenéticas donde equipos multidisciplinarios puedan ofrecer una asistencia completa a los pacientes afectados por estas condiciones.[1]

LA PRÁCTICA DE LA NEUROGENÉTICA

La práctica de la neurogenética, aunque compleja, se ha vuelto gratificante debido a los avances en las tecnologías de secuenciación de ADN y a la aparición de terapias para algunas afecciones. Los avances recientes en la tecnología de las pruebas genéticas han aumentado drásticamente el número de condiciones que se pueden estudiar y están dando lugar a una reducción de los costos y una mayor precisión en el diagnóstico. Independientemente de si es necesario secuenciar genes únicos, paneles de genes, exomas completos o incluso genomas completos para el diagnóstico, el desarrollo de las tecnologías actuales ha significado una mejora en comparación con la oferta de diagnóstico de una década antes. Aunque la mayoría de las enfermedades neurogenéticas todavía no disponen de un tratamiento específico modificador de la enfermedad, el número de opciones terapéuticas también está aumentando. Por lo tanto, todo neurogenetista tiene que diagnosticar estas condiciones tratables en términos de prioridad.

La respuesta a la pregunta de cuándo sospechar un trastorno neurogenético no es fácil. En nuestra opinión, ya no necesitamos restringir nuestra sospecha siguiendo recomendaciones anteriores que han sobrestimado la presencia de antecedentes familiares positivos o el inicio a una edad temprana como pistas para la sospecha de estas condiciones.[2] Si bien por naturaleza las enfermedades genéticas suelen ser hereditarias y es típico observar a otros familiares afectados, casi el 50% de las afecciones neurogenéticas que comienzan en la infancia son causadas por las llamadas mutaciones *de novo* que se presentan como casos esporádicos. Por otro lado, no menos de un tercio de los trastornos de este tipo comienzan en la edad adulta.[3] Por lo tanto, nuestra opinión es que siempre debe considerarse un trastorno neurogenético, especialmente cuando el fenotipo observado es complejo o pertenece a los llamados "nichos neurogenéticos", como la parálisis cerebral, las malformaciones del desarrollo cortical, la discapacidad intelectual, la epilepsia, la ataxia, los trastornos del movimiento, la demencia de inicio temprano y los trastornos neuromusculares.

Los nichos neurogenéticos

La parálisis cerebral es un término general que se aplica habitualmente a cualquier paciente que manifieste un déficit neurológico congénito con un curso progresivo muy lento o nada progresivo. Con frecuencia se asume una etiología adquirida o traumática, incluso en el caso de antecedentes poco claros. Sin embargo, una etiología genética parece ser más común de lo que se pensaba anteriormente en este grupo de trastornos. Un artículo reciente identificó mutaciones puntuales de *novo* en los genes *KCNC3*, *ITPR1* y *SPTBN2* utilizando ensayos de secuenciación de próxima generación en una gran cohorte de individuos con parálisis cerebral atáxica. Otro trabajo que hizo uso de la secuenciación del exoma identificó también mutaciones de *novo* en diferentes genes como *TUBA1A*, *SCN8A* y *KDM5C*. En una cohorte de pacientes que sufrían parálisis cerebral hemipléjica, Zarrei y colaboradores. detectaron mutaciones de *novo* y/o anomalías en los cromosomas sexuales en el 7,2% de los probandos los cuales afectaban a genes importantes del desarrollo como *GRIK2*, *LAMA1*, *DMD*, *PTPRM* y *DIP2C*.

Históricamente, solo se ha logrado un diagnóstico específico en una pequeña minoría de niños que padecen discapacidad intelectual. Sin embargo, en los últimos años esto ha cambiado mucho debido al uso de nuevas tecnologías de secuenciación. Casi en la mitad de los pacientes con discapacidad intelectual es posible encontrar una etiología. La gran mayoría son mutaciones truncantes de *novo* en cualquiera de los cientos de genes implicados recientemente en la discapacidad intelectual. Cada uno de estos genes representan menos del 1% de los casos, lo que destaca la extrema heterogeneidad genética de la discapacidad intelectual. Además, la evidencia proveniente de los estudios económicos de la salud sugiere que esta prueba es más rentable cuando se realiza al comienzo de las odiseas diagnósticas del paciente. Por otra parte, identificar la causa de estos trastornos es de suma importancia para un correcto asesoramiento genético y para considerar la terapéutica, cuando está disponible.

El papel de los factores genéticos en la patogenia de la epilepsia se ha discutido durante siglos. Los avances en genética molecular han llevado ahora a la identificación de varios genes como causas de epilepsias monogénicas y cientos de ellos como factores de riesgo de epilepsias genéticas complejas. Las pruebas genéticas desempeñan ahora un papel fundamental en el tratamiento clínico de los pacientes con esta enfermedad.[4] En determinadas condiciones epilépticas, la probabilidad de encontrar una etiología genética puede ser mayor, particularmente en las encefalopatías epilépticas, cuando de manera similar a lo que ocurre en la discapacidad intelectual, los principales hallazgos son mutaciones truncantes de *novo* bajo un modelo de extrema heterogeneidad genética. Además, un diagnóstico genético preciso puede definir tratamientos específicos como en el caso del síndrome de Dravet y la epilepsia relacionada con *KCNT1*, entre otros. El rendimiento diagnóstico en este campo ha sido bastante heterogéneo, oscilando entre aproximadamente un 10% en trabajos anteriores y aproximadamente un 50% en trabajos más recientes. Por ejemplo, Berg y cols. describieron el papel de las pruebas genéticas en niños con epilepsia recién diagnosticada y encontraron un rendimiento global del 40,4% para las diversas pruebas realizadas. Además, un análisis de costo-eficacia reciente en este campo ha demostrado que la secuenciación del exoma y las pruebas de panel multigénico son las pruebas genéticas más eficientes para la epilepsia.

Los avances en genética molecular han impactado considerablemente en la comprensión de la patogénesis de los trastornos del movimiento y han permitido mejores clasificaciones y definiciones de diferentes síndromes clínicos. Este nuevo conocimiento tuvo una rápida traducción a la práctica clínica en este campo. De manera similar a lo que se ha descrito en otros nichos, los diagnósticos genéticos precisos en pacientes con trastornos del movimiento a menudo allanan el camino para tratamientos específicos y modificadores de la enfermedad. Sin embargo, la vasta oferta de pruebas genéticas para los trastornos del movimiento exige neurólogos clínicos precisos y con la experiencia suficiente para caracterizar los fenotipos complejos que presentan estos pacientes. Por lo tanto, es indispensable un fenotipado cuidadoso para mejorar el diagnóstico y la atención clínica de los individuos afectados por trastornos del movimiento genéticos.

Aproximadamente el 20% de la población de 55 años o más tiene antecedentes familiares de demencia. Para la mayoría, los antecedentes familiares se deben a una enfermedad genéticamente compleja, donde muchas variaciones genéticas de pequeño efecto interactúan para aumentar el riesgo de demencia. Por el contrario, las demencias de aparición temprana se clasifican como una enfermedad rara que corresponde a menos del 1% de todos los casos de demencia. No hace falta decir que una buena evaluación del fenotipo cognitivo es de suma importancia para obtener mejores rendimientos diagnósticos y un uso racional de las pruebas genéticas. El ordenamiento de pruebas guiado por el fenotipo, tanto de un solo gen como de pequeños paneles multigénicos, puede resultar en altos rendimientos diagnósticos aquí.[5] La enfermedad de Alzheimer de inicio temprano a menudo es causada por mutaciones en *APP*, *PSEN1* y *PSEN2*. La demencia frontotemporal puede ser causada por un número anormal de repeticiones de un pentanucleótido en *C9orf72* o mutaciones puntuales en *PGRN*, *MAPT*, *VCP*, entre otros genes menos frecuentemente comprometidos. Además de la enfermedad de Alzheimer familiar y la demencia frontotemporal monogénica, más de treinta trastornos monogénicos presentan o incluyen demencia como síntoma clínico. En consecuencia, las recomendaciones actuales sugieren adoptar enfoques más completos después de excluir los fenotipos más prevalentes.

Entre los nichos neurogenéticos, destacan los trastornos neuromusculares como una categoría formada por cientos de entidades individuales diferentes que pueden afectar al músculo, al nervio, a la motoneurona o a la unión neuromuscular. Aparecen en cualquier momento desde el útero hasta la vejez. En la mayoría de los casos son genéticos y se heredan bajo todos los mecanismos de herencia conocidos. Por lo tanto, no es sorprendente que este campo se haya beneficiado y cambiado al máximo a partir de los asombrosos desarrollos en las tecnologías de secuenciación. Se ha demostrado que cualquier tipo de mutación posible en el ADN humano provoca trastornos neuromusculares genéticos. Se recomienda utilizar la secuenciación de exomas y paneles multigénicos en las primeras etapas de la evaluación de pacientes con trastornos neuromusculares, ya que pueden proporcionar o aclarar un diagnóstico y minimizar las pruebas invasivas en muchos casos. Diferentes informes han indicado rendimientos diagnósticos de 26-65% para estas pruebas, por lo que se destaca su utilidad al permitir acortar la odisea diagnóstica, minimizar las pruebas invasivas y brindar oportunidades potenciales para terapias clínicas y de investigación en este grupo heterogéneo de pacientes.

Asesoramiento genético

El asesoramiento genético es un aspecto importante del tratamiento de todo paciente con un trastorno neurogenético. La cuestión inicial más importante en el asesoramiento genético es el diagnóstico correcto. Además, el diagnóstico debe ser lo más específico posible. Creemos que todos los que atienden a pacientes neurogenéticos deben tener en cuenta que el diagnóstico de una condición genética no se finaliza hasta que se individualiza el defecto molecular causante. Una vez que se ha establecido el diagnóstico correcto, la evaluación del riesgo de recurrencia se convierte en una parte importante del asesoramiento genético. El asesoramiento sobre este riesgo debe tener en cuenta el patrón de herencia asociado con el defecto genético identificado, la penetrancia y la edad de aparición del trastorno y, para mutaciones de *novo*, la inferencia del sitio y el momento de desarrollo de la anomalía genética. Por último, el asesoramiento genético también incluye la discusión sobre el pronóstico y la historia natural del trastorno diagnosticado y la derivación a grupos de apoyo específicos de la enfermedad.[6]

NEUROGENÉTICA EN UNA CLÍNICA PERSONALIZADA BASADA EN UN CENTRO DE INVESTIGACIÓN MULTIDISCIPLINARIO

Los autores del presente capítulo llevamos más de quince años de trabajo en neurogenética y nuestro trabajo ha acompañado muchos de los desarrollos tecnológicos en este campo. Se habilitó una clínica y un laboratorio especializados en neurogenética con uso de los recursos propios en un marco de investigación y se logró un alto rendimiento de diagnósticos definitivos mediante un programa sistematizado. Se demostró la utilidad clínica de la secuenciación del exoma en nuestra cohorte de pacientes que obtuvo un rendimiento diagnóstico del 40% entre un grupo diverso de trastornos neurológicos. También se pudo expandir el espectro fenotípico de genes conocidos e identificar nuevas variantes patogénicas en varios genes. Por otro lado, un análisis de costos preliminar respalda la afirmación hecha por otros de que la secuenciación del exoma tuvo una relación costo-eficacia mejor que otros enfoques de diagnóstico molecular basados en el análisis de un solo gen o de un panel. Los resultados alcanzados fueron comparables con experiencias previas reportadas por otras investigaciones[5] y resaltan las ventajas de trabajar como un grupo de investigación personalizado, donde la información fenotípica y genotípica se puede evaluar cuidadosamente en contraste con los laboratorios de diagnóstico comerciales que solo tienen acceso a laboratorios focalizados, heterogéneos y a menudo, informes fenotípicos clínicos menos informativos. Cabe destacar que este trabajo interdisciplinario resultó útil para reducir el tiempo de espera de estos pacientes antes de recibir un diagnóstico, ya que puso fin a odiseas de muchos años, impactando en su manejo médico y optimizando el asesoramiento genético de estas familias.

Entre las diferentes condiciones neurogenéticas, se ha trabajado especialmente en el diagnóstico molecular de ataxias y en las malformaciones del desarrollo cortical.[7] El abordaje diagnóstico de los pacientes atáxicos es uno de los motivos de consulta más habituales en una clínica neurogenética. Las ataxias tienen una prevalencia mundial de aproximadamente 3-5 casos por 100 000. Más de 100 condiciones pueden clasificarse como un trastorno atáxico. Por lo tanto, la búsqueda de un diagnóstico para este grupo tan heterogéneo de trastornos a menudo implica un proceso largo que requiere el uso de diferentes técnicas de genética molecular. Un gran número de ataxias dominantes y la ataxia recesiva más frecuente, la ataxia de Friedreich, son causadas por secuencias anormalmente repetitivas de trinucleótidos por lo tanto el diagnóstico molecular de estas ataxias requiere ensayos capaces de cuantificar el número de estas repeticiones. Por otro lado, el resto de las ataxias dominantes y recesivas están provocadas por mutaciones puntuales o inserciones-deleciones (indels) cortos. Su diagnóstico puede realizarse mediante el uso de ensayos basados en secuenciación, como la secuenciación de panel multigénico o la secuenciación del exoma. Aplicando ambos tipos de ensayos, se pudo identificar el defecto molecular causante en aproximadamente un tercio de nuestra cohorte de pacientes atáxicos. Las ataxias más frecuentes en nuestra población fueron SCA tipo 2, SCA tipo 3 y Ataxia de Friedreich (**fig. 24-1** y **24-2**). A riesgo de ser repetitivos, los desarrollos en técnicas de secuenciación masiva de ADN han facilitado y mejorado enormemente nuestro trabajo con estos pacientes. La secuenciación del exoma llevó a identificar la causa genética en aproximadamente la mitad de los casos negativos para expansiones de trinucleótidos. Esta cifra es comparable a rendimientos similares reportados por diferentes grupos que trabajan en este campo. De manera similar a lo dicho anteriormente, el diagnóstico genético exacto aquí fue indispensable para una evaluación neurogenética adecuada y completa de estos pacientes complejos.

Las malformaciones del desarrollo cortical constituyen otro nicho neurogenético que cautivó especialmente nuestra atención en los últimos años. El desarrollo de la corteza cerebral humana es un proceso complejo y altamente regulado que implica la proliferación, diferenciación, migración y desarrollo posmigracional neuronales. La interrupción en cualquiera de estos pasos puede resultar en anomalías cerebrales estructurales llamadas malformaciones del desarrollo cortical (MCD), que son una causa importante de epilepsia y de retraso en el desarrollo neurológico.[8] Hay más de 30 tipos de MCD clasificados en tres grupos principales según la etapa del desarrollo interrumpida en primer

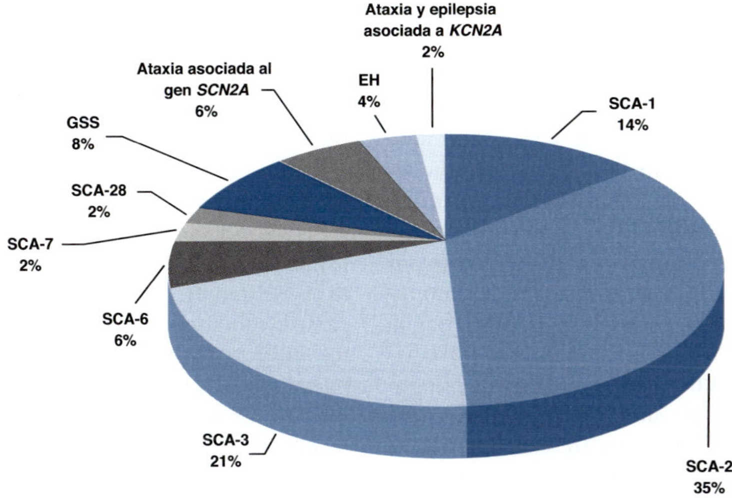

Fig. 24-1. Frecuencia de los distintos tipos de ataxia autosómica dominante identificadas en la cohorte de pacientes con ataxias progresivas de los autores. SCA: ataxia espinocerebelosa; GSS: enfermedad de Gerstmann-Straussler Scheinker; EH: enfermedad Huntington.

término. Aunque algunas MCD pueden ser causadas por factores ambientales o adquiridos (p. ej., infección por CMV), lo más probable es que la mayoría de las MDC tengan un origen genético. Históricamente, distintas técnicas de biología molecular han permitido identificar algunos genes involucrados en las MDC sin embargo el trasfondo genético de una proporción muy alta de MDC sigue siendo difícil de alcanzar. El advenimiento de la secuenciación de próxima generación de alto rendimiento cambió enormemente nuestro conocimiento de las bases moleculares de las MDC. Las nuevas tecnologías permitieron

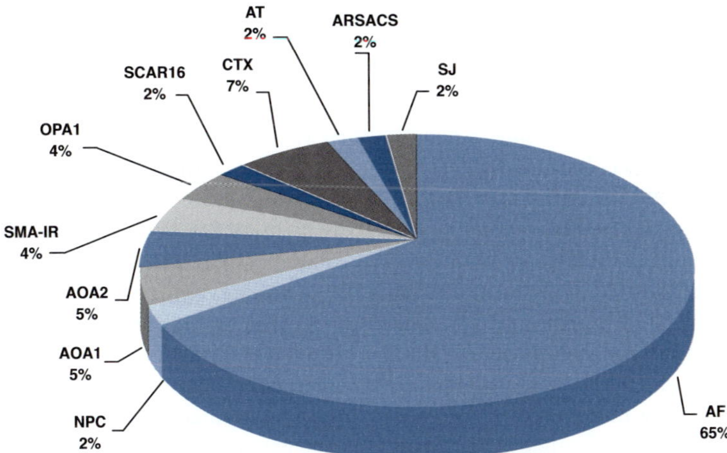

Fig. 24-2. Frecuencia de los distintos tipos de ataxia autosómica recesiva identificadas en la cohorte de ataxias progresivas de los autores. AF: ataxia de Friedreich; SJ: Síndrome De Joubert; ARSACS: ataxia espástica de Charlevoix-Saguenay; AT: ataxia telangiectasia; CTX: xantomatosis cerebrotendinosa; OPA1: atrofia óptica tipo 1; SMA-IR: síndrome de mioclonías en acción- insuficiencia renal; AOA: ataxia con apraxia oculomotora; NPC: enfermedad de Niemann Pick tipo C. SCAR16: ataxia espinocerebelosa autosómica recesiva.

identificar nuevos genes candidatos, ampliar los espectros fenotípicos de genes conocidos y lograr una mejor comprensión de las vías moleculares en el desarrollo cerebral y los procesos patológicos subyacentes a las MDC.

Esta noción se puede ilustrar con muchos tipos de MDC, por ejemplo el espectro de agiria-paquigiria-HBS (LIS). El LIS comprende un espectro de malformaciones causadas por un defecto en la migración neuronal que incluye agiria, paquigiria y heterotopía de banda subcortical (SBH). De los veinte genes asociados a LIS, más de la mitad se han descubierto en los últimos seis años. Un panel de secuenciación dirigida de diesisiete genes asociados a LIS, permitió recientemente identificar una mutación causal en el 34% de doscientos diesiséis niños con LIS inexplicable. Estos resultados, sumados al análisis molecular histórico (deleción 17p13.3 y secuenciación de DCX, LIS1, ARX), detectaron mutaciones en el 81% de una cohorte de 811 pacientes con LIS y proporcionaron datos relevantes sobre la prevalencia de genes asociados a LIS. Para contribuir con la expansión fenotípica y colaborar en el esclarecimiento de las vías patológicas en las MDC, en nuestro centro se buscó mutaciones germinales y somáticas en una cohorte de treinta y ocho pacientes con trastornos de la migración neuronal (heterotopía nodular periventricular, heterotopía en bandas subcorticales y lisencefalia). Se logró un diagnóstico genético concluyente en catorce pacientes. Además, fue encontrada una mutación somática en 4/12 pacientes a los que aplicamos NGS de alta cobertura dirigida (cobertura media de aproximadamente 4000×). Esta técnica permitió detectar mutaciones en mosaico con una frecuencia de alelos alternos muy baja (entre 10-15%) de muestras de sangre periférica (**fig. 24-3** y **cuadro 24-1**). Por lo tanto, estas técnicas brindan una oportunidad única para el estudio de las enfermedades cerebrales causadas por mutaciones en mosaico que supera dos de sus dificultades históricas: la accesibilidad limitada al tejido cerebral y la baja sensibilidad de técnicas habituales para detectar variantes mosaico (umbral del 15% al 20%). Otras MDC que se han beneficiado en gran medida entre las nuevas tecnologías de secuenciación son la megalencefalia, la megalencefalia displásica, la hemimegalencefalia y las displasias corticales focales. Hasta hace poco, estas malformaciones no se entendían bien en términos patogénicos, especialmente la FCD. Sin embargo, la naturaleza focal de estas lesiones y el parecido patológico con los tubérculos en la esclerosis tuberosa llevaron a la idea de que la mutación en mosaico en la vía mTOR, que incluye genes asociados a la esclerosis tuberosa: *TSC1* y *TSC2*, podría ser la responsable. Esta hipótesis fue confirmada en parte por la identificación de mutaciones en mosaico en muchos genes de esta vía mTOR (*DEPDC5*, *AKT3*, *TSC1*, *PIK3CA*, *PIK3R2*, *mTOR*, etc.) en hemimegalencefalia, megalencefalia y FCD tipo 2. En nuestra cohorte de pacientes con MDC se identificó una mutación somática en el gen *RHEB* mediante secuenciación de próxima generación de alta y ultra alta profundidad en un paciente con hemimegalencefalia y epilepsia farmacorresistente; en este caso solo estaba presente en el tejido cerebral en una fracción de alelo mutante del 21% y fue indetectable por Sanger. El gen *RHEB* codifica una proteína que tiene un papel clave en el crecimiento y la progresión del ciclo celular debido a su acción en la regulación de la vía mTOR. Se observó hiperactivación de mTORC1 en las neuronas dismórficas de nuestro paciente, en contraste con las neuronas adyacentes aparentemente normales. El reconocimiento de la vía mTOR en la generación de malformaciones corticales tiene implicaciones no solo en una esfera patológica, molecular mTOR y diagnóstica, sino que también proporciona una ventana terapéutica debido a la capacidad de la rapamicina para inhibir esta vía.

La práctica de la neurogenética es un trabajo de equipos multidisciplinarios. Los miembros de estos equipos deben ser competentes en los cinco componentes principales que constituyen una evaluación y manejo exhaustivos del paciente con enfermedades neurogenéticas: a) tener un conocimiento adecuado de la neurología de estos trastornos; b) contar con suficiente experiencia y formación en la genética de estos trastornos; c) desarrollar habilidades interpersonales necesarias para el asesora-

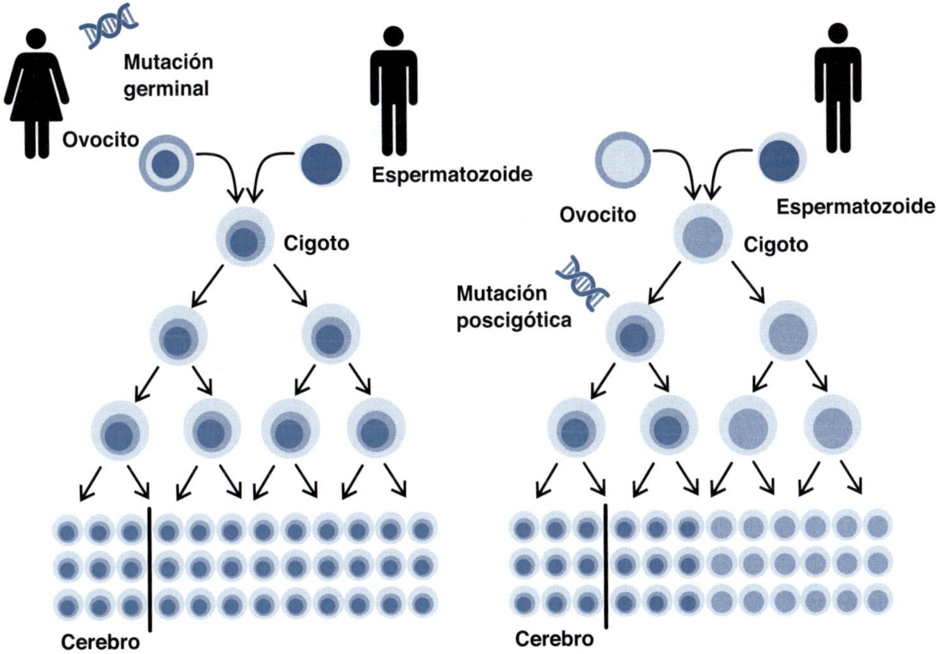

Fig. 24-3. Esquema que ilustra el surgimiento de una mutación poscigótica que da origen a un tejido en mosaico y una mutación germinal.

Cuadro 24-1. Mutaciones somáticas y sus frecuencias alélicas identificadas en nuestra cohorte de MDC

Sujeto	Tipo de MDC	Genotipo			
		Gen	Mutación	Frecuencia Alelo alternante	Estimada de células mutadas
MDC1092	HBS	*DCX*	NM_178152.1: c.235_491delinsTG	62%	62%
MDC1093	HBS	*DCX*	NM_178152.1: c.752C > T; p.A251V	12,4%	12,4%
MDC1034	HBS	*DCX*	NM_178152.1: c.176G > A; p.R59H	48,7%	48,70%
MDC1070	HBS	*PAFAH1B1*	NM_000430: c.628G > C;p.A210P	14,9%	29,8%

MDC: malformaciones del desarrollo cortical; HBS: heterotopia en banda subcortical

miento genético; d) considerar una perspectiva familiar para reconocer a aquellos miembros de la familia en riesgo que también necesitarán del trabajo de este equipo y e) contar con un conocimiento integral de las tecnologías de diagnóstico de última generación aplicables en este campo. Creemos que, siguiendo estas premisas, se seguirán resolviendo y acortando las múltiples odiseas diagnósticas que históricamente han sufrido estos complejos pacientes.

REFERENCIAS

1. Rodríguez-Quiroga SA, Córdoba M, González-Morón D et al. Neurogenetics in Argentina: diagnostic yield in a personalized research based clinic. Genet Res (Camb) 2015;97:e10.
2. Bird TD. Approaches to the patient with neurogenetic disease. Clin Lab Med 2010;30(4):785-93.
3. Lynch DS, Wade C, Paiva ARB, John N et al. Practical approach to the diagnosis of adult-onset leukodystrophies: an updated guide in the genomic era. J Neurol Neurosurg Psychiatry 2018.
4. Weber YG, Biskup S, Helbig KL, Von Spiczak S and Lerche H. The role of genetic testing in epilepsy diagnosis and management. Expert Rev Mol Diagn 2017;17(8):739-50.
5. Carmona S, Hardy J and Guerreiro R. The genetic landscape of Alzheimer disease. Handb Clin Neurol 2018;148:395-408.
6. Craufurd D, MacLeod R, Frontali M, Quarrell O et al. Diagnostic genetic testing for Huntington's disease. Pract Neurol 2015;15(1):80-4.
7. Gonzalez-Moron D, Vishnopolska S, Consalvo D, Medina N et al. Germline and somatic mutations in cortical malformations: Molecular defects in Argentinean patients with neuronal migration disorders. PLoS One 2017;12(9):e0185103.
8. Desikan RS and Barkovich AJ. Malformations of cortical development. Annals of neurology. 2016;80(6):797-810.

Láminas en color

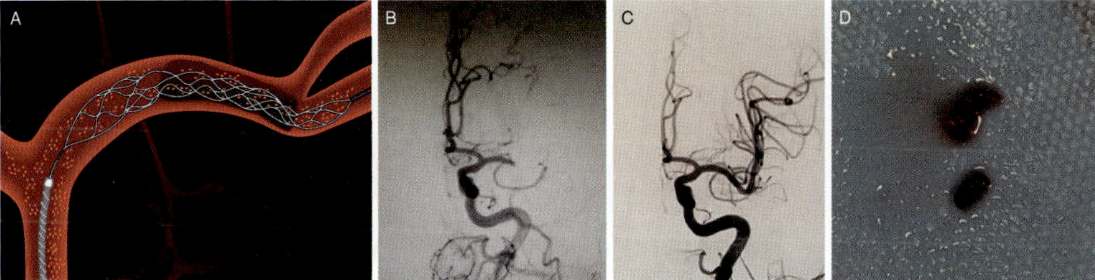

Fig.1-5. A. Esquema de un *stent retriever*, uno de los varios dispositivos endovasculares en uso actualmente para extraer en trombo impactado en una arteria (en este ejemplo, en la cerebral media). **B.** Arteria cerebral media ocluida en paciente con infarto silviano izquierdo en ventana de 6 horas. **C.** Reperfusión después de la trombectomía. **D.** Trombo extraído con el dispositivo referido.

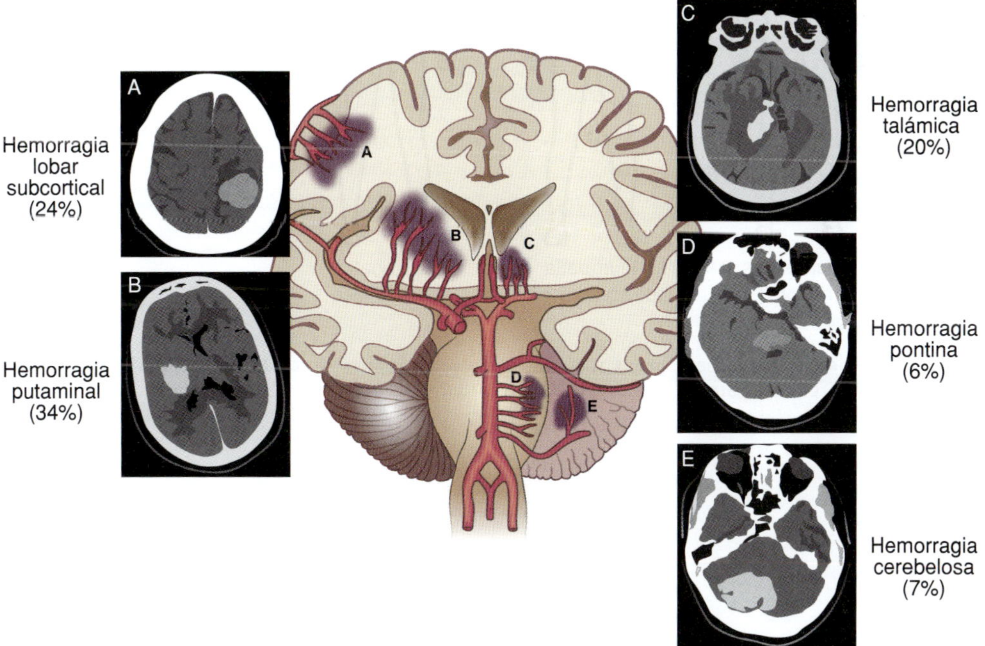

Fig. 2-1. Localizaciones de las hemorragias intraparenquimatosas (HIP). Adaptado de: Qureshi y cols. 2001, Mayer SA y cols. 2005 y Kase y cols 1989.

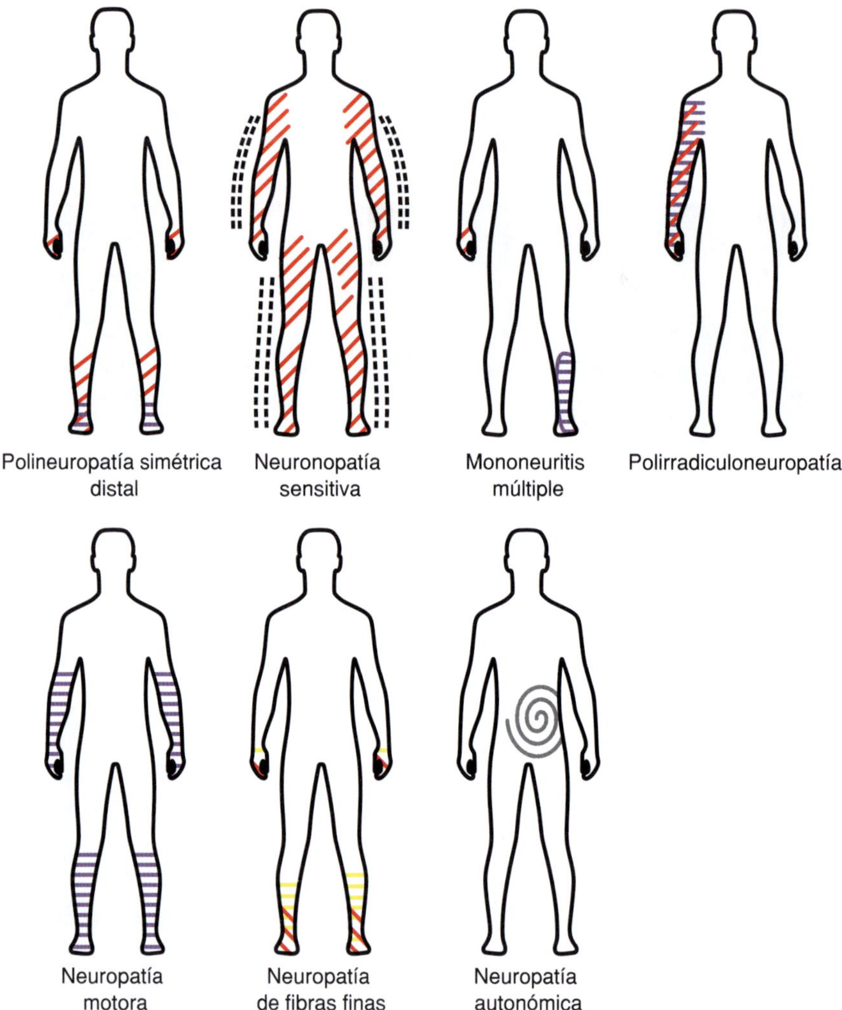

Fig. 12-1. Patrones clínicos de neuropatías, manifestadas por déficit sensitivo (rayas rojas oblicuas), déficit motor (rayas azules horizontales), ataxia (líneas negras entrecortadas) y dolor (amarillo).

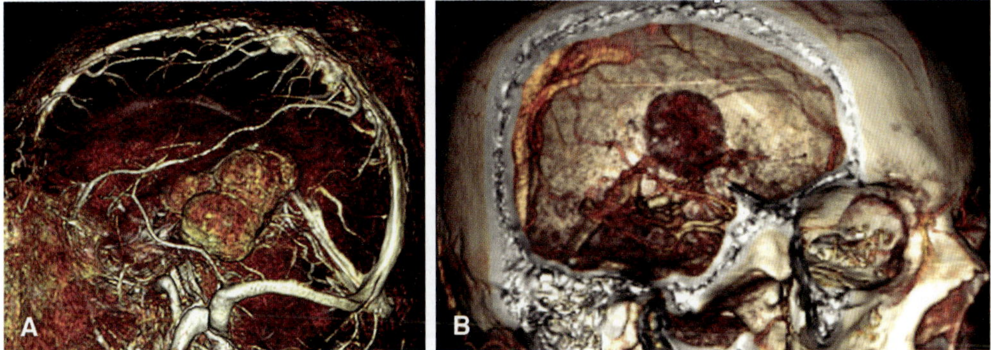

Fig. 18- 1 A y **B.** Imágenes de angio-TC cerebral. Se observa la información que nos brinda sobre la relación presente entre la neoplasia y los vasos sanguíneos normales, lo que facilita notablemente la planificación de la cirugía y reduce el riesgo inherente a la lesión vascular.

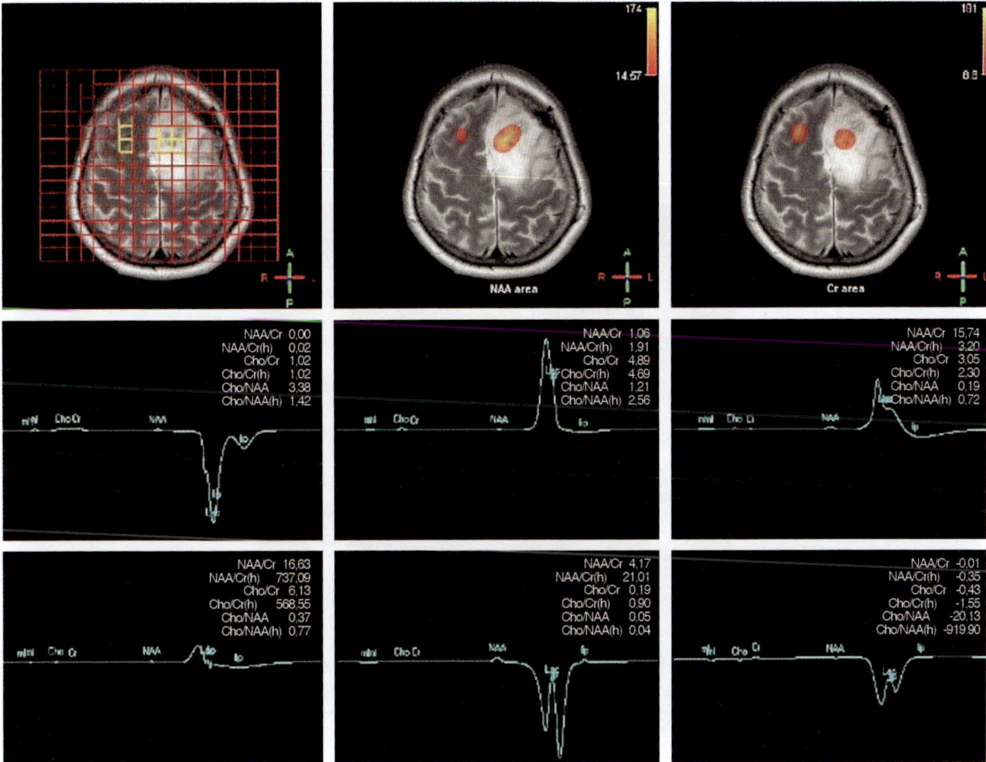

Fig. 18-3. RM con espectroscopia evidencia un patrón típico de una lesión tumoral; en este caso, un oligodendroglioma.

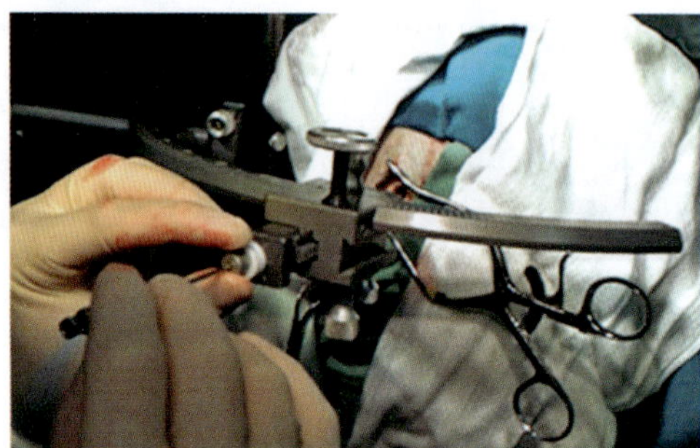

Fig. 18-4. Marco utilizado para realizar una biopsia estereotáctica.

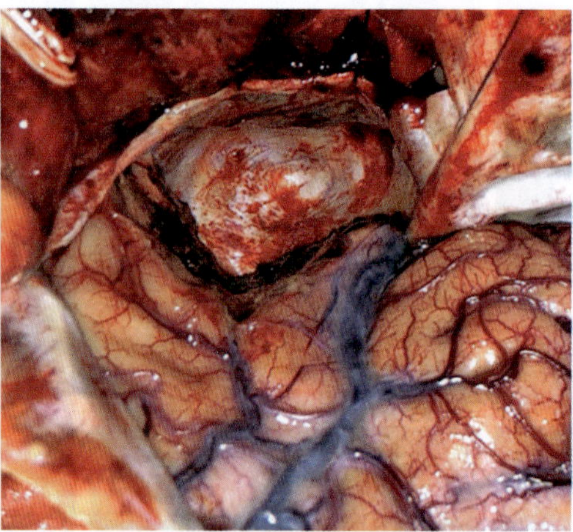

Fig. 18-5. Imagen intraoperatoria. Se observa la resección macroscópicamente completa de una lesión temporal izquierda que respeta el área de Wernicke.

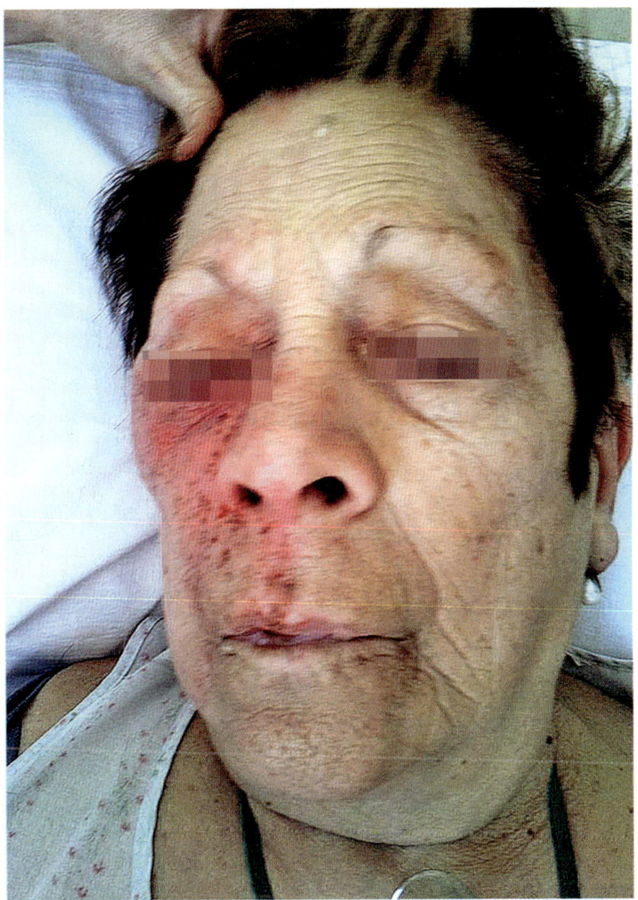

Fig. 22-2. Paciente con artritis reumatoide que desarrolla herpes zóster y posteriormente encefalitis por V V Z.

Índice analítico

Los números de página seguidos de una "c" indican un cuadro, los seguidos de una "f" una figura y los seguidos de una "r" un recuadro.

A

B

C

D

E

F

G

H

N

O

P

R

S

T

U

V